看護学テキスト NiCE

病態・治療論［11］

皮膚／耳鼻咽喉／眼／歯・口腔疾患

編　集

片山　一朗
阪上　雅史
五味　文
岸本　裕充

南江堂

執筆者一覧

I 皮膚疾患

編集

片山　一朗　大阪市立大学大学院医学研究科色素異常症治療開発共同研究部門

執筆（執筆順）

菅原　弘二　大阪市立大学大学院医学研究科皮膚病態学

鶴田　大輔　大阪市立大学大学院医学研究科皮膚病態学

吉良　正浩　元市立池田病院皮膚科

井川　健　獨協医科大学医学部皮膚科学講座

佐藤　健二　阪南中央病院皮膚科

大畑　千佳　久留米大学医学部皮膚科

佐藤　貴浩　防衛医科大学校皮膚科

藤本　雷　大阪府立病院機構大阪はびきの医療センター皮膚科

片岡　葉子　大阪府立病院機構大阪はびきの医療センター皮膚科

田所　丈嗣　田所クリニック

衣笠　哲雄　きぬがさクリニック大阪院

金田　眞理　大阪大学大学院医学系研究科保健学専攻神経皮膚症候群の治療法の開発と病態解析学寄附講座

羽白　誠　はしろクリニック

室田　浩之　長崎大学大学院医歯薬学総合研究科皮膚病態学

横関　博雄　東京医科歯科大学大学院医歯学総合研究科皮膚科学

乾　重樹　心斎橋いぬい皮フ科／大阪大学大学院医学系研究科皮膚・毛髪再生医学寄附講座

片山　一朗　大阪市立大学大学院医学研究科色素異常症治療開発共同研究部門

谷口　裕子　九段坂病院皮膚科

東山　真里　日本生命病院皮膚科

小豆澤宏明　あずきざわ皮ふ科/大阪大学大学院医学系研究科皮膚科学

梅垣　知子　東京女子医科大学東医療センター皮膚科

玉井　克人　大阪大学大学院医学系研究科再生誘導医学寄附講座

佐野　栄紀　高知大学医学部皮膚科学

樽谷　勝仁　近畿中央病院皮膚科

近藤由佳理　市立池田病院皮膚科

中島　武之　なかじま皮フ科

米澤　陽子　よねざわ皮フ科クリニック

坂井　浩志　大阪警察病院皮膚科

壽　順久　大阪大学大学院医学系研究科皮膚科学

土居　敏明　大阪労災病院皮膚科

猿喰　浩子	市立東大阪医療センター皮膚科
浅田　裕司	関西労災病院形成外科
小澤健太郎	国立病院機構大阪医療センター皮膚科
谷　　守	谷皮フ科
種村　篤	大阪大学大学院医学系研究科皮膚科学
大磯　直毅	近畿大学奈良病院皮膚科
田中　まり	川津皮膚科
澄川　靖之	札幌医科大学医学部皮膚科学
加藤　卓朗	まるやま皮膚科クリニック
庄田裕紀子	一般社団法人住友病院皮膚科
浅田　秀夫	奈良県立医科大学皮膚科学
調　　裕次	第二大阪警察病院皮膚科
濱﨑洋一郎	獨協医科大学医学部皮膚科学講座

Ⅱ 耳鼻咽喉疾患

編集

阪上　雅史	兵庫医科大学病院病院長

執筆（執筆順）

寺田　友紀	兵庫医科大学医学部耳鼻咽喉科・頭頸部外科学講座
奥中美恵子	明和病院耳鼻咽喉科
大田　重人	兵庫医科大学医学部耳鼻咽喉科・頭頸部外科学講座
辻　恒治郎	兵庫医科大学医学部耳鼻咽喉科・頭頸部外科学講座
橋本　健吾	兵庫医科大学医学部耳鼻咽喉科・頭頸部外科学講座
岡崎　健	兵庫医科大学医学部耳鼻咽喉科・頭頸部外科学講座
竹林　宏記	大阪みなと中央病院耳鼻咽喉科
佐川　公介	神戸百年記念病院
福永　明子	大阪みなと中央病院耳鼻咽喉科
毛利　武士	第二大阪警察病院耳鼻咽喉科
桂　　弘和	兵庫医科大学医学部耳鼻咽喉科・頭頸部外科学講座
赤澤　和之	兵庫医科大学医学部耳鼻咽喉科・頭頸部外科学講座
前田　英美	大阪みなと中央病院耳鼻咽喉科
岡　　秀樹	宝塚市立病院耳鼻咽喉科
池畑　美樹	兵庫医科大学医学部耳鼻咽喉科・頭頸部外科学講座
巽　恵美子	めぐみ耳鼻咽喉科・アレルギー科
宇和　伸浩	兵庫医科大学医学部耳鼻咽喉科・頭頸部外科学講座
貴田　紘太	兵庫医科大学医学部耳鼻咽喉科・頭頸部外科学講座

Ⅲ 眼疾患

編集

五味　文　兵庫医科大学医学部眼科学講座

執筆（執筆順）

石川　裕人　兵庫医科大学医学部眼科学講座
小椋　有貴　兵庫医科大学医学部眼科学講座
田片　将士　兵庫医科大学医学部眼科学講座
荒木　敬士　兵庫医科大学医学部眼科学講座
福山　尚　兵庫医科大学医学部眼科学講座
岡本　真奈　兵庫医科大学医学部眼科学講座
木村亜紀子　兵庫医科大学医学部眼科学講座
吉田由美子　兵庫医科大学医学部眼科学講座
大北　陽一　兵庫医科大学病院眼科
近藤　美穂　兵庫医科大学病院眼科
横山　弘　兵庫医科大学医学部眼科学講座
山寺　克英　兵庫医科大学病院眼科
細谷　友雅　兵庫医科大学医学部眼科学講座
木村　直樹　兵庫医科大学医学部眼科学講座
池田　誠宏　兵庫医科大学医学部眼科学講座
岩見　久司　いわみ眼科／兵庫医科大学医学部眼科学講座

Ⅳ 歯・口腔疾患

編集

岸本　裕充　兵庫医科大学医学部歯科口腔外科学講座

執筆（執筆順）

杉田　英之　兵庫医科大学医学部歯科口腔外科学講座
高岡　一樹　兵庫医科大学医学部歯科口腔外科学講座
本田　公亮　兵庫医科大学医学部歯科口腔外科学講座
岸本　裕充　兵庫医科大学医学部歯科口腔外科学講座
野口　一馬　兵庫医科大学医学部歯科口腔外科学講座
上田　美帆　兵庫医科大学医学部歯科口腔外科学講座
浦出　雅裕　兵庫医科大学名誉教授
玉岡　丈二　兵庫医科大学医学部歯科口腔外科学講座

序文

このたび『看護学テキスト NiCE 病態・治療論［11］皮膚/耳鼻咽喉/眼/歯・口腔疾患』の編集を担当する機会をいただき，日常診療でご多忙な中，執筆いただいた先生には厚くお礼申し上げる次第である．分かりやすいイラストや鮮明で豊富な臨床写真は看護師の方にも理解しやすく，現場での診療補助にも大いに役に立つことと確信する．2004年に開始されたスーパーローテート開始前後より，臓器別診療の推進が進み，学ぶべき専門的な医療知識や医療技術が驚異的に増加し，さらに患者意識の高まりに伴う医療事故の防止対策，カルテ開示，医師と看護師・薬剤師などメディカルパートナーとのカルテの共有などによる事務作業の増加に伴い，医師と看護師の連携は必ずしもかつての時代のように双方向性ではなくなりつつある．また，昨年から導入された新しい専門医制度では，18＋1の基盤診療科学会が主導する研修施設でのプログラムに沿って研修を行い，国の認定機構が所定のプログラムを修了した医師を試験などにより専門医として認定することになる．地方との格差をなくすために大都市での定員の上限を定める処置がとられているが，現実には都市と地方での格差は広がり，医師と看護師との連携や教育も不透明である．そのような観点からも，本テキストは医学の最新知識を効率的に学習できるように編集者・執筆者がそれぞれに工夫して分かりやすさと簡潔さを前面に書き下ろしたことで，より医療従事者間での情報交換や患者指導などの現場でも使いやすくなったと考える．

近年，社会問題化しているマンパワー不足は看護師や薬剤師にも広がりつつあると聞くことも多く，医療行政からの積極的なサポートの重要性に加え，看護師が医師の主導下で地方での医師不足に対応していくことも現実的な話になりつつある．実際，私が英国に留学していた40年近く前ですら，アフリカの医療支援で，英国の皮膚科医が現地の看護師に電話で治療法を指示しているとの話を聞いたこともある．さらにAI（人工知能）診療がごく近い将来，診断・診療の分野に参入する可能性も取りざたされており，医師の不足する医療現場での診療を誰が，どう担うかの議論が高まっていくことと考える．また，急速に高齢化が進んでいるわが国で，在宅や訪問診療も医師，看護師，さらに薬剤の管理なども含めた薬剤師などとの連携が不可欠である．その意味でも本テキストが医療の現場で診療に携わる方に広く活用され，その成果が次の時代の医療へ還元されることを期待し，巻頭の言とさせていただく．

2019年7月

編集者を代表して

片山一朗

目次

I　皮膚疾患

第1章　皮膚の解剖と機能
菅原弘二, 鶴田大輔　2

第2章　皮膚の症状と診断・治療　7

皮膚の症状と診断の進め方
吉良正浩　7

皮膚科の検査　10
1. 機能的検査：理学的検査　井川　健　10
2. 機能的検査：生理機能検査　井川　健　13
3. 光線検査　佐藤健二　16
4. 病理検査　大畑千佳　17
5. 免疫学的検査　佐藤貴浩　19

皮膚科の治療法　22
1. 薬物療法（外用, 内服）　藤本　雷, 片岡葉子　22
2. 光線療法　藤本　雷, 片岡葉子　28
3. 外科的療法　田所丈嗣　29
4. 美容皮膚科　衣笠哲雄　31
5. 遺伝相談　金田眞理　35

第3章　皮膚疾患各論　37
1. 皮膚瘙痒症　羽白　誠　37
2. アトピー性皮膚炎　室田浩之　40
3. 接触皮膚炎　横関博雄　42
4. 脂漏性皮膚炎　乾　重樹　43
5. 蕁麻疹　片山一朗　44
6. 虫刺症　谷口裕子　46
7. 紅斑症　東山真里　48
8. 薬疹　小豆澤宏明　50
9. 水疱症（自己免疫症）　梅垣知子　52
10. 先天性表皮水疱症　玉井克人　53
11. 膿疱症　佐野栄紀　55
12. 角化症　樽谷勝仁　57
13. 炎症性角化症　吉良正浩　60
14. 皮膚サルコイドーシス　近藤由佳理　64
15. 脱毛症　中島武之　65
16. 皮膚の血管炎　米澤陽子　67
17. 皮膚潰瘍　坂井浩志　69

18 光線過敏症	佐藤健二	70
19 熱傷	壽　順久	72
20 電撃傷	土居敏明	75
21 凍傷	猿喰浩子	77
22 凍瘡	猿喰浩子	78
23 褥瘡	浅田裕司	79
24 皮膚良性腫瘍	小澤健太郎	81
25 皮膚悪性腫瘍	壽　順久	84
26 皮膚リンパ腫	谷　守	86
27 悪性黒色腫	種村　篤	89
28 色素異常症	大磯直毅	93
29 母斑症	田中まり	95
30 皮膚の細菌感染症	澄川靖之	99
31 皮膚の真菌感染症	加藤卓朗	104
32 単純疱疹	庄田裕紀子	106
33 帯状疱疹	浅田秀夫	108
34 皮膚の膠原病	調　裕次	110
35 黄色腫	濵﨑洋一郎	113
36 アミロイドーシス	濵﨑洋一郎	114
37 ムチン沈着症	濵﨑洋一郎	116

II 耳鼻咽喉疾患

第1章 耳鼻咽喉の解剖と機能
寺田友紀　120

第2章 耳鼻咽喉の症状と診断・治療
128

1 難聴	奥中美恵子	128
2 耳漏	奥中美恵子	133
3 耳鳴	奥中美恵子	135
4 耳痛	奥中美恵子	138
5 めまい	大田重人	139
6 顔面神経麻痺	辻　恒治郎	143
7 鼻汁, 鼻閉, くしゃみ	橋本健吾	145
8 鼻出血	橋本健吾	148
9 嗅覚障害	岡崎　健	149
10 いびき, 睡眠時無呼吸	岡崎　健	151
11 咽頭痛	竹林宏記, 佐川公介	153
12 味覚異常	福永明子	154
13 嗄声	毛利武士	157

第3章 耳鼻咽喉科の検査 158

1 聴力検査 .... 桂　弘和 158
2 耳鏡検査 .... 桂　弘和 161
3 鼻鏡検査 .... 橋本健吾 162
4 平衡機能検査 .... 赤澤和之 163
5 顔面神経の検査 .... 辻　恒治郎 168
6 嗅覚検査 .... 岡崎　健 170
7 味覚検査 .... 前田英美 172

第4章 耳鼻咽喉疾患各論 174

1 外耳炎 .... 岡　秀樹 174
2 急性中耳炎，滲出性中耳炎 .... 岡　秀樹 175
3 慢性中耳炎，真珠腫性中耳炎 .... 池畑美樹 177
4 耳硬化症 .... 池畑美樹 179
5 メニエール病 .... 大田重人 180
6 良性発作性頭位めまい症 .... 大田重人 182
7 突発性難聴 .... 巽　恵美子 185
8 小児難聴 .... 巽　恵美子 187
9 ベル麻痺，ハント症候群 .... 辻　恒治郎 189
10 慢性副鼻腔炎 .... 岡崎　健 191
11 アレルギー性鼻炎，花粉症 .... 橋本健吾 193
12 扁桃炎，扁桃周囲膿瘍 .... 竹林宏記，佐川公介 195
13 喉頭炎，喉頭蓋炎 .... 毛利武士 197
14 声帯麻痺 .... 毛利武士 199
15 喉頭がん .... 宇和伸浩 200
16 咽頭がん .... 宇和伸浩 202
17 上顎洞がん .... 宇和伸浩 206
18 唾液腺腫瘍 .... 貴田紘太 208

Ⅲ 眼疾患

第1章 眼の解剖と機能 石川裕人 212

第2章 眼の症状と診断・治療 217

1 視力障害 .... 小椋有貴 217
2 視野障害 .... 田片将士 220
3 飛蚊症 .... 荒木敬士 223

4 変視症 .... 福山　尚　224

5 色覚異常 .... 岡本真奈　226

6 複視 .... 木村亜紀子　227

7 眼痛 .... 吉田由美子　229

8 眼の充血 .... 吉田由美子　231

9 眼脂 .... 岡本真奈　232

10 眼球突出 .... 岡本真奈　234

第3章　眼科の検査　　　　　　　　　　235

1 視力検査 .... 大北陽一　235

2 視野検査 .... 近藤美穂　238

3 眼圧検査 .... 横山　弘　241

4 眼底検査 .... 荒木敬士　243

5 細隙灯顕微鏡検査 .... 福山　尚　245

6 眼位・眼球運動検査 .... 木村亜紀子　247

7 色覚検査 .... 山寺克英　249

第4章　眼疾患各論　　　　　　　　　　252

1 斜視 .... 木村亜紀子　252

2 ドライアイ .... 細谷友雅　254

3 角結膜炎 .... 細谷友雅　256

4 白内障，水晶体疾患 .... 石川裕人　259

5 緑内障 .... 田片将士　262

6 網膜剥離 .... 木村直樹　266

7 糖尿病網膜症，糖尿病黄斑症 .... 池田誠宏　269

8 加齢黄斑変性 .... 岩見久司　274

9 網膜血管閉塞症 .... 岩見久司　275

10 黄斑円孔，黄斑上膜 .... 吉田由美子　277

11 ぶどう膜炎 .... 石川裕人　280

12 視神経炎 .... 木村亜紀子　282

13 眼の外傷 .... 木村直樹　284

Ⅳ 歯・口腔疾患

第1章 歯・口腔の解剖と機能
杉田英之, 高岡一樹 288

第2章 歯・口腔疾患の症状と診断・治療
293

1 歯痛, 歯肉痛 ———————————————— 本田公亮 293

2 顎関節痛 ———————————————————— 本田公亮 296

3 顔面痛 —————————————————————— 本田公亮 297

4 開口障害 ———————————————————— 本田公亮 298

5 閉口障害 ———————————————————— 本田公亮 301

6 口臭 ——————————————————————— 岸本裕充 302

7 口腔乾燥症 —————————————————— 岸本裕充 304

8 口腔出血, 歯肉出血 —————————————— 野口一馬 306

第3章 歯・口腔の検査
308

1 口腔の検査 —————————————————— 高岡一樹 308

2 唾液分泌検査, 唾液腺に関する検査 ————— 岸本裕充 311

3 咀嚼機能検査 ————————————————— 本田公亮 314

4 嚥下機能検査 ————————————————— 本田公亮 315

第4章 歯・口腔疾患各論
318

1 う蝕 ——————————————————————— 本田公亮 318

2 歯周病 —————————————————————— 本田公亮 319

3 口内炎 —————————————————————— 岸本裕充 321

4 唾液腺疾患 ————————————— 岸本裕充, 野口一馬 325

5 顎骨および軟組織の嚢胞 ——————————— 野口一馬 328

6 顎関節症 ———————————————————— 本田公亮 331

7 口腔がん ———————————————————— 野口一馬 335

8 口腔顎顔面外傷 ——————————— 高岡一樹, 上田美帆 341

9 良性腫瘍（歯原性・非歯原性）————————— 野口一馬 345

10 口唇裂, 口蓋裂, 顔面裂 ——————————— 浦出雅裕 348

11 顎変形症 ————————————— 玉岡丈二, 高岡一樹 352

12 三叉神経痛 —————————————————— 野口一馬 355

13 歯・口腔に関連する全身疾患 ———————— 岸本裕充 357

索引　　362

第Ⅰ部 皮膚疾患

第Ⅰ部　皮膚疾患

1 皮膚の解剖と機能

　皮膚は人体において最大の臓器であり，成人ではその面積は約1.6 m²，重量は体重の約16%を占める．皮膚は体内と外界の環境を隔てる境界として存在し，外界からの微生物，紫外線や物理・化学的刺激に対する防御として重要である．また，それ以外に感覚器としての機能，体温調節機能，水分保持機能など，体内の恒常性を保つために重要な役割を担っており，生命維持に不可欠な臓器である．また，免疫反応の場としても重要な役割を担っている．皮膚は表皮，真皮，皮下脂肪織の3層から構成され，内部に毛器官，立毛筋，脂腺，汗腺，血管や神経などの付属器が存在している．皮膚はそれぞれの構造によってその機能が異なる．本章では，皮膚の解剖とその機能について述べる．

1 表　皮

　表皮（epidermis）は平均で0.2 mmの厚さで，最下層から順に，基底層，有棘層，顆粒層，角層の4層からなる（**図Ⅰ-1-1**）．表皮には様々な種類の細胞が存在するが，約95%は**表皮角化細胞**（keratinocyte，ケラチノサイト）であり，それ以外に**メラノサイト**（melanocyte），**ランゲルハンス細胞**（Langerhans cell），**メルケル細胞**（Merkel cell）などから構成される．

1）表皮角化細胞

　基底層では基底細胞と呼ばれる表皮角化細胞が分裂し，一部の細胞は，基底層から有棘層（有棘細胞），顆粒層（顆粒細胞）を経て，その構造・機能が変化し，角層で角化し，最終的に表皮から"垢"として脱落する．この表皮角化細胞にみられる過程を"分化"と呼ぶ．基底細胞から分化し，角層を経て脱落するまでには約45日かかり，これを"ターンオーバー時間"という．

　基底層は，円柱の形態をした基底細胞を中心に，1層の細胞層から構成される．基底層には触覚受容細胞であるメルケル細胞や色素細胞であるメラノサイトが存在する．基底細胞は，表皮とその下の真皮の境界部に存在する基底膜に対してヘミデスモソームと呼ばれる構造物を介して接着する．

　有棘層は，5～10層の細胞から構成され，表皮の大部分を占める．下層は多角形であるが，上層になるにつれ扁平となる．細胞同志が互いに棘でつながっているようにみえるため，有棘細胞と呼ばれる．この棘はデスモソームなどから構成され，

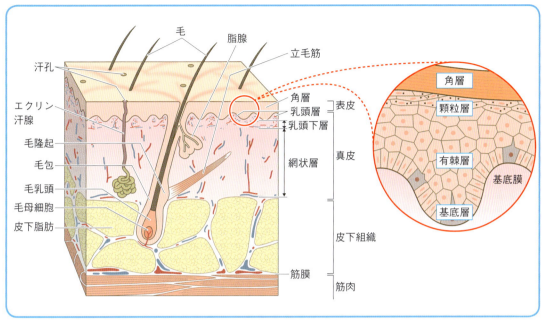

図 I-1-1　皮膚の構造

細胞間橋と呼ばれ，表皮角化細胞同士を連結する強力な接着装置の役割を担っている．皮膚の免疫担当細胞の一つであるランゲルハンス細胞も存在する．
　顆粒層は，有棘細胞上層の細胞よりさらに扁平な形態をとる2～3層の細胞から構成される．ケラトヒアリン顆粒と呼ばれる顆粒状の構造物が細胞内に認められるため，この名称で呼ばれる．このケラトヒアリン顆粒内にはプロフィラグリンがリン酸化された状態で貯蔵されており，角化の際に脱リン酸化されフィラグリンに分解される．最終的にフィラグリンは分解され，天然保湿因子となる．
　角層では，細胞内の核および細胞内小器官は消失し，細胞自体が扁平化し，膜状構造へと変化する．約10層の膜状構造物から構成され，表層から順に剝がれ落ちる．

2) メラノサイト

　メラノサイトは外胚葉である神経堤由来の細胞で，樹枝状の形態をとり，表皮では基底層に存在する．皮膚 1 mm^2 あたり約 1,000～1,500 個の細胞が存在する．細胞内にメラノソーム（melanosome）と呼ばれる小器官を含有し，チロシンからメラニンが生合成される．産生されたメラニンはメラノサイト周囲の表皮角化細胞に移行され，有害な紫外線から基底細胞を守る役割を担う．

3) ランゲルハンス細胞

　本来は骨髄由来の樹状細胞で，抗原提示能を持つ，表皮における免疫担当細胞である．有棘層に存在し，皮膚 1 mm^2 あたり約 400～1,000 個の細胞が存在する．

4) メルケル細胞

触覚受容細胞であり，基底層に存在する．指，口腔粘膜，毛盤に多く存在する．電子顕微鏡で有芯顆粒（dense core granule）を細胞内に認めるのが特徴である．物理刺激を受けると，有芯顆粒から神経伝達物質が放出され，知覚神経に情報が伝達される．

2 | 真 皮

真皮（dermis）は表皮の下に基底膜を隔てて存在し，表皮に近いところから下方に乳頭層，乳頭下層，網状層の順で3層に分けられる．毛包や汗腺などの付属器だけでなく，血管，リンパ管や神経も存在し，密なネットワークを形成している．間質成分，細胞成分，基質から構成される．

間質成分としては，膠原線維（コラーゲン）が最も多く，その他に弾性線維が存在する．膠原線維は線維芽細胞（fibroblast）で産生される．乳頭層では膠原線維は細いが，下層・網状層では膠原線維束（collagen bundle）を形成し，支持組織としての機能に貢献する．主要な膠原線維はタイプⅠコラーゲン（約80％）で，その他にタイプⅡ・Ⅲ・Ⅴ・Ⅺコラーゲンが存在する．弾性線維は，膠原線維に比較すると含有量は少ないが，弾力性に富む．主成分はエラスチンである．頭皮，顔面部に多く，皮膚の弾力性を生み出す．線維自体は真皮深層で太く，真皮網状層では膠原線維束と並行して存在するが，乳頭層に近づくにつれて，線維自体は細くなり，皮表に対して垂直に走行し，基底板に接着する．

細胞成分としては，前述の線維芽細胞のほかに，組織球（histiocyte），形質細胞（plasma cell），肥満細胞（mast cell）などが存在する．

1) 線維芽細胞

細長い紡錘形の細胞で，膠原線維，弾性線維，基質成分を産生する．

2) 組織球

主に異物を貪食し排除する役割を担う細胞であるが，様々なサイトカインを放出し，好中球や単球を遊走させ，局所の炎症を惹起する．その他，腫瘍細胞の傷害，組織の修復にも関与する．また，貪食した異物を抗原提示する免疫細胞としての機能も持つとされる．

3) 形質細胞

B細胞が抗原刺激を受け，分化した細胞．核小体の配置がユニークで，車輪状の核を持つ特徴的な細胞である．抗体を産生し，液性免疫に関与する．

4) 肥満細胞

毛細血管や神経周囲にみられる類円形の細胞．細胞質にかゆみの原因物質であるヒスタミンやタンパク分解酵素であるトリプターゼ，キマーゼなどを含有する顆粒を有する．細胞表面に高親和性IgE抗体受容体を発現しており，抗原特異的IgEが

結合し，さらに抗原が結合したときに，細胞内の顆粒を細胞外に放出（脱顆粒）する．ただ，高親和性 IgE 抗体を介さない脱顆粒も存在する．蕁麻疹やアトピー性皮膚炎の病態に深く関与しているが，それ以外にも乾癬，強皮症，円形脱毛症など様々な皮膚疾患の病態に関連している．

　基質は真皮の線維成分や細胞間に存在し，無定形成分である．グリコサミノグリカン，プロテオグリカン，細胞接着因子などから構成される．

3 ｜ 皮下組織

　真皮と筋膜の間に存在する．大部分が脂肪細胞で構成される．脂肪細胞が集合し，結合織から構成される隔壁（脂肪隔壁）により区切られている（脂肪小葉）．中性脂肪の貯蔵だけでなく，保温機能，外力の緩衝など重要な役割を担っている．

4 ｜ 付属器

1）毛器官

　毛器官は，紫外線や外部からの衝撃に対する防御，保温，排泄器官としてだけでなく感覚器官としても重要である．**毛**（hair）と**毛包**（hair follicle）から構成される．皮膚から表面に出ている毛を毛幹，皮膚内の毛器官を毛根という．

　毛包は毛を取り囲む組織であり，皮表に対して斜めに位置する．表皮から連続する上皮性成分とその周囲を覆う結合織成分から構成される．毛包は，皮膚面から順に漏斗部，峡部，下部に分けられる．峡部には，立毛筋が付着し，毛隆起部と呼ばれる．同部位には毛包の再生に重要な毛包幹細胞が存在する．下部毛包の最下部は膨らんだ構造をしており，毛球部と呼ばれる．同部位に毛乳頭が存在し，毛乳頭を囲むように毛母細胞が存在する（**図Ⅰ-1-2**）．メラニンを産生するメラノサイトも存在する．毛母細胞が分裂し，角化し，毛が形成される．毛は外側から，毛小皮（キューティクル），毛皮質，毛髄質の3層で構成される（**図Ⅰ-1-2**）．

　毛器官には**毛周期**が存在し，成長期，退行期，休止期で構成される（**図Ⅰ-1-2**）．頭髪では，成長期（2〜6年），退行期（2〜3週），休止期（3ヵ月）を周期的に繰り返す．成長期では頭髪は 10〜12 mm/ 月程度伸び，生理的に毎日 50〜80 本は脱落する．

2）脂腺

　脂腺は，毛包漏斗部基部に開口する皮脂を産生する器官である．脂腺細胞から構成される小葉と皮脂を皮表へ送る導管部から構成される．皮脂は皮表において，主に汗と乳化し，皮表膜となり，皮表をコーティングする．脂腺がよく発達し，多数集まった部位を脂漏部位という（被髪頭部，顔面，前胸部，背部など）．皮脂分泌量

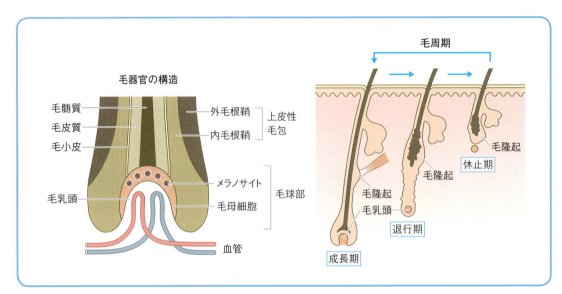

図 I-1-2　毛器官の構造と毛周期
a：毛器官の構造，b：毛周期

は新生児で多いが，小児期で減少する．その後，思春期から増加し始める．男性ホルモンなどの性ホルモンの影響を受ける．

3）汗　腺

汗腺は，エクリン汗腺とアポクリン汗腺に分けられる．エクリン汗腺は，口唇・亀頭・陰核・小陰唇を除くほぼ全身に分布し，とくに手掌・足底・額部に多く，総数で約 300 万個程度存在する．分泌部で産生された汗は，汗管を通り，イオンの再吸収が行われ，最終的に直接皮表の汗孔から分泌される．温熱刺激によって発汗が誘導され，体温調節の機能として重要な役割を担っている．アポクリン汗腺は，腋窩，外耳道，乳輪，臍，外陰部などに存在する．エクリン汗腺と異なり，脂腺導管開口部の上方で，毛孔部に開口する．アポクリン汗は皮表で細菌に分解され，においの原因となる．

4）爪

爪は爪甲，爪母，爪郭，爪床から構成される．爪甲は爪母の細胞が角化することで形成され，1 日に約 0.1 mm 伸長する．指趾の保護や支持組織として重要な役割を担っている．

第2章　皮膚の症状と診断・治療　7

2 皮膚の症状と診断・治療

皮膚の症状と診断の進め方

A 皮膚疾患の診断手順

皮膚疾患を診断する基本的な手順は以下の通り.

①皮疹の性状（色調，形，大きさ，硬さなど）および分布，配列などから考えられる疾患（鑑別疾患）をすべて列挙し，

②問診により得られた現病歴，既往歴，家族歴の情報から疾患を絞りこみ，

③診断を確定するための各種検査（病理組織学的検査，アレルギー検査，光線テストなど）を行う.

したがって，第一に大切なことは，個々の皮疹を正確に把握することである．そこで本項では，様々な皮膚症状（皮疹）を表現する基本的な用語について解説する.

B 皮疹の分類

皮疹には大きく分けて，皮膚に一次的に出現するもの（原発疹）と二次的に生じるもの（続発疹）がある.

1) 原発疹

①斑：色調変化を主体とする限局的病変で，隆起しないもの

- 紅斑（図Ⅰ-2-1 左）：血管拡張，充血により生じる紅色の斑である．硝子圧（透明なガラス板やプラスチック板で圧すること）にて退色する．丘疹，水疱などの周囲に生じたものは紅暈という.
- 紫斑（図Ⅰ-2-1 右）：皮内出血（赤血球の血管外漏出）により生じる紫紅色の斑．硝子圧にて退色しない（紅斑との鑑別点である）．直径5mm以下の小さいものを

臨床で役立つ知識　"紅斑"と"紫斑"の区別はなぜ重要か？

原発疹の項目で，"紅斑"と"紫斑"の違いを詳しく説明している理由はなぜか？　それは"紫斑"が重篤な疾患のサインである場合があるからである．先ほど説明したように"紫斑"は赤血球が血管の外へ漏出していることを意味する．これはすなわち炎症などにより血管が破綻した場合などに起こる現象である．膠原病などに伴う血管炎などがその代表である．また，もともと血小板は血管内皮を裏打ちする役目をもっている．血小板数の極端な減少により，その機能が衰えて赤血球の漏出が起こる場合があり，特発性血小板減少症や白血病などの発覚の契機となることがある．
"紫斑"には要注意である.

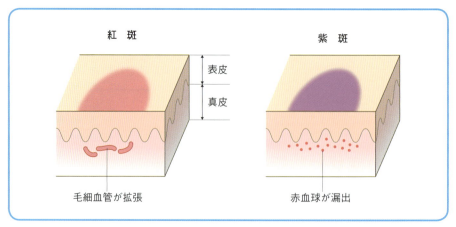

図Ⅰ-2-1　紅斑と紫斑

点状出血，大きいものを斑状出血という．
- **白斑**：色素脱失あるいは局所性貧血によって生じる白色の斑．ある皮疹の周囲を取り巻くものは白暈という．
- **色素斑**：物質の沈着により黒色，黒褐色，褐色，青色などを呈するもの．大部分がメラニンの沈着によるが，ほかにヘモジデリン，カロチン，金属，異物，薬物などの沈着によっても生じる．メラニンの沈着については，その深さで色調が異なる．メラニンが角層から表皮浅層にあると黒色，表皮基底層では黒褐色から褐色，真皮内だと青色になる．

②**丘疹**：直径10 mm以下の限局性隆起をいう．頂点に小水疱を有するものを漿液性丘疹，その他のものを充実性丘疹という．主に表皮の増殖性変化や真皮内浮腫，真皮の炎症性変化によって生じる．

③**結節**：直径10 mm以上の限局性隆起をいう．腫瘍，炎症など様々な原因で生じる．小さいものは丘疹と同義に使われることがあるが，炎症性のものは丘疹，腫瘍性のものは結節と区別する傾向にある．増殖傾向の強いものは腫瘤と呼ばれることがある．

④**水疱**：透明な水様性の内容をもち，天蓋の疱膜に包まれた皮膚隆起．内容物は血漿成分や細胞成分が主である．血液を含んでおり紅色を呈するものは血疱と呼ばれる．被膜が厚く張りがあるものを緊満性水疱，被膜が薄く張りがないものを弛緩性水疱という．

⑤**膿疱**：水疱の内容が膿性のものをいい，黄色調を呈する．

⑥**囊腫**：真皮内および皮下組織内に生じた空洞で，上皮性の膜で覆われている．内容物は液体，細胞成分などである．

⑦**膨疹，蕁麻疹**：皮膚の限局性浮腫であり，境界明瞭な扁平隆起で，多くはかゆみを伴う．短時間（24時間以内）で消失する．

2）続発疹

①**表皮剥離**：外傷，搔破などにより，表皮の一部が損傷したもの.

②**びらん**：組織欠損が表皮基底層までに留まったもの. 水疱や膿疱が破れた後に生じることが多い. 治癒後に瘢痕を残さない.

③**潰瘍**：組織欠損が表皮基底層を越え，真皮あるいは皮下組織まで達したもの. 治癒後に瘢痕を残す.

④**膿瘍**：真皮または皮下に膿が貯留したもの.

⑤**亀裂**：表皮深層から真皮に達する線状の細い裂隙. いわゆる"ひびわれ"のこと.

⑥**鱗屑**：角層が正常より厚くなり，白色片となったもの. 皮面より脱落せんとする状態を"落屑"という. 細かく小さなものを"枇糠様"，それより大きいものを順次"小葉状"あるいは"大葉状"といい，魚のうろこを並べたようなものを"魚鱗癬様"，雲母状のものを"乾癬様"などと表現する.

⑦**痂皮**：漿液，膿，壊死組織などが乾燥し，皮膚の表面に固着したもの. 血液が乾燥したものは"血痂"と呼ぶ.

⑧**胼胝腫**：表皮角層が限局して肥厚したもの. いわゆる"たこ"のこと.

⑨**瘢痕**：潰瘍，創傷などで欠損した組織が，結合組織性肉芽と，それを覆う表皮により修復されたもの. 多彩な外観を呈し，隆起することも，陥凹することもある. 通常，皮膚付属器（毛，汗腺など）は形成されず，色素沈着あるいは色素脱失を伴うことがある.

⑩**萎縮**：皮膚が菲薄化し，表面が平滑あるいは細かいしわ状になったもの.

C その他の皮疹を表現する用語

①**アフタ**：口腔，舌，外陰部などの粘膜部に生じたびらん.

②**局面**：約2cm以上の大きさで扁平に隆起する病変. 内部に丘疹や結節を伴う場合もある.

③**苔癬**：丘疹が集簇性に集まり，持続するものをいう.

④**苔癬化**：慢性的に皮膚が肥厚して，皮溝と皮丘の形成がはっきり分かる状態になったものをいう. 苔癬とは異なる.

⑤**面皰**：毛孔が開大し，中に酸化した皮脂などが詰まったもの.

1）大きさを表現する方法

正確に何mm，何cmと表現するのが最もよいと考えられるが，慣用的に，小さい順に帽針頭大，粟粒大，米粒大，小豆大，豌豆大，爪甲大，小指頭大，雀卵大，鶏卵大，手掌大などと表現する場合もある.

2）硬さを表現する方法

触診によって硬度を表現するときは，軟らかい順に軟，弾性軟，弾性硬，硬，骨様硬などと表現することが多い.

3）形状を表現する方法

円形，類円形，多角形，不整形，線状，地図状，環状，蛇行状，堤防状などと表現する.

4）その他

瘙痒（かゆみ），疼痛（自発痛，圧痛など），冷感，知覚脱失など．

皮内あるいは皮下の結節に関しては，触診時に下床との可動性の有無についても注意する．

皮膚科の検査

1 機能的検査：理学的検査

1-1 皮膚描記症(びょうき)

A 目的，種類

皮膚描記症とは，正常皮膚を摩擦したときにみられる一連の生理的反応であるが，①蒼白化，②紅斑，③膨疹(ぼうしん)を示す．臨床的にはこれらの生理反応が，著明かつ遷延性に発現された場合を指すことが多く，（病的）皮膚描記症とする（図Ⅰ-2-2）．ほかに，病的反応として白色皮膚描記症，ダリエ（Darier）徴候がある．皮膚描記症は急性・慢性蕁麻疹の評価として有用である．白色皮膚描記症は，アトピー性皮膚炎においてみられる．また，ダリエ徴候は肥満細胞症においてみられる．

B 方法と手技

皮膚を摩擦する．多くは指先（爪）を使用し，線状に摩擦する．

C 結果の評価

前述のごとく，皮膚描記症は生理的反応である．摩擦する際の外力に応じて，摩擦後数十秒以内に蒼白反応，紅斑反応がみられ，あるいは紅斑反応の後，数分で膨疹反応がみられる．惹起された膨疹反応が著しく強く，また遷延するようなときに

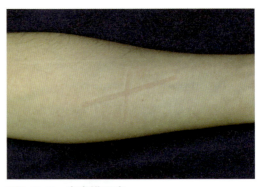

図Ⅰ-2-2　皮膚描記症

病的な皮膚描記症と判断する．白色皮膚描記症の場合は，通常紅斑反応が起こる程度の皮膚の摩擦により逆に蒼白化が起こり，アトピー性皮膚炎の重症度に相関するといわれる．ダリエ徴候は，著しい膨疹とときに水疱形成をみるような強い反応を示す．

1-2　アウスピッツ（Auspitz）現象

A　目 的
血露現象ともいわれ，乾癬でみられる現象として有名である．

B　方法と手技
病変部において，鱗屑を物理的に剥離すると点状出血がみられる．

C　結果の評価
表皮細胞のターンオーバー亢進と不全角化，ならびに真皮乳頭部の毛細血管伸長・増生が基盤にある．乾癬でよくみられる現象であるが，慢性に経過した接触皮膚炎などにおいてもみられることがあり，評価する上で念頭に置く必要がある．

1-3　ニコルスキー（Nikolsky）現象

A　目 的
水疱を呈する疾患の鑑別に有用な検査法の一つである．

B　種 類
古典的ニコルスキー現象と第二ニコルスキー現象がある．

C　方法と手技
正常にみえる非病変部の皮膚に接線方向の力を加えたときに，表皮が基底層を残して容易に剥離され，水疱あるいはびらんを生じる現象である．既存の水疱に垂直に加圧したとき，水疱が周囲に拡大する現象を第二ニコルスキー現象と呼ぶ．

D　結果の評価
陽性となった場合には，表皮細胞間の接合性に異常が存在すると判断する．天疱瘡や中毒性表皮壊死症（toxic epidermal necrolysis：TEN）では陽性となるが，類天疱瘡では陰性である．

1-4　ケブネル（Köbner）現象

A　目 的
乾癬や扁平苔癬などでみられる．

B　方法と手技
健常皮膚に外傷や摩擦，日光照射などの刺激を加えると，2週間ほどのうちに各疾患の病変が誘発される．

C 結果の評価

刺激部位に一致して病変が誘発されたときに陽性と判断する.

1-5 皮膚知覚検査

A 目 的

皮膚の神経反応性を評価する検査であり，具体的には，糖尿病やハンセン（Hansen）病など，知覚乖離を伴う疾患における病状評価の目的などで施行される.

B 種 類

触覚，温冷覚，圧覚，痛覚，痒覚，振動覚などをチェックする.

C 方法と手技

目隠しをした状態で，羽や金属棒，鈍的器具，針，音叉，ヒスタミンなどにより皮膚を刺激して検査を行う.

D 結果の評価

客観的評価として，負荷が認識された最小量を知覚閾値として評価する. 知覚閾値の上昇あるいは低下は，知覚異常につながる何らかの障害の存在を示唆する.

1-6 硝子圧法

A 目 的

紫斑と紅斑の鑑別に有用である.

B 方法と手技

ガラス，透明プラスチックなどにより病変部皮膚を軽く加圧して観察する.

C 結果の評価

皮膚の凹凸が消失し表面反射がなくなることと，加圧により可動組織（液体成分など）が圧排されることにより，真皮上層の変化が比較的明瞭に透見される. 炎症性皮膚病変で硝子圧法にて色調が消退すれば紅斑，残存すれば紫斑と判断できる.

1-7 ダーモスコピー

A 目 的

色素性病変の鑑別に大きな威力を発揮する. 近年，様々な皮膚病変観察への応用が試みられている.

B 方法と手技

10倍程度の拡大鏡（ダーモスコープ：図Ⅰ-2-3）を用いて，皮膚表面を詳細に観察する. 超音波検査用ゼリーや明るい光源を用いて散乱光を抑えることで，角層の観察はもとより表皮下層あるいは真皮上層までも，詳細に観察することができる. 検査時間が短く，皮膚生検と違って侵襲がないという利点をもつ.

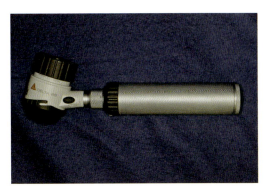

図 I-2-3　ダーモスコープ

C　結果の評価

ダーモスコープにより観察した内容を，テクニカルタームを用いて詳細に記載するとともに，可能な限りカメラなどによって画像を保存する．得られた所見を総合的に判断し，検査対象の診断の一助とする．

2　機能的検査：生理機能検査

2-1　発汗機能検査

A　目 的

発汗は体温調節などに関わる重要な生体機能である．検査を行うことによって自律神経障害などの診断の一助ともなる．

B　種 類

発汗は，精神性発汗，温熱性発汗，薬剤性発汗に分類される．

C　方法と注意点

①精神性発汗：常温において，主に掌蹠（手のひら）に認められる発汗であり，精神的興奮により分泌される．測定の際，精神的要因，環境をなるべく一定にする必要があり（25℃前後の室温と60％前後の湿度），また20分程度の安静時間の後，計測を開始する．暗算を行う，ハンドグリップといった負荷をかけることによる発汗の変化をみることもある．

②温熱性発汗：全身の発汗の程度や分布をみるために行う．被検者をサウナに入れるか，半身浴あるいは下肢浴をしてもらう．

③薬剤性発汗：ピロカルピン塩酸塩やアセチルコリン塩化物，メサコリンといった薬剤を皮内注射することにより，局所の発汗の状態が観察できる．

D　結果の評価

簡単で感度の高い評価方法として，ヨード紙法がある．ゼロックス紙を乾燥させ

た状態で，100 g の紙当たり 1 g のヨードを加え，密閉した容器の中で約 1 週間保存する．紙が茶褐色に変色したのを確認してから使用する．発汗部に接触すると黒色に変色するため，その程度や分布を視覚的に評価することができる．

2-2 | 毛細血管抵抗試験

A 目 的
毛細血管および支持組織の脆弱性をみる検査であるだけではなく，血小板，凝固線溶因子の異常に関する検査という側面もある．

B 種 類
ルンペル・レーデ（Rumpel-Leede）法が有名である．

C 方法と手技
駆血帯を上腕に巻き，中間血圧（最高血圧と最低血圧の中間）で 5 分間，前腕に加圧する．駆血帯を外した後，2〜3 分後に肘窩，前腕屈側部に生じた点状出血数を計測する．

D 結果の評価
10 個以上の点状出血の出現で陽性とする．前述のように，血管や支持組織以外の因子が関与することを念頭に置き，必要に応じて検査などを追加していく．

2-3 | 角層水分保持機能検査

A 目 的
皮膚の保湿機能の評価のために行われる．アトピー性皮膚炎や乾癬などの炎症性皮膚疾患では低下する．

B 方法と手技
皮表に置いた 2 電極間に電圧をかけ，電流を流したときの抵抗値を測定する．水分含有量が大きければ電流は流れやすくなり，抵抗値は低くなる．

C 結果の評価
電流の流れやすさをもって測定しているために，その評価には注意が必要である．油脂が付着しているような場合は電流が流れにくく，実際の水分保持量を反映しないこともある．発汗時は抵抗値は低く出ることとなり，実際の角質水分保持能を反映しない．

2-4 | 経表皮水分蒸散機能検査

A 目 的
経表皮水分蒸散量または経表皮水分喪失量（transepidermal water loss：TEWL）を計測することによって，非侵襲的に皮膚のバリア機能を評価することができる．

B 方法と手技，注意点

　測定には発汗や体温上昇などが大きな影響を与えるため，検査時における室温，湿度を可能な限り一定にする方がよい．20℃前後に保った検査室で，被検者を15分程度の安静状態に置き，その後，測定を行う．プローブを測定部位に当て，30秒程度で値が安定したところを測定値とするが，測定機器によって設定の違いがあるため，それぞれのマニュアルに準拠する．

C 結果の評価

　基準値としては $0.2\,\mathrm{mg/cm^2/hr}$ 程度といわれており，体表面積を $1.7\,\mathrm{m^2}$ とするとおよそ1日当たり $100{\sim}150\,\mathrm{mL}$ の水分が経表皮的に蒸発していることになる．角質機能の障害は TEWL の増加として現れる．アトピー性皮膚炎などの多くの炎症性皮膚疾患において，TEWL の増加がみられる．

2-5 皮膚温検査

A 目的

　サーモグラフィによる皮膚温検査は，末梢循環障害の評価などに使われる．

B 方法と手技

　物体が外界に向かって放射している赤外線を感知して温度を計測し，その分布を画像化する．皮膚温は測定時の外部環境や被検者の状態次第で変化するため，室温や湿度といった計測時の条件はできる限り一定に保つ必要がある．

C 結果の評価

　血流の増加は皮膚温の上昇を意味する．逆に，循環障害が存在すると，健常部に比して温度低下がみられる．一般に皮膚局所の炎症があると血流は増加する．これらを念頭に置いて，腫瘍や炎症性皮膚疾患などにおける補助的な評価としても利用される．

2-6 皮膚血流検査

A 目的

　レーザードプラ血流計を用いた皮膚末梢循環の観察により，炎症性皮膚疾患や末梢循環障害などの病変の評価，診断補助，治療効果の評価が行われる．

B 原理

　微小循環系の赤血球にレーザー光を照射し，反射光のドプラ効果（周波数の変化）から流速と流量を測定する．

C 結果の評価

　非侵襲的に微小循環の血流動態を調べることができる．レーザー光を走査させて，血流の状態を二次元の画像として視覚的に表現することも可能である．装置の操作にある程度習熟する必要がある．

3 | 光線検査

A 基礎知識

1）光の波長

光線は波長によって区別され，770 nm（ナノメーター：10^{-9} m）より長波長を**赤外線**，400〜770 nm を**可視光線**，100〜400 nm を**紫外線**と呼んでいる．紫外線のうち 315〜400 nm は**長波長紫外線（UVA）**，280〜315 nm は**中波長紫外線（UVB）**，100〜280 nm は**短波長紫外線（UVC）**である[1]．最近では，UVA をさらに長波長側から UVA1 と UVA2 に，340 nm を境界に分けて呼んでいる．

2）照射量と照射率

光線検査では，照射されたエネルギー（照射量）とどの程度の強さでエネルギーが照射されたか（照射率）が重要である．照射量と照射率の関係を以下に記す．

照射量：**ジュール**（J/cm^2）＝ワット（W/cm^2）×秒（sec）

照射率：**ワット**（W/cm^2）＝ジュール（J/cm^2）÷秒（sec）

3）照射装置など

光線照射でよく使われるのは，UVA あるいは UVB 照射装置で，局所あるいは全身照射用のものがある．

可視光線照射にはスライドプロジェクターを利用する．最近，UVB 照射のために 308 nm や 311 nm の光しか出ないナローバンド UVB ランプが利用できるようになった．UVA1 照射にも強力なランプがある．殺菌灯は 254 nm の波長の光を強力に放射する．

照射野を限定するための多孔板が開発されており，スリットを順次開けていくことにより段階的に照射量を増やして照射できる．検査の厳密さを確保するためには照射野を固定することは非常に重要である．

UVA，UVB，400 nm 可視光線，殺菌灯の照射率を測定する小型の測定器が市販されている．UVB 測定器については UVA 領域にも少し感度のあるものが多い．

5 mm 厚の市販窓ガラスを通せば UVA ランプ光から UVB をほぼ完全に除去できる．

B 目的，種類，方法，評価

光線検査は大きく分けると 3 種類［光線過敏性検査，光線生物学的検査，ウッド（Wood）灯検査］ある．

1）光線過敏性検査

どの光線をどの程度照射することによって，日焼けや病的皮疹が皮膚に発生するかを調べることであり，この中には最小紅斑量測定，最小光毒量測定，誘発テストが含まれる．前者は光線だけを照射し，後二者は化学物質を使用する．

①最小紅斑量測定

最小紅斑量は，皮膚への光線照射により日焼けを起こすのに必要な最も少ないエ

ネルギー量を意味する．通常 UVB ランプで照射する．

測定方法は次の通りである．UVB ランプを $0.5\,\mathrm{mW/cm^2}$ の照射率で，背部皮膚に 15 秒，30 秒，60 秒（1 分），2 分，4 分，8 分などと照射部位を順にずらして光を当てる．1 日後に発赤の生じた最も少ない値を決める．例えば 60 秒，2 分，4 分，8 分で発赤が起こっていれば，$0.5\,\mathrm{mW/cm^2} \times 60$ 秒 $= 30\,\mathrm{mW/cm^2} \cdot$ 秒 $= 30\,\mathrm{mJ/cm^2}$ と計算して，最小紅斑量 $30\,\mathrm{mJ/cm^2}$ を求める．陽性と判定するのは，照射野の形に一致した境界明瞭な紅斑が生じた場合である．

UVA の場合は，通常 $5\,\mathrm{mW/cm^2}$ で照射するが，健常者の場合は数十分から 1 時間を越える照射時間が必要である．

②最小光毒量測定

最小光毒量は，化学物質を塗布あるいは投与した上で紫外線を段階的に変えた量を照射し，発赤の生じた場合の最小のエネルギー量である．光毒性を発揮させるためには，化学物質固有の波長の光線を照射する必要がある．多くの場合，UVA である．化学物質の濃度も，検査に適した濃度を決めなければならない．

③誘発テスト

誘発テストは，内因性光線過敏症では特定の波長の光のみを照射し，外因性光線過敏症では化学物質を塗布あるいは投与して照射し，その疾患特異的な皮疹を誘発させる検査である．この検査で陽性になれば，診断はほぼ確実である．

④光パッチテスト（p20 参照）

2）光線生物学的検査

種々の実験器具を使用して，生物学や分子生物学的研究を行う．

3）ウッド灯検査

血液，尿，鱗屑，毛髪，シミなどにウッド灯（UVA）を照射し，被検物から出る蛍光などを診断に役立てる．

真菌（ミクロスポルム）感染した毛髪では緑色蛍光，紅色陰癬では赤色蛍光，ポルフィリン症の血液，尿あるいは便では赤色蛍光が出る．癜風では半色素脱失での色素残存の証明，雀卵斑（そばかす）や肝斑の境界を目立たせて診断に役立たせる．

●引用文献

1) 気象庁ホームページ：紫外線とは〈https://www.data.jma.go.jp/gmd/env/uvhp/3-40uv.html〉（2019 年 2 月閲覧）

4 病理検査

A 目 的

組織学的診断を得ること．もしくは病変の広がりを確認すること．皮膚は病理検査を行いやすい臓器であるため，行われる頻度が高い．

B 種類

1）検体を得る方法

①皮膚生検：病変の一部もしくは全体を切除．腫瘍だけでなく炎症性疾患に対しても行う．

②切除術：腫瘍をすべて切り取る．診断がついている腫瘍であっても，切除した組織は病理検査に提出し，腫瘍の取り残しがないかどうかを調べる．

2）検体を提出する状態

①10〜15％緩衝ホルマリン液の中に入れて提出：ほとんどの場合が該当．ホルマリン液の中に入れておくことで検体組織が固定されていく．十分に固定された後に病理検査室でパラフィンブロックに加工され，ヘマトキシリン・エオジン（HE）染色標本が作製される（図Ⅰ-2-4）．必要に応じて，特殊染色標本が作製されることもある．

②採取した皮膚片をそのまま提出：何も入っていない容器に入れる．検体採取から病理検査室へ届くまでに時間がかかる場合は，検体の乾燥を防ぐため，生理食塩液で湿らせたガーゼで検体を覆い，空の容器に入れるとよい．検体を生理食塩液の中に入れてはならない．病理検査室で速やかに凍結ブロックに加工され，術中迅速標本，蛍光抗体染色標本などが作製される．蛍光抗体染色は水疱症や血管炎の診断において頻用される．

C 検査の準備と注意点

外来で行う皮膚生検もしくは小切除術について述べる（HE染色の場合）．

1）患者が入室する前に行う準備

①滅菌された攝子，ハサミ，持針器，局所麻酔用のシリンジと針，消毒用綿球，覆布を準備する（セットが組まれている施設が多い）．

②メスもしくは生検トレパンなど医師の指定する切除器具を準備する．

③医師の指定する縫合糸を準備する（切除後にどの糸にするか決める医師もいるため，術途中で器具の中に加える場合もある）．

④ホルマリン液の入った容器を準備する（生理食塩液や水道水は不可）．

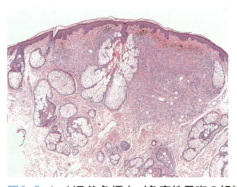

図Ⅰ-2-4　HE染色標本（色素性母斑の組織像）

2）患者が入室してから

⑤患者をベッドに横たえ，検査部位を露出させる．

⑥10〜30分ほどかかるため，患者にとって負担がかからない体位になるように，必要に応じて枕やタオルケットなどを用い，楽な体位を保持する．

⑦医師により手技が開始される．

D 検査結果の評価

病理医により病理診断が行われる．提出した検体がHE染色標本になるまでに約4日かかる．

5 免疫学的検査

5-1 パッチテスト

A 検査の目的

接触皮膚炎の原因診断には欠かせない検査である．被検物質を皮膚に専用のユニットで貼付して反応の有無を観察する．遅延型アレルギー反応の検出に用いられる．

B 検査の方法・手技

患者が持参した製品や，製品製造業者から取り寄せた成分物質，または比較的頻度の高い原因物質が調整されているジャパニーズスタンダードアレルゲンなどを用いて行う．

被検物質の貼付にはFinn Chambers®（SmartPractice）またはパッチテスター「トリイ」（鳥居薬品）を用いる．パッチテストパネル®（佐藤製薬）では22種類のジャパニーズスタンダードアレルゲンがすでにユニットに付着しており，準備の手間を削減できるようになっている．

背部の皮膚（または上腕伸側）に2日間密封貼付（**図Ⅰ-2-5**）．その間は入浴や過度に発汗をきたすような運動は避けさせる．剥がした後に皮膚に付着している被検物質を拭き取り，1時間半から2時間ほどしてから判定する（**図Ⅰ-2-6**）．ユニットを剥がす際には油性ペンなどで貼付部位が分かるようにマーキングしておく．その後は3日後（剥がした翌日）または4日後，さらに1週間後にも判定する．

1）主な被検物質の調整

多くの化粧品や通常の外用薬，点眼薬，衣類などはそのまま貼付可能なことが多いが，揮発性の化粧品などは十分に揮発させてから貼付する．シャンプーや洗顔料などの洗浄剤は100倍ないし1,000倍に希釈する．なお，毛染剤，パーマ液，脱毛クリームや刺激性が予測されるもの，その他成分の分からないものなどは密封せずに皮膚に円形に単純塗布する（オープンテスト）．

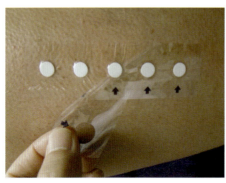
図Ⅰ-2-5　パッチテスト用絆創膏の背部皮膚への貼付

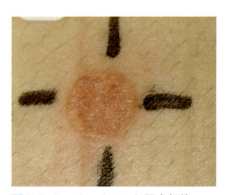
図Ⅰ-2-6　パッチテスト反応部位

表Ⅰ-2-1　ICDRG基準

評価	反応
−	反応なし
+?	紅斑のみ
+	浸潤を触れる紅斑または丘疹
++	小水疱を伴うもの
+++	大きな水疱またはパッチの範囲を越えて炎症反応が広がったもの
IR	刺激反応

C　検査結果の評価

ICDRG（International Contact Dermatitis Research Group）基準を用いる（表Ⅰ-2-1）．

D　検査の後の注意点

物質によっては強い刺激反応を生じることがあり，また炎症消退後に色素沈着や色素脱失をきたすことがある．また陽性反応とともに皮膚症状そのものが悪化することがあることも知られている．検査によって逆に感作される危険性などもある．したがって，検査の必要性，有用性などについて被検者が理解し同意していることが必要である．

5-2　光パッチテスト

A　検査の目的

皮膚症状の発現がアレルゲン単独ではなく，紫外線が関与していると思われた場合に用いる検査である．光接触皮膚炎や光線過敏型薬疹の原因同定に有用である．

B 検査の方法・手技

パッチテストと同様の手技で被検物質を2系列作成して貼付する．48時間後に剥がし，2系列とも陰性であることを確認する．その後，1系列にのみ長波長紫外線（UVA：3〜5 J/cm² 程度）を照射する．貼付部位は遮光した状態を保ち，24時間後にパッチテスト部位と光パッチテスト部位を比較することで判定する．

C 検査結果の評価

パッチテストの判定基準に従って行うが，パッチテスト部位と光パッチテスト部位の差をみることが重要である．後者の反応が前者より強ければ紫外線の関与があったことになる．ただし，光アレルギー性か光毒性（アレルギー性機序を介さない単なる日焼け反応で，健常者でも生じうる）かの判断は慎重に行う必要がある．

5-3 プリックテスト

A 検査の目的

即時型アレルギーの検出に用いる検査である．

B 検査の方法・手技

前腕屈側の皮膚を用いる．複数のアレルゲンで行うときには3cm以上の間隔をとる．また，肘から3cm，手関節から5cm離す．テスト部位にマジックペンでマークし，アレルゲン名を書いたシールを貼付．アレルゲンをそれぞれ1滴置き，バイファケイテッドニードル（東京エム・アイ商会；図I-2-7）を用いて静かにアレルゲンを貫いて1回刺す．その後，アレルゲンをティッシュペーパーなどで拭き取る．バイファケイテッドニードルは使い捨てであるが，同じ患者に対しては，1回ごとに蒸留水や水道水などで洗浄してティッシュペーパーでしっかり拭き取り，アレルゲンの混入に注意を払いながら複数箇所に使用してもよい．

陰性コントロールとして生理食塩液を用い，また陽性コントロールとして1%ヒスタミン二塩酸塩水溶液（注射用蒸留水または生理食塩液で10 mg/mLに溶解したもの）を用いる．野菜，果物の場合にはバイファケイテッドニードルを材料に直接刺し，ニードルをそのまま皮膚に刺す方法がとられる（prick-to-prick test）．魚や肉などにも利用できる．

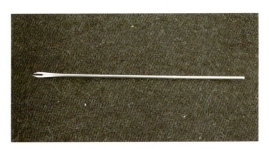

図I-2-7　バイファケイテッドニードル

表I-2-2　プリックテストの検査結果の評価

膨疹の直径	ヒスタミンの2倍	ヒスタミンと同等	3mm以上, ヒスタミンの半分	3mm未満, 陰性コントロールよりは大きい	陰性コントロールと同じ
評価	4＋	3＋	2＋	1＋	－
	陽性			陰性	

偽足があればそれも記載する．ヒスタミンは通常4〜8mmの膨疹を形成する．

C　検査結果の評価

　15分後に行う．膨疹の直径（または長径と短径の平均値）で表す．紅斑は判定の対象としない．陽性コントロールとしてヒスタミンを使用するときの評価法を**表I-2-2**に示す．3mm以上の膨疹で，ヒスタミンの反応の半分以上（2＋）のものを陽性と判定する．陽性コントロールを用いない場合には陰性コントロールの膨疹直径を差し引いて3mm以上を陽性とすることもある．なお，抗ヒスタミン薬は3日以上中止した上で施行した方がよい．経口ステロイド薬は影響が少ないとされるが，外用ステロイド薬は2日以上中止する．薬剤の影響の程度は陽性コントロールとして用いるヒスタミンに対する反応を参考にできる．

D　検査後の注意点

　本テストによるアナフィラキシー反応の危険度は低いものの，症状によっては強い反応を生じることもあり，常に対応できるように準備しておく必要がある．外来で施行した場合には検査後もしばらく安静にしたまま様子を観察する．

皮膚科の治療法

1　薬物療法（外用，内服）

1-1　外用療法

A　外用療法の基本と指導の重要性

　皮膚に軟膏やクリームを塗布する方法で，皮膚疾患においては基本となる治療法である．薬剤を，適切な量を適切な方法で適切な部位に適切な期間外用することが最も重要である．

　外用する量の目安として finger tip unit（FTU）という指標が用いられている．1FTUは成人の示指（人差し指）の先端から第1関節まで絞り出した量（チューブの穴の直径が5mmの場合）で，手掌（手のひら）2枚分に相当する（**図I-2-8**）．

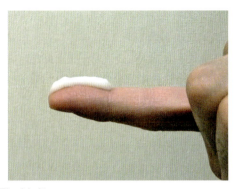

図 I-2-8　Finger Tip Unit
成人の人さし指の先端から第1関節まで絞り出した量を1 FTU（finger tip unit，約0.5 g）とする．これを塗る範囲は成人の手掌2枚分が適当である．ローションでは1円玉大が同量相当になる．

1 FTUは0.5 gに相当するため，10 FTU外用すると5 gチューブ1本を消費することになる．また，全身に外用するには50 FTUが必要である．外用した箇所に少しツヤが出る程度，ティッシュペーパーが貼りつく程度が適切な量であるともいわれている．適切な量の外用が行われなければ，薬剤の十分な効果が発揮されない．これらの指標を参考に，患者の外用薬の消費量を照らし合わせて，適切な量の外用が行われているか確認し，外用指導することが重要である．

　多くの軟膏やクリームは，強くすりこまず軽く塗り広げるように外用することで効果を発揮する．適切な外用が行われているか，患者に実際に外用してもらうことで確認する．

　病変のある部位に病変が消失するまで外用するのが原則であるが，アトピー性皮膚炎などの改善と悪化を繰り返す慢性の皮膚疾患では，外見上症状がなくてもみえない病変が残っている場合があり，症状が再燃するたびに外用する結果，薬剤の使用量が多くなり副作用が起こる可能性が高まってしまう．このため，近年アトピー性皮膚炎を中心に**プロアクティブ（proactive）療法**といわれる外用法が広まりつつある．プロアクティブ療法とは，初め皮疹部位に集中的に十分な量の外用薬を毎日塗り，外見上症状のない状態になっても週に2回程度，間欠的に外用を続け，症状のない状態を維持する外用療法である．当初の皮膚症状が重症である場合は，外用する回数を毎日から隔日，3日に1回，週2回へと徐々に減らしていく方法をとることもある．治療目標を設定することや，症状のない状態を維持することで不要な薬剤の外用を避け，副作用の出現も防ぐことが可能である．

　外用薬を実際に使用するのは患者自身である．以上のように病変の状態を評価するだけでなく，患者が適切に外用できているか確認し，治療目標を明確にすることが外用療法では重要である．

B　外用薬

　外用薬は**主剤**と**基剤**とからなる．主剤にはステロイド薬などの薬剤があり，基剤は軟膏，クリーム，ローションなどが代表的である．

1）主 剤

①ステロイド薬

　強力な抗炎症作用をもち，適応疾患は幅広い（**表Ⅰ-2-3**）．その作用の強さにより5つのランクに分類されており（**表Ⅰ-2-4**），病巣の部位や炎症の強さに応じて

表Ⅰ-2-3　ステロイド外用薬の主な適応疾患

- ●湿疹・皮膚炎群（接触皮膚炎，アトピー性皮膚炎など）
- ●薬疹，紅斑症
- ●乾癬，類乾癬，掌蹠膿疱症
- ●水疱症（天疱瘡，類天疱瘡など）
- ●円形脱毛症，尋常性白斑

表Ⅰ-2-4　ステロイド外用薬のランク

ストロンゲスト（Ⅰ群）
0.05%	クロベタゾールプロピオン酸エステル（デルモベート®）
0.05%	ジフロラゾン酢酸エステル（ジフラール®，ダイアコート®）

ベリーストロング（Ⅱ群）
0.1%	モメタゾンフランカルボン酸エステル（フルメタ®）
0.05%	酪酸プロピオン酸ベタメタゾン（アンテベート®）
0.05%	フルオシノニド（トプシム®）
0.064%	ベタメタゾンジプロピオン酸エステル（リンデロンDP®）
0.05%	ジフルプレドナート（マイザー®）
0.1%	アムシノニド（ビスダーム®）
0.1%	吉草酸ジフルコルトロン（テクスメテン®，ネリゾナ®）
0.1%	酪酸プロピオン酸ヒドロコルチゾン（パンデル®）

ストロング（Ⅲ群）
0.3%	デプロドンプロピオン酸エステル（エクラー®）
0.1%	プロピオン酸デキサメタゾン（メサデルム®）
0.12%	デキサメタゾン吉草酸エステル（ボアラ®）
0.1%	ハルシノニド（アドコルチン®）
0.12%	ベタメタゾン吉草酸エステル（ベトネベート®，リンデロンV®）
0.025%	フルオシノロンアセトニド（フルコート®）

ミディアム（Ⅳ群）
0.3%	吉草酸酢酸プレドニゾロン（リドメックス®）
0.1%	トリアムシノロンアセトニド（レダコート®）
0.1%	アルクロメタゾンプロピオン酸エステル（アルメタ®）
0.05%	クロベタゾン酪酸エステル（キンダベート®）
0.1%	ヒドロコルチゾン酪酸エステル（ロコイド®）
0.1%	デキサメタゾン（グリメサゾン®，オイラゾン®）

ウィーク（Ⅴ群）
0.5%	プレドニゾロン（プレドニゾロン®）

（2016年9月現在）（アトピー性皮膚炎治療ガイドライン2000年版より引用，改変）
米国のガイドラインではステロイドを7つのランク（Ⅰ. very high potency，Ⅱ. high potency，Ⅲ-Ⅳ. medium potency，Ⅴ. lower-medium potency，Ⅵ. low potency，Ⅶ. lowest potency）に，ヨーロッパでは4つのランク（very potent, potent, moderately, mild）に分けている．海外の臨床試験データを参考にする場合には，日本とはステロイド外用薬のランクの分類が違うことに注意する必要がある．
［日本皮膚科学会アトピー性皮膚炎診療ガイドライン作成委員会：日本皮膚科学会ガイドライン　アトピー性皮膚炎診療ガイドライン2018年版．日皮会誌**128**：2455, 2018より許諾を得て転載］

使い分けられる.

　年齢（乳幼児や老人），部位（顔面や陰嚢），皮膚の状態（潰瘍やびらん）によっては吸収が亢進するので，それを考え合わせてランクを選択する．とくに，部位による吸収の差は大きく，前腕屈側に比べて顔面で6〜13倍，陰嚢では42倍も吸収率が高いのに対し，足底では1/7倍と吸収されにくいとされている．顔面と足底では約100倍の違いがあるため，適切な外用薬選択の上で重要である．

　ステロイド薬を使用する上で問題となるのが副作用である．易感染性，皮膚の菲薄化，血管壁の脆弱化，毛包脂腺系の活性化が起こりうる．ステロイド外用薬の作用は皮膚局所に留まり，全身への影響は少ないとされているが，長期にわたって広範囲に使用した場合や，吸収のよい乳幼児において副腎抑制が起こることがある．

②非ステロイド性抗炎症薬（NSAIDs）

　以前は軽度の湿疹に使用されていたが，この薬剤自体が接触皮膚炎の原因となることがあり，抗炎症効果も不十分であったため，使用されなくなってきている．

③抗真菌薬

　皮膚表面の白癬菌やカンジダに対して使用する．

④ビタミン製剤

　尋常性乾癬に対して活性型ビタミンD_3製剤外用薬が有効とされ，頻繁に使用される．また，尋常性ざ瘡の第一選択薬として，ビタミンA誘導体の類似物質であるアダパレンが使用される．

⑤免疫調整薬

　免疫抑制薬であるタクロリムス水和物がステロイド薬と同様，アトピー性皮膚炎に対して使用される．抗炎症作用はストロングランクのステロイド外用薬と同程度であるが（0.1%タクロリムス水和物軟膏の場合），ステロイド薬を長期に連用した場合に生じる皮膚変化がないことから，慢性化した軽症の湿疹やステロイド薬の副作用が出やすい顔面の湿疹などに使用される．

⑥保湿薬

　乾燥した皮膚を保護・保湿する目的の薬剤である．代表的なものとして，ワセリン，アズレン含有軟膏，尿素含有軟膏，ヘパリン類似物質含有軟膏が挙げられる．

⑦古典的外用薬

　ステロイド薬が登場する以前から用いられていた外用薬であり，薬理効果よりもその物質的性質が効果を発揮するものである．現在，最もよく使用されているものは，酸化亜鉛の粉末をワセリンに浮遊させた亜鉛華軟膏である．弱い抗炎症作用のほか，滲出液を伴う湿疹やびらん面を乾燥させる作用をもつ．

2) 基　剤

　基剤には，軟膏，クリーム，ローション，スプレー，テープ剤がある．

①軟膏：軟膏の基剤としてワセリンなどの油脂が用いられ，使用感は悪いが，びらん面，浸潤面，乾燥面，すべての皮膚病変において使用可能である．

②クリーム：水性成分と油性成分からなるが，それらが混ざり合うように界面活性

剤を加えたものである。水で洗い落としやすく，軟膏に比べてサラッとした使用感をもつ。クリームはびらん面に使用すると刺激性があり，また主剤の皮膚への浸透が軟膏に比べて悪い傾向があり，急性で湿潤性の湿疹には適さない。

③**ローション**：ローションには薬剤をアルコールなどの揮発性液体に乳液状に懸濁したものと，水溶液に不溶性の粉末を加えたものがある。ステロイド薬をはじめとして多種多様な薬剤について商品化されており，ベタつきがなく，塗布後は乾燥傾向になることから，被髪部や湿潤性病変に好んで使用される。

④**スプレー**：スプレー式の製剤もあり，患部に触れることなく均一な塗布が可能である。

⑤**テープ剤**：テープ剤にはステロイド薬を主剤とするものがあり，これは後述する密封療法を簡易に行う意義がある。このほか，胼胝腫や鶏眼を浸軟させるサリチル酸系製剤も頻用される。

C 用法

外用薬の代表的な使用方法には，単純塗布，重層療法，密封療法（occlusive dressing technique：ODT）がある。

①**単純塗布**：軟膏もしくはクリームを病巣に薄く伸ばす。ガーゼ保護を行うこともある。

②**重層療法**：単純塗布に加えて古典的外用薬を重ねて塗布することにより，治療効果の増強が得られる。重層療法に亜鉛華軟膏を使用すれば，湿潤した病変を乾燥傾向にすることができる。

③**密封療法**：軟膏またはクリームを塗布した後にポリエチレンフィルムで覆う方法である。一般に，角化の強い病変や厚みのある湿疹病変に対して，ステロイド薬の吸収を高める目的で行う。また，ウエット・ラップ法という密封療法がアトピー性皮膚炎患者などに用いられている。皮膚に外用薬を塗り，水や微温湯などで濡らした布や包帯を着用し，さらにその上から乾いた布や包帯を着用する方法で，冷涼感により掻破が軽減され，経皮吸収促進により高い保湿効果が得られる。掻破行為の軽減によって皮膚が保護され，患者の睡眠改善により生活の質の向上も期待される。

1-2 内服療法

A 内服療法とは

皮膚科疾患で用いられる内服薬を**表I-2-5**に示した（抗細菌薬，抗真菌薬，抗ウイルス薬，抗寄生虫・疥癬薬といった病原体に対する治療薬については別項参照）。

①**ステロイド薬**

ステロイド薬は**表I-2-3**の外用適応疾患の症状が強い，もしくは広範囲に及び，外用のみでは抑制が困難な場合に使用する。また，全身性エリテマトーデスや強皮症，皮膚筋炎のような膠原病にも使用する。

表I-2-5 皮膚科で使用される内服薬

- ステロイド薬
- 抗ヒスタミン薬
- 抗アレルギー薬
- 抗細菌薬
- 抗真菌薬
- 抗ウイルス薬
- 抗寄生虫・抗疥癬薬
- ビタミン製剤
- 免疫調整薬
- 血管拡張薬
- その他

②抗ヒスタミン薬，抗アレルギー薬

抗ヒスタミン薬（ヒスタミン H_1 受容体拮抗薬）および抗アレルギー薬は湿疹・皮膚炎群や蕁麻疹などのアレルギー性皮膚疾患の治療薬であるが，アレルギーの関与しない皮膚のかゆみを抑える目的でも頻用される．程度はそれぞれの薬剤，また患者によっても差があるが，眠気や思考判断能力の低下をきたすため，日常生活への影響が出ないよう配慮して処方されるべきである．

③ビタミン製剤

ビタミン製剤は皮膚科領域で使用されるものが多い．ビタミン A 誘導体であるエトレチナートは尋常性乾癬の治療に，ビタミン B 群は湿疹・皮膚炎群に有効とされる．このうち，皮膚科特有の処方として，ビタミン B_3 製剤（ニコチン酸アミド）は類天疱瘡に，ビタミン B_7 製剤（ビオチン）は掌蹠膿疱症に使用される．また，神経線維の髄鞘の合成に関わっているビタミン B_{12} 製剤（メコバラミン）は帯状疱疹後神経痛に，ビタミン E 製剤（トコフェロール酢酸エステル）は閉塞性動脈硬化症や凍瘡による末梢循環障害に保険適用がある．

④免疫調整薬

免疫調整薬であるシクロスポリンは臓器移植時の拒絶反応を抑制する薬剤であるが，近年適応疾患が拡大され，皮膚科領域では尋常性乾癬および重症アトピー性皮膚炎に使用されている．

⑤血管拡張薬

血管拡張薬ではプロスタグランジン E_1 および I_2 の製剤が末梢循環障害に使用される．

⑥その他

皮膚科領域で用いられる特殊な薬剤と，他領域の薬剤であるが皮膚科では違った目的で使用するものがある．後者の代表例であるヒスタミン H_2 受容体拮抗薬（ファモチジンなど）は胃酸分泌抑制作用をもつ胃・十二指腸潰瘍の治療薬であるが，蕁麻疹の治療の際に抗ヒスタミン薬（ヒスタミン H_1 受容体拮抗薬）の作用を増強する目的で併用されることがある．

2 光線療法

A 光線療法とは

　光は，波長の違いによって赤外線，可視光線，紫外線（図Ⅰ-2-9）に分けられる．このうち皮膚疾患に対しては，紫外線が主に用いられる．紫外線は波長の長いものから**長波長紫外線**（**UVA**；315〜400 nm），**中波長紫外線**（**UVB**；280〜315 nm），短波長紫外線（UVC；100〜280 nm）に分類される[1]．波長が短いほどエネルギーが高く，皮膚透過性が低下する．紫外線のうちUVAとUVBが治療に用いられる．紫外線治療が有効とされる疾患を表Ⅰ-2-6に挙げた．リンパ球の働きを弱めることで治療効果が得られ，外用療法に抵抗性を示す場合や，外用療法による副作用が懸念される場合にとくに効果を発揮する．

B PUVA（psoralen-UVA）療法

　UVAは波長が長く，皮膚透過性が高い．このため，皮膚の深いところまで到達するが，照射エネルギーは弱く，数十分間の照射時間を要することが多い．そこで，**ソラレン（psoralen）**という光毒性物質を用いることで照射時間を短縮する．ソラレンは細胞内に入り，紫外線照射によりDNAと強く結合し，細胞が本来もっている正常な機能や分裂による増殖を障害する．ソラレンの一種であるメトキサレンを治療効果を期待する部位に外用し，UVAを照射する方法を外用PUVA療法という．実施後，ソラレンを外用した部分に日光が直接が当たらないように遮光するよう，患者に対して指導が必要である．

　他にメトキサレンの薬液に入浴してから照射を行うbath-PUVA療法や，メトキサレン内服後に照射を行う内服PUVA療法も行われる．bath-PUVA療法は入浴の設備と手間を要し，内服PUVA療法は眼にも紫外線の影響が出ることがあるため，これらを施行する施設は少ない．

C ナローバンドUVB療法

　UVBの非常に限られた波長のみを使用するナローバンドUVB療法は，メトキサ

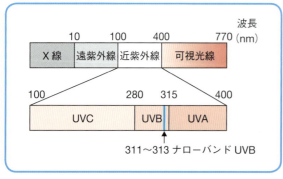

図Ⅰ-2-9　紫外線の波長

表Ⅰ-2-6　紫外線治療の適応となる疾患

① アレルギー性皮膚疾患
　　アトピー性皮膚炎
② 自己免疫疾患
　　尋常性白斑
　　円形脱毛症の一部
③ リンパ球が関わる炎症性疾患
　　尋常性乾癬
　　掌蹠膿疱症
④ 皮膚のリンパ腫
　　菌状息肉症
　　セザリー（Sézary）症候群

レンの塗布が不要である．このため，治療後に遮光を必要とせず，また照射時間も数分程度と短いため，頻回の照射を要する症例に対しても患者・医療従事者の双方にとって利便性が高い．このため，多くの医療機関で導入されている．しかし，過剰な紫外線照射は，短期的には日焼りと同様の皮膚傷害をきたし，長期的には皮膚悪性腫瘍の発生率が上昇するため，適切な照射量の設定や照射が不要な部位に対して遮光を行うなどの対処が必要である．

D エキシマライト（ターゲット型光線療法）

近年，限局性の尋常性白斑や乾癬，掌蹠膿疱症，皮膚リンパ腫，円形脱毛症（保険適用外）など，病変が一部に限局している疾患や全身性疾患で難治な病変が存在する場合は，波長が 308 nm の UVB を発生するエキシマライトが治療に導入されている．エキシマライトは病変部のみに照射が可能であり，病変のない部位への遮光が不要であり，少ない副作用で病変への治療効果が得られるのが特徴である．

● 引用文献

1）気象庁ホームページ：紫外線とは〈https://www.data.jma.go.jp/gmd/env/uvhp/3-40uv.html〉（2019年2月閲覧）

3 外科的療法

A 外科的療法とは

一般的に皮膚外科治療を指すものであるが，凍結療法やレーザー治療などの一部の理学療法などを含めた治療概念であり，保存的治療において難治な皮膚病変に対して行われる．皮膚外科では主に手術操作により皮膚に生じた病変を治療することを目的として観血的な治療が行われるが，凍結療法やレーザー治療などでは皮膚に侵襲を加えるものの非観血的に治療が行われる．

B 治療法の選択

外科的療法が対象となる皮膚疾患は，皮膚悪性腫瘍，皮膚良性腫瘍，母斑，血管腫，熱傷，角化症，皮膚潰瘍，皮膚感染症などが挙げられる．しかし，同一疾患であっても，病状，部位，年齢，性別などにより治療方法が異なるため，皮膚の構造や生理ならびに皮膚病変の病態や病理を理解した上で，治療後の皮膚の色調や形態，機能障害などを考慮して適切な治療法を選択する必要がある．

とくに皮膚悪性腫瘍では病期分類が重要であり，腫瘍の病理組織学的検討のみならず，術前の超音波，CT，MRI，PET，ガリウムシンチグラフィなどの画像検査やダーモスコピー，センチネルリンパ節*生検などが診断に用いられる．

また，下肢静脈瘤では，超音波ドプラ装置や空気脈波計などによる検査が診断において重要である．

---

*センチネルリンパ節：がん細胞がリンパ流に乗って最初に到達するリンパ節である．このリンパ節への転移の有無により，リンパ節郭清の要否を判断する診断材料となる．

C 主な治療法

1）切開法

皮膚膿瘍や感染性粉瘤などの皮膚感染症に対して切開排膿を行い，創部を開放したままドレナージを図る治療法である．小型の色素性母斑などの皮膚良性腫瘍に対してくり抜き切開法を行い，皮膚欠損を自然に閉鎖させた方が創部を縫縮するよりも術後瘢痕の目立たない場合にも用いられる．

2）切除縫合法

一般的には，皮膚病変を周囲の皮膚を含めて紡錘形に切除し，ナイロン糸などで縫合する方法である．眼瞼や掌蹠などの部位を除いて，術後瘢痕の幅が広がらないよう真皮縫合が加えられる．

3）皮弁法

単純縫合が不可能な組織欠損に対し，周囲に補助切開を加えて皮弁を作成し，組織欠損部の被覆を図る方法である．皮弁に脂肪織までを含む局所皮弁，筋膜を含む筋膜皮弁，筋肉を茎とする筋皮弁，流入動脈を茎とする血管柄つき皮弁，移植片の血管と組織欠損部の血管を吻合して組織を移植する血管柄つき遊離複合組織皮弁などが挙げられる．皮弁法は，被覆部と周囲皮膚との色調や形態の温存，組織欠損部の機能の再建を目的に使用されるが，その適応には部位や面積などの制限がある．

4）植皮法

表皮から真皮すべてを含む全層植皮術と，真皮の一部を含む分層植皮術がある．分層植皮片は組織欠損部の状態によってその厚みを変え，また，立体的な局面に対して網目状に移植されることがある．分層植皮は全層植皮に比べて整容面では劣るが広い範囲を被覆できる．植皮術は整容面や機能面で皮弁法に劣るが，被覆面積や部位の制限が少ない．牛コラーゲンからなる人工真皮は，表皮部分を欠いているが，移植後自然に上皮化させても，整容的あるいは機能的に問題のない場合がある．

5）下肢静脈瘤手術

ストリッピング（静脈瘤抜去術）や高位結紮術，血管内レーザー焼灼術が行われる．

6）凍結療法

病変部に対し局所的に液体窒素などの冷却剤を病変部に当てて凍結させる治療である．血管拡張性肉芽腫や脂漏性角化症などの皮膚良性腫瘍や，基礎疾患や年齢などにより手術困難な皮膚悪性腫瘍に対して用いられる．

7）レーザー治療

炭酸ガスレーザーは組織を蒸散させるものであり，小型の色素性母斑などの皮膚良性腫瘍に対して用いられる．

色素レーザーは赤い色に吸収されやすい波長を照射し，単純性血管腫，苺状血管腫，毛細血管拡張症の治療に用いられる．

Ｑスイッチレーザーは黒い色に吸収されやすい波長を照射し，太田母斑，異所性蒙古斑，外傷性色素沈着症，扁平母斑などの治療に用いられる．

第2章　皮膚の症状と診断・治療　31

4 | 美容皮膚科

A　美容皮膚科とは

いわゆる「皮膚病」，皮膚疾患を取り扱うのではなく，より健康でより美しい皮膚を求める患者のニーズに応える医療である．

1）美容医療とは何か

美容医療とは，疾患の治療ではなく，外面（体表）の美しさ，内面（臓器）の健康，若々しさ，精神の高揚などを求める医療であるといえる．したがって，「生老病死」の「病」を対象とするものではなく，「老」にあらがうもの，「抗老化＝アンチエイジング」を追求するものである．

一般には保険診療の適用とはならず，保険診療外の医療，自費診療となる．診療科としては美容外科，美容皮膚科，美容内科，形成外科などがある．

B　診断の進め方

美容皮膚科の皮膚を診断するにあたってのチェックポイントは下記の通りである．

・肌理（きめ）	・バリア機能	・くすみ
・水分量	・陥凹	・毛穴
・油分量	・しみ	・毛細血管　など

診断にあたっては，患者自身の訴えや，医師の視診・触診なども重要ではあるが，客観的評価を行う上で，ロボスキンアナライザー（しみ，くすみなどの状態を画像に示すとともに数量的に示す）や，メグサメーター（色差計），UV カメラ（紫外線を用いて，肉眼的には見えない潜在するしみを写すカメラ），マイクロスコープ，水分計，油分計などを用いての「美肌ドック」を行うことも推奨される．なお，治療前および治療後，その途中経過を画像で残しておくことはもちろんのことである．患者の訴えと，それに対応する医学的表現，その治療法を表Ⅰ-2-7 に示す．

C　主な治療法

表Ⅰ-2-7 に症状とそれに用いる治療法を挙げたが，主たる治療法について下記に概説する．

1）内服・外用・注射

内服としては，保険適用薬剤はもちろん，自費対象薬剤やサプリメントを用いる．

外用として，ヒドロキノン，レチノールパルミチン酸エステル，トレチノインなどを用いる．

注射としては，プラセンタ（胎盤）注射をはじめ，ホルモン補充療法，A 型ボツリヌス毒素注射*，メゾテラピー（脂肪溶解注射）や，高濃度ビタミンC製剤点滴療法などが行われている．

---

*A 型ボツリヌス毒素注射：筋弛緩作用のある A 型ボツリヌス毒素を用いて，表情筋（前頭筋，眼輪筋，皺眉筋など）によって生じる「しわ」をとる方法である．効果の持続は 4～6ヵ月とされる．

第Ⅰ部　皮膚疾患

表Ⅰ-2-7　患者の訴えと，それに伴う医学的表現法と治療法

患者の訴え	医学的表現法	治療法
しみ，くすみ	両頬・鼻のしみ・顔全体のくすみ（肝斑・老人性色素斑・日光性色素斑など）	・内服，外用，注射　・イオン導入　・レーザー（ルビー，アレキサンドライトほか）　・光治療器（フォトフェイシャルほか）　など
赤み	毛細血管拡張症など	・光治療器（フォトフェイシャルほか）　・ダイレーザー　・Ｖビーム　など
大じわ	額・眉間・鼻唇溝・口唇の上下のしわなど	・注入療法（コラーゲン・ヒアルロン酸ほか）　・高周波（サーマクール）　・フェザーリフト（ハッピーリフト，アプトスリフトほか）　・リフトアップ手術（ミニリフト，こめかみリフト，トータルフェイスリフトほか）　など
小じわ	目の周囲の小じわ・ちりめん様の小じわなど	・イオン導入　・A型ボツリヌス毒素注射　・ヒアルロン酸注入　・フラクセル　など
たるみ	上眼瞼・下眼瞼がたるむなど	・上眼瞼除皺術　・下眼瞼除皺術　・眼瞼下垂症手術　・フェザーリフト　・フェイスリフト　など
垂れ下がり	口角の下垂・下顎偶角部付近の下垂など	・ヒアルロン酸注入　・ボツリヌストキシンA注射　・フェザーリフト　・フェイスリフト　など
しわしわ	皮膚萎縮・皮下組織の萎縮など	・メゾテラピー　・A型ボツリヌス毒素注射　・脂肪注入　など
皮膚のくぼみ	毛穴の開大・ざ瘡跡・瘢痕性陥凹など	・ヒアルロン酸注入　・脂肪注入　・フラクセル　・再生医療　など
こける，はり出す	上眼瞼陥凹・頬骨突出・頬部陥凹など	・ヒアルロン酸注入　・脂肪注入　・再生医療　・こめかみ形成術（インプラント埋入）　・骨切り術　など
毛深い，ムダ毛	多毛など	・電気脱毛術　・レーザー脱毛　など
その他	薄毛・脱毛・禿髪・白髪・眉毛や耳毛の長毛化・爪の脆弱など	・内服，外用　・真空含浸育毛術　・単一毛植毛術　・絶縁針脱毛術　・レーザー脱毛　など

2) ケミカルピーリング

　ケミカルピーリングの定義は，「科学物質を塗布して，皮膚をある一定の深さで剥脱し，皮膚の再生を促す治療法」である．

　ピーリングの種類によって，様々な種類の酸，例えばグリコール酸，乳酸，TCA（トリクロロ酢酸），サリチル酸などを用いる．

　また，どこまでの深さを剥脱するかという深達度（ピーリングレベル）として，Ⅰ. very superficial，Ⅱ. superficial，Ⅲ. medium，Ⅳ. deep の4段階がある．症例を図Ⅰ-2-10に示す．

　ほかに，ダイヤモンドバーを用いるダイヤモンドピール，塩の粒子を用いるソルトピールなど，様々な物理的なピーリングの方法もある．

①メディカルエステ（イオントフォレーシス）

　1〜2万Hzの低周波の超音波を当てることで，皮膚の中で気泡が発生し，キャビ

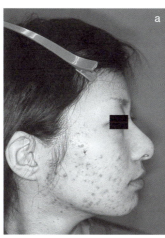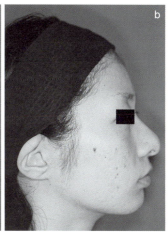

図Ⅰ-2-10　尋常性痤瘡
21歳女性．ケミカルピーリング（グリコール酸 20〜40％）を14回施術した．
術前（a），術後（b）．

テーション（トンネル，空洞）が形成される．そして，ビタミンや有効成分が深く浸透し，美白効果，美肌効果が得られるといわれている．肝斑に有効とされるトラネキサム酸導入も行われるようになってきた．様々な facial rejuvenation（顔面の若返り治療）がある．

3）注入療法

①コラーゲン注入療法

注射針によりしわとりの治療に用いるコラーゲンには，牛由来，ヒト由来のものがある．動物性タンパクであるため，アレルギー反応を起こすリスクもあり，実施の4週間以上前に皮内テストを行う必要がある．極めて短時間で終了し安全ではあるが，効果の持続は6〜8ヵ月程度である．

②ヒアルロン酸注入療法

抗体性が極めて低いために，事前の皮内テストの必要はない．しわ，陥凹の治療のみならず，豊胸などにも用いられている．

③脂肪注入療法

患者自身の脂肪を注射器で採取した後に精製し，その同じ患者自身の違う部位に注入し，陥凹の改善や，肌のハリを促す治療法である．自家遊離移植といえる方法で，注入後3〜6ヵ月の間に減少するものの，約40％程度が生着するといわれている．上眼瞼・下眼瞼の陥凹，こめかみ，頬部の陥凹，豊胸などに用いられる．

4）レーザー類による治療

レーザー（laser）とは造語であり，「Light Amplification by Stimulated Emission of Radiation」の頭文字をとったもので「単一の波長をもつ高エネルギーの人工の光」という意味である．

レーザーの特質は，①単色性，②指向性，③集束性，④高輝度，⑤干渉性を有す

る（コヒーレントな）光線であり，特長として，①治療困難とされてきた分野の治療ができる，②傷跡がほとんど残らない，③痛みも軽く出血することがほとんどない，④副作用がほとんどないので乳幼児から高齢者まで安心して受けられる，などがある．

①アブレイティブレーザー（ablative laser）

組織を蒸散（水蒸気のようにして飛ばしてしまう）させる波長のレーザーで，CO_2（炭酸ガス）レーザーやEr.YAG（エルビウムヤグ）レーザーなどがあり，黒子やいぼ（疣贅），隆起性のしみ（老人性色素斑，脂漏性角化症）などに用いる．

②微小器官を標的とするレーザー

ヘモグロビンを標的とするダイ（色素）レーザーは，赤あざ（単純性血管腫など）や，毛細血管拡張症（赤ら顔，酒皶様など）などに用いられる．

また，メラニンを標的とするルビーレーザーやアレキサンドライトレーザーは，"しみ"*，そばかす（雀卵斑）などの利用に用いられる．

③その他のレーザー

皮膚の入れ替え，再構築，若返りなどに用いられるフラクショナルレーザーや，刺青，外傷性刺青などの除去に用いられるQ-SW-Laser（Qスイッチレーザー），ピコレーザー，にきび（痤瘡）の治療に用いられるパルスヤグレーザーなど，多種多様のレーザーも開発されている．

④光治療器

IPL（intense pulsed light）とも呼ばれる光治療器は，単一の波長をもつレーザーとは異なり，560〜1,200 nm，600〜950 nmなどの幅広い領域の波長をもつ．そのため，しみ，くすみ，そばかす，赤ら顔，毛細血管拡張症，毛穴の開大，にきび跡，皮膚の若返りなど，様々なものに効果がある．ただ，1回のみの照射では効果が弱く，2〜3週間ごとに5〜10回の治療を要することが多い．

⑤高周波治療器

RF（radio frequency）とも呼ばれる高周波治療器も，顔面のリフトアップや小顔化，しわ，たるみなどの治療に用いられている．

5）脱毛術

腋やビキニライン，手足などのムダ毛に悩む女性や，濃い胸毛やひげに悩む男性も多く，医学脱毛として電気脱毛術，レーザー脱毛術が行われている．

①電気脱毛術

皮膚に接する部分が絶縁されている「特殊絶縁針」を毛根に刺入し通電することで，毛根・毛乳頭を破壊する脱毛法である．

②レーザー脱毛術

毛根（毛包）周囲のメラニンにレーザー光線が選択的に吸収され，その熱の放散により毛根が破壊される脱毛法である．今や脱毛術の主流となっている．

---

*しみ："しみ"はあくまで，俗称であり，医学用語ではない．"しみ"には，肝斑，日光性色素斑，炎症後色素沈着，雀卵斑（そばかす），遅発性太田母斑（後天性真皮メラノサイトーシス）などが含まれるため，鑑別が必要である．

D まとめ

　今や時代は，メスを用いる手術からメスを用いない手術へ，ダウンタイム*の長い手術からダウンタイムのほとんどない施術へと移行してきている．今後は，新しい手技・医療材料・医療機器・レーザーをはじめ，人工培養細胞・器官なども開発されていくことだろう．

5 | 遺伝相談

A 遺伝カウンセリング（遺伝相談）とは

　遺伝カウンセリングの定義として最も広く使われているのは，米国人類遺伝学会（1975年）により提案された「遺伝カウンセリングとは，ある家系の遺伝疾患の発症や発症のリスクに関連した人間の問題を扱うコミュニケーションの過程である」という定義である．すなわち，クライアントに単純に遺伝様式や疾患の症状，治療法を伝えるだけでなく，それらを理解し，特定の血縁者に発症するリスクを正しく評価した上で，それに対応するための適切な方策を選択できるように文化的・社会的背景も考慮した上で援助することである．

B 遺伝カウンセリングの基本理念

　遺伝カウンセリングの基本理念として以下のことに留意してカウンセリングにあたるべきである．とくに最近の遺伝子解析技術の進歩に伴い，治療法のない遺伝疾患の発症前診断や出生前診断を含むケースを扱うこともまれではなく，カウンセリングを行う際には**表I-2-8**に示した遺伝医学に関連した種々の倫理指針を遵守して行うべきである．

①一方的な医学的情報の伝達ではなく，相互方向のコミュニケーションプロセス
②クライアント自身の意思が最も重要
③正確かつ十分な情報の提供および得られた情報の完全な開示
④精神的・心理的援助の必要性
⑤守秘義務
⑥生命倫理の尊重

C 遺伝カウンセリングの対象

　遺伝カウンセリングの対象は，①妊娠中の胎児やこれからの妊娠に対するリスクについて行う出生前遺伝子カウンセリングと，②先天異常症など小児期発症の疾患罹患児を対象とする小児期遺伝カウンセリング，および③成人期発症の遺伝病に対する成人期遺伝カウンセリングの3群に分類でき，それらはクライアントと発端者（患者）あるいはカウンセリングを必要とする状況との関係による．

---

*ダウンタイム：病床に臥している期間の意味から転じて，腫れ，出血，疼痛や，ガーゼによる被覆などによって，人前に出られない，あるいは仕事や学校に行けない期間をいうようになった．ここ1〜2年の傾向として，ダウンタイムの長い手術による大きな効果を求めるよりは，治療効果は少なくてもダウンタイムがほとんどない治療を望む患者が増えている．

表Ⅰ-2-8　**倫理指針**

> ① 3省合同（文部科学省，厚生労働省，経済産業省）「ヒトゲノム・遺伝子解析研究に関する倫理指針」
> ② 遺伝医学関連10学会「遺伝学的検査に関するガイドライン」
> ③ 厚生労働省「医療・介護関係事業者における個人情報の適切な取り扱いのためのガイドライン」
> ④ 日本衛生検査所協会「ヒト遺伝子検査受託に関する倫理指針」

D　遺伝カウンセリングの手順

遺伝カウンセリングには以下のステップがある.

①遺伝医学的に正しい病名をつける

②詳細な家系図，家系構成員の臨床症状に関する情報を集める．現在，米国人類遺伝学会で家系図の標準化を提唱している.

③**遺伝的危険率**を推定する.

再発率の推定：メンデル遺伝病や遺伝性の染色体構造異常では，理論的に分離の法則に従う分離比が算定できる．これを理論的再発率という．しかしながらヒトでは分離比を乱す様々な要因により理論どおりにはならないことがある．このような場合には経験的再発率が用いられる．経験的再発率は多数の同一疾患家系の解析から得られたものである.

④危険率がある程度高い場合，出生前診断，保因者診断，発症前診断などそれを回避する方法があるかを示す．また，それらの検査を希望する場合には，検査のメリットとデメリットを説明した上で，受診先を紹介する.

⑤上記の事柄をクライアントの文化的社会的背景，理解度を考慮しつつ正確に伝えて，意思決定の援助をする．さらに，すべてのステップにおいてクライアントに対して精神的心理的サポートを行い，必要に応じて継続的にフォローアップする.

E　遺伝カウンセリングを行う際に注意すべき事柄

遺伝カウンセリングはカウンセリングの担当者とクライアントの人間性の対峙であり，お互いの信頼関係を良好に築きつつ進めることが大切である．原則としてクライアントは問題を抱える個人あるいは夫婦であり，どちらかの責任という発想が生まれ，心理的葛藤が起こりやすくなる．とくに，各々の親族が同席する場合には十分な注意が必要である.

一般に遺伝病は特殊な存在で，特殊な人だけが罹患すると思われがちであるが，誰でもが遺伝病になりうるのだということを，根拠をもって示すと心理的安定が得られやすい.

遺伝子診断希望者の増加にしたがって理解が不十分な方も増加しているため，遺伝カウンセリングをしっかりと行って目的をはっきりさせてから遺伝子診断を行うべきである.

遺伝カウンセリング終了時には，今後の継続対応を保証することも重要である.

3 皮膚疾患各論

1 皮膚瘙痒症

A 皮膚瘙痒症とは

かゆみはあっても発疹がみられない状態を皮膚瘙痒症という．かゆみの部位は全身に及ぶ場合から狭い範囲のみまで様々である．かゆみの原因は内科的疾患や精神疾患・心因，薬剤などがあるが，最も多いのは加齢によるものである（表Ⅰ-3-1）．

B かゆみのメカニズム

かゆみのメカニズムは複雑であり，いまだにはっきりとしない部分が多い．かゆみを感じる神経終末は真皮だけでなく表皮にも存在することがあり，痛みの神経とは異なっていることが明らかになっている．神経にかゆみを起こさせる物質はヒスタミンが有名であるが，その他にもアセチルコリン，セロトニン，ブラジキニン，カプサイシン，プロスタグランジン，インターロイキン-2・6，神経成長因子（NGF），オピオイド，サブスタンス P などがある．末梢神経で受けたかゆみのシグナルは，脊髄を通って，視床を経て大脳皮質に伝達される．かゆいと感じるのは大脳皮質である．かゆみは末梢のみで生じるのではなく，中枢だけでも生じることがある．とくに中枢でのかゆみはオピオイド（モルヒネ様物質）が関係しているといわれている．

表Ⅰ-3-1 皮膚瘙痒症の基礎疾患

腎臓疾患	慢性腎不全（とくに血液透析）
肝臓・胆道系疾患	原発性胆汁性肝硬変，閉塞性黄疸，肝硬変，慢性肝炎など
内分泌疾患	甲状腺機能亢進症，甲状腺機能低下症，糖尿病，副甲状腺機能亢進症など
血液疾患	真性多血症，鉄欠乏性貧血など
悪性腫瘍	悪性リンパ腫，白血病，消化器・呼吸器・婦人科系などの悪性腫瘍
神経疾患	多発性硬化症，脳腫瘍，脊髄疾患など
精神疾患・心因性	不安障害，抑うつ状態，皮膚寄生虫妄想，心理的社会的ストレスなど
薬剤	オピオイド，フェノバルビタールなど
加齢（老人性）	

1）内科的疾患によるもの

内科的疾患によるものは腎疾患，肝臓・胆道系疾患，内分泌疾患，血液疾患，悪性腫瘍，神経疾患などがある．かゆみは広範囲に及ぶ場合が多い．このうち多いのは**慢性腎不全**によるもので，とくに血液透析患者が多い．透析患者の皮膚瘙痒症はいくつかの原因が加わったものと考えられており，副甲状腺ホルモンの上昇，皮膚の乾燥，ヒスタミンやその他のかゆみを生じる物質の上昇などが挙げられる．肝臓・胆道系疾患によるかゆみは胆汁酸に関連する物質がかゆみを惹き起こしていると考えられている．内分泌疾患では**甲状腺機能亢進症**において発汗過多や蕁麻疹反応が亢進してかゆみが強くなり，**甲状腺機能低下症**では皮膚の乾燥などでかゆみが強くなると考えられる．また糖尿病ではかゆみを伴うとこれまでいわれてきたが，必ずしもそうではなく**糖尿病による腎障害**が原因であるともいわれている．血液疾患では**真性多血症**でかゆみが生じる．悪性腫瘍に関してはかゆみの頻度は様々であるが，**悪性リンパ腫**でのかゆみが最も多い．神経疾患では**多発性硬化症**でかゆみの頻度が高い．

2）精神疾患・心因によるもの

ストレスを感じたりすることによる不安や抑うつ気分が強くなるとかゆみを強く感じることが知られており，様々な皮膚疾患の発疹やかゆみが難治化することが多い．このような身体疾患がストレスで悪化する病態を**心身症**という（心身症は病態であって疾患名ではない）．なお，発疹がなくても不安や抑うつ気分などでかゆみを生じることがあり，この場合は**心因性皮膚瘙痒症**という．これら心身症の病態や心因性皮膚瘙痒症は精神疾患による不安や抑うつ状態でも同様に起こる．心因性皮膚瘙痒症ではかゆみの場所が転々と変わることがある．この他，統合失調症を含む妄想によってもかゆみを生じることがあり，皮膚寄生虫妄想では虫が這う感じがしてかゆいと訴える．かゆみがひどくなると精神症状もさらに悪化して搔破が激しくなり，その結果として新たに湿疹や痒疹を生じることが多い．

3）薬剤によるもの

薬剤によるものはアレルギー反応として生じるものと，薬剤の作用として非アレルギー性に生じるものとがある．ただし発疹を伴わない場合は分かりにくいため，薬剤による皮膚瘙痒症は頻度が不明な場合が多い．多いとされているのはオピオイドであるモルヒネ塩酸塩水和物，コデインリン酸塩水和物，コカイン塩酸塩，中枢神経薬のバルビタール系薬，ベンゾジアゼピン系薬，抗マラリア薬のヒドロキシクロロキン硫酸塩，非ステロイド性抗炎症薬（NSAIDs），チアジド系利尿薬，経口避妊薬などがある．

4）加齢によるもの

高齢になると皮膚の水分と皮脂が減少し，皮膚が乾燥してくる．それによって皮膚を保護するバリア機能が低下して，真皮や表皮の神経終末が刺激を受けやすくなってかゆみが生じると考えられる．

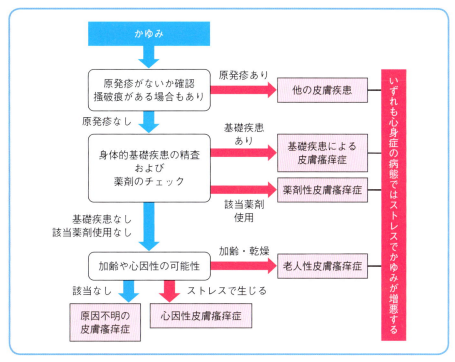

図Ⅰ-3-1　皮膚瘙痒症の診断の手順

C　診断の進め方

　皮膚瘙痒症の診断には，まず原発疹がないことを確認する．**原発疹**とは外力で作った発疹ではなく，新しく生じる発疹であり，紅斑や紫斑，丘疹などをいう．皮膚瘙痒症はときに搔破による二次的なびらん・潰瘍などを認めることがある．蕁麻疹は発疹のないときがあるため膨疹や紅斑が出たり消えたりしていないかを聴く．また，アトピー性皮膚炎では状態がよいときは発疹があまりみられないことがあるので，繰り返す湿疹の有無も聴く必要がある．これら他の皮膚疾患が否定されれば皮膚瘙痒症を考える．

　皮膚瘙痒症を考えたら，基礎疾患を探していく．みつからなくて高齢者で乾燥気味の皮膚であれば老人性皮膚瘙痒症を考える．内科的な基礎疾患もみつからず老人性のものも該当しなければ，ストレスの関与を疑ってみる．ストレスが強いときにかゆみが悪化していないかを聴く．もし該当すれば心因性の皮膚瘙痒症を考える．ただし基礎疾患のある皮膚瘙痒症でもストレスの関与でかゆみが悪化することがある（図Ⅰ-3-1）．

D　主な治療法

　身体的基礎疾患のある皮膚瘙痒症は，その基礎疾患を治療することが皮膚瘙痒症の治療にもなる．一般的な皮膚科治療としては，皮膚が乾燥していれば石けんを控えて保湿剤を使い，皮膚が乾燥しないようにスキンケアの指導をする．かゆみを止

めるための外用薬（止痒薬）を用いることもある．広範囲のかゆみであれば抗ヒスタミン薬の内服を行う．人工透析や肝疾患のかゆみにはナルフラフィン塩酸塩を使うことがある．精神疾患によるものには，向精神薬を用いる．抗ヒスタミン薬も向精神薬も眠気や口渇を生じるので，運転をする者や高齢者では注意を要する．なお，掻破が激しいときは行動療法や抗不安薬，抗うつ薬を抗ヒスタミン薬に併用することがある．

2 | アトピー性皮膚炎

A アトピー性皮膚炎とは

アトピー性皮膚炎は，増悪・寛解を繰り返す，かゆみのある湿疹を主病変とする疾患である．本疾患の主な病態は，表皮（とくに角層）の分化および構造的な異常とアトピー素因*である．皮膚のバリア機能が損なわれるため，乾燥，皮膚炎，感染症，アレルゲンの感作が生じやすい．さらに皮膚はかゆみ過敏となり，温熱や発汗などの刺激がかゆみを誘発する．多くの場合，かゆみが先行し，その後，皮膚炎を生じる．

皮疹の分布はほぼ左右対称性で，前額，眼囲，口囲・口唇，耳介周囲，頸部，四肢関節部，体幹などに好発する．分布には年齢的な特徴もあり，乳児期には皮疹が頭，顔から体幹や四肢に拡大する．幼小児期には頸部および肘窩／膝窩など特徴的な部位に皮疹が出現するようになる．思春期以降は顔面を含む上半身に皮疹が強くなる傾向がある．

平成12〜14年（2000〜2002年）度および平成18〜20年（2006〜2008年）度に行われた厚生労働省研究班による調査では，全国8地区の平均有症率は，1歳6ヵ月児9.8％，3歳児13.2％，4歳児12.8％，小学1年生11.8％，小学6年生10.6％，大学生8.2％，20歳代10.2％，30歳代8.3％，40歳代4.1％，50 + 60歳代2.5％であった．

B 診断の進め方

日本皮膚科学会で定めたアトピー性皮膚炎の診断基準に基づき，自覚症状と臨床症状（性状と分布），皮疹の経過が基準を満たし，なおかつ除外すべき疾患が十分に鑑別された後にアトピー性皮膚炎の診断がなされる．

C 主な治療法

診断の後，臨床症状をもとに重症度を評価し，治療方針を決定する．悪化因子の検索と対策，スキンケア，薬物療法が治療の柱となる（図Ⅰ-3-2，図Ⅰ-3-3）．具体的には悪化因子対策（表Ⅰ-3-2）と保湿などスキンケアを軸とし，表Ⅰ-3-3に示すように個々の皮疹の重症度を目安として薬物療法を選択する．皮膚炎のコント

---

*アトピー素因とは，①家族歴・既往歴（気管支喘息，アレルギー性鼻炎・結膜炎，アトピー性皮膚炎のうちいずれか，あるいは複数の疾患），または② IgE 抗体を産生しやすい素因のことを指す．アトピー性皮膚炎患者の多くが有している．

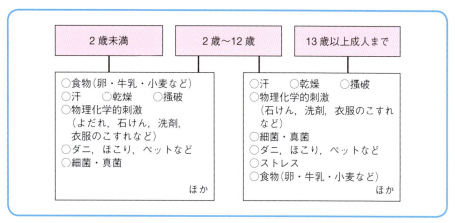

図 I-3-2　悪化因子の検索

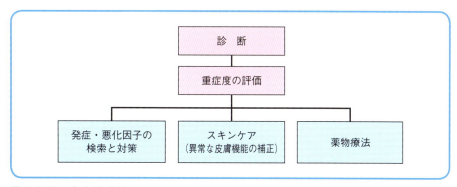

図 I-3-3　主な治療法

表 I-3-2　生活指導・合併症

- 入浴，シャワーにより皮膚を清潔に保つ．
- 室内を清潔に保ち，適温・適湿の環境を作る．
- 規則正しい生活を送り，暴飲・暴食は避ける．
- 刺激の少ない衣服を着用する．
- 爪は短く切り，掻破による皮膚傷害を避ける．
- 顔面の症状が高度な例では眼科医の診察を定期的に受ける．外用ステロイド薬の使用が原因ではなく，眼囲の皮疹を掻破・叩打することによって眼病変（白内障，網膜裂孔，網膜剥離）を生じうることに留意する．
- 細菌・真菌・ウイルス性皮膚感染症を生じやすいので，皮膚をよい状態に保つよう留意する．

ロールと寛解を導入する目的で，外用ステロイド薬あるいはタクロリムス水和物軟膏が用いられる．タクロリムス水和物はステロイド薬とは異なった作用機序で炎症を抑制する免疫抑制薬である．補助療法としてかゆみの抑制を目的とした抗ヒスタミン薬の内服，漢方薬の投与を考慮する．治療によって思うような効果の得られない場合は，悪化因子を検索し対策するとともに，アトピー性皮膚炎の診断が正しいか見直しを行う．

表I-3-3　皮疹の重症度とステロイド外用薬の選択

	皮疹の重症度	外用薬の選択
重症	高度の腫脹/浮腫/浸潤ないし苔癬化を伴う紅斑，丘疹の多発，高度の鱗屑，痂皮の付着，小水疱，びらん，多数の搔破痕，痒疹結節などを主体とする	必要かつ十分な効果を有するベリーストロング（II群）ないしストロングクラス（III群）のステロイド外用薬を第一選択とする．痒疹結節でベリーストロングクラス（II群）でも十分な効果が得られない場合は，その部位に限定してストロンゲストクラス（I群）を選択して使用することもある
中等症	中等度までの紅斑，鱗屑，少数の丘疹，搔破痕などを主体とする	ストロング（III群）ないしミディアムクラス（IV群）のステロイド外用薬を第一選択とする
軽症	乾燥および軽度の紅斑，鱗屑などを主体とする	ミディアムクラス（IV群）以下のステロイド外用薬を第一選択とする
軽微	炎症症状に乏しく乾燥症状主体	ステロイドを含まない外用薬を選択する

（アトピー性皮膚炎診療ガイドライン2016年版より）
［日本皮膚科学会アトピー性皮膚炎診療ガイドライン作成委員会：日本皮膚科学会ガイドライン　アトピー性皮膚炎診療ガイドライン2018年版．日皮会誌 **128**：2455, 2018より許諾を得て転載］

D　治療経過・予後

　患者それぞれ固有の悪化因子が存在し，寛解導入後も悪化因子に曝されることで再燃する．したがって，寛解維持において悪化因子対策が重要である．

3　接触皮膚炎

A　接触皮膚炎とは

　接触皮膚炎とは，外来性の刺激物質や抗原（ハプテン）が皮膚に接触することによって発症する湿疹性の炎症反応を指す．接触皮膚炎は大きく刺激性とアレルギー性に分類される．さらに，光線の関与したタイプを加えて，①アレルギー性接触皮膚炎，②刺激性接触皮膚炎，③光アレルギー性接触皮膚炎，④光毒性接触皮膚炎，⑤全身性接触皮膚炎・接触皮膚炎症候群に分類できる．

B　診断の進め方

　接触皮膚炎の臨床は急性期と慢性期により異なる．急性反応では，湿疹三角と呼ばれる紅斑，丘疹，膿疱，痂皮形成と多彩な臨床を呈し，湿潤した局面を形成する．一方，慢性期になると苔癬化と呼ばれる皮膚が肥厚した局面を形成するようになる．また，病理組織では湿疹に特有な海綿状態（spongiosis）といわれる表皮細胞間浮腫がみられるのが特徴である．このような特徴的な臨床と病理所見で比較的容易に診断できる．さらに，詳しい問診により原因と考えられる外来抗原の存在を推測する必要がある．原因となる外来因子は**パッチテスト**（p19参照）により調べることができる．鑑別診断としてアトピー性皮膚炎，脂漏性湿疹，貨幣状湿疹などがある．

C 主な治療法

　接触皮膚炎の治療で最も大切なことは，原因となるアレルゲン，接触刺激因子をみつけ出し除去することである．そのためには詳細な問診が必要で，発症時期，増悪や寛解の時期と，自宅，職場，発汗，日光との関連性，職業歴，趣味，化粧，家事，家族歴，薬物の摂取歴などを詳しく聴く必要がある．原因と考えられた物質はパッチテスト，光パッチテスト，オープンパッチテスト，内服誘発テストなどで原因であることを確かめる．その後，原因物質を除去することが最も大切である．対症療法としてステロイド薬の外用を主体として，抗ヒスタミン薬の投与が行われる．

D 治療経過・予後

　原因の抗原が明らかにされ除去されると，ステロイド薬外用療法などで比較的短時間で軽快する．しかし，職業性皮膚炎のように原因を取り除くことができないときは難治性である．接触皮膚炎の予防はなかなか困難であるが，手袋，保湿剤などの外用によるスキンケアは予防として有効である．

4 脂漏性皮膚炎

A 脂漏性皮膚炎とは

　新生児期から乳児期に生じる**乳児脂漏性皮膚炎**と，思春期以降に生じる**成人期脂漏性皮膚炎**がある．前者は，生後まもなくから被髪頭部，間擦部，顔面，胸部などに黄白色の痂皮様鱗屑を被髪境界部に生じる．後者は，被髪頭部の粃糠性落屑（フケ），被髪境界部の落屑性紅斑に始まり（図Ⅰ-3-4a），紅斑は頭部全体に生じる．その他，眉毛部（図Ⅰ-3-4b），鼻翼部（図Ⅰ-3-4c），耳介後部，外耳（図Ⅰ-3-

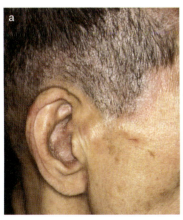 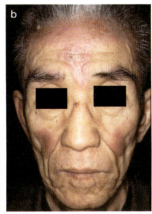 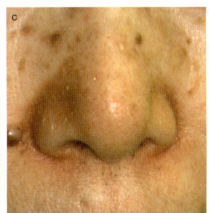

図Ⅰ-3-4　成人期脂漏性皮膚炎
a・b：74歳，男性．被髪頭部，外耳，顔面に落屑性紅斑がみられる．
c：63歳，女性．鼻翼周囲に鱗屑を伴う紅斑が出現した．
　　　　　　　　　　［乾　重樹：皮膚科セミナリウム　脂漏性皮膚炎．日皮会誌 117：1427-1432, 2007 より許諾を得て転載］

4a），胸骨部，肩甲骨間，腋窩，臍部，鼠径部にも出現する．皮膚に常在するマラセチアに対する過敏反応が指摘されている．

B 診断の進め方

被髪頭部，顔面，腋窩，鼠径部といった脂漏部位に脂性鱗屑を伴う紅斑を認める．

C 主な治療法

1）乳児脂漏性皮膚炎

乳児の頭部では白色ワセリンまたは亜鉛華単軟膏を塗布し，ガーゼなどで覆って一昼夜置き，櫛ですいて痂皮を除去しシャンプーを行う．炎症が強い場合にはステロイド軟膏を外用する．

2）成人期脂漏性皮膚炎

成人期脂漏性皮膚炎では，ステロイド外用薬とケトコナゾール外用薬の使い分けが中心で，剤形の選択について被髪頭部はローションを，顔面や間擦部などそれ以外の部位にはケトコナゾールではクリーム，ステロイド薬では軟膏もしくはクリームを使用する．

軽症例ではケトコナゾールローションのみの外用で治療が可能である．重症例では初期にステロイド薬のローションを使用し，炎症を軽減させてからケトコナゾールの外用へ徐々に切り替える．

D 治療経過・予後

乳児の予後は良好で数ヵ月以内に軽快する．成人期では治療が奏効することが多いが，しばしば長期にわたって出没を繰り返す．

5 蕁麻疹

A 蕁麻疹とは

蕁麻疹は皮膚肥満細胞より特異的あるいは非特異的に遊離されるヒスタミンなどのケミカルメディエーターにより惹起される一過性の真皮上層の血管拡張と血管透過性の亢進により生じる膨疹反応であり，通常かゆみを伴う（図Ⅰ-3-5）．

1）ヒスタミン遊離の機序

皮膚肥満細胞の細胞膜表面に存在するIgE抗体受容体に結合したIgE抗体に対応する食物，薬剤，微生物などのアレルゲンがIgEに結合することで細胞内へCaイオンが流入し，脱顆粒が生じ，ヒスタミンが遊離される．

2）病 態

蕁麻疹は日常にありふれた皮膚疾患であり，ある個人が一生涯で蕁麻疹に罹患する率は約15%と報告されている．

3）症状・症候

個々の皮疹は24時間以内に消退し，色素沈着・落屑を伴わない．蕁麻疹が生じやすい病態では，搔破などの機械的な刺激で膨疹が生じる（dermographism）．

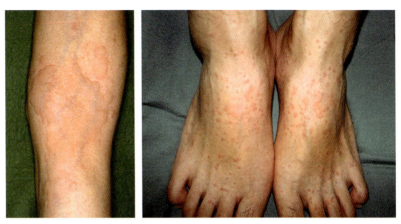

図I-3-5 蕁麻疹の臨床像

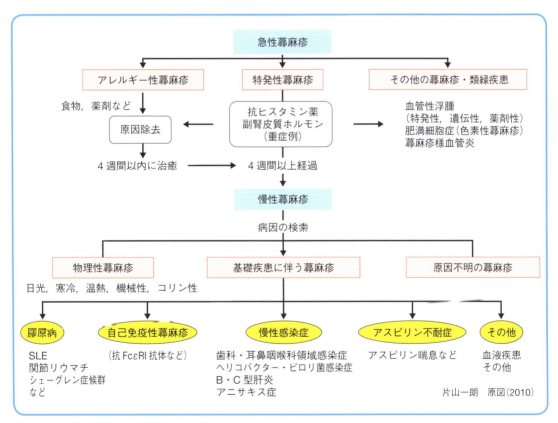

図I-3-6 蕁麻疹の病型分類と診断のフローチャート

B 診断の進め方

　図I-3-6に蕁麻疹の病型分類を示す．4週間以内に軽快する蕁麻疹を急性蕁麻疹，それ以上持続する場合を慢性蕁麻疹とする．薬剤や食物などアレルギー性の機序で生じる蕁麻疹は10%程度であり，多くは原因不明の特発性蕁麻疹である．

1）臨床検査

特異IgE抗体（RAST法），好塩基球活性化試験（BAT），スクラッチテストや再投与試験でIgE抗体の存在を確認できる．物理刺激後に生じる蕁麻疹はそれぞれ紫外線照射試験，アイスキューブ試験，ダーモグラフィ，温熱負荷試験などにより誘発される．

C 主な治療法

原因の除去と安静をまず行う．非鎮静性の抗ヒスタミン作用を有する薬剤を処方する．声門浮腫などの重篤な症状を呈するときには，気道の確保，ステロイド薬の全身投与を行う．原因不明の蕁麻疹には抗IgE抗体の使用が保険適用となった．ストレスを避ける，規則正しい生活を行うなどの生活指導も重要である．

D 治療経過・予後

難治性のとき，血管性浮腫などは皮膚科専門医へコンサルトする．

6 虫刺症

A 虫刺症とは

一般的には昆虫・ダニが吸血したり，針で刺すものをいうが，広義には体液が付着して皮膚炎を起こすものや，ムカデ・クモ・サソリ咬症，クラゲ・イソギンチャク刺症，サンゴ皮膚炎もこの範疇に入れられる．

1）症　状

皮膚症状は虫の種類によって異なり，また同じ虫でも刺された回数で個人差を生じる．蚊の場合，小児では大きく腫れて長く続くが，年齢とともに症状が軽くなってくる．ネコノミでは，ネコを飼っている人は数年で免疫ができて，刺されても無症状になる．

虫によっては駆除を徹底しないと治らないものもあるため，できる限り原因種を突きとめることが重要である．

2）特　徴

虫刺症の特徴として以下のものが挙げられる．
①皮疹の分布は非対称的で，偏在していることが多い．
②膨疹，紅斑の中心に刺点がみられる．
③かゆみ，あるいは痛みを伴う．

蚊，ブユ，トコジラミ（ナンキンムシ）は四肢などの露出部を刺すことが多く，ネコノミ刺症はノミが飛べる範囲の膝から下が多い．イエダニ刺症は体温が高く，柔らかい胸部，腋窩，腹部など非露出部に好発する（**図I-3-7**）．刺されたときに痛みを伴うのはハチ，アブ，ムカデ，セアカゴケグモ，カバキコマチグモなどである．アオバアリガタハネカクシは体液が付着して皮膚炎を起こすので，線状の紅斑を生じる．

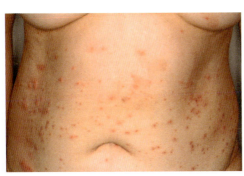 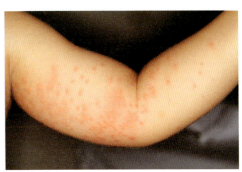

図Ⅰ-3-7　イエダニ刺症　　　　　図Ⅰ-3-8　毛虫皮膚炎

　毛虫皮膚炎は多数の毒針により小丘疹が多発する（図Ⅰ-3-8）．チャドクガはツバキ，サザンカ，チャノキに発生し，幼虫の発生する6月と9月頃の被害が多い．モンシロドクガはサクラ，ウメ，クリ，クヌギに発生し，幼虫は6月～10月の間に2～3回出現する．

B　診断の進め方

　皮疹，罹患部位，季節などにより診断する．鑑別診断として痒疹（ようしん）が挙げられる．痒疹は虫刺されに似ているが刺点のない，かゆみの強い膨疹，丘疹，小結節で，アトピー性皮膚炎，血液疾患，肝・腎障害，糖尿病，妊娠などに伴うものがあり，基礎疾患の検索が必要である．

C　主な治療法

　軽症では抗ヒスタミン薬外用，かゆみの強い場合はステロイド薬外用や抗アレルギー薬内服を行い，重症の場合，ステロイド薬内服を行うこともある．
　イエダニは，殺虫剤を燻煙（くんえん）しても，宿主となるネズミがいる限り繰り返す．トコジラミは夜間宿泊先などで刺されるが，手荷物に紛れて自宅に持ちこんでしまうと，駆除がむずかしい．保健所などに相談するよう指導が必要である．

D　特殊で危険な虫刺症

1) ハチアレルギー

　ハチに刺されて数分から30分で，全身の蕁麻疹，腹痛，嘔吐，呼吸困難を起こし，さらに進むとショック，死亡に至ることがある．このような場合，一刻も早い救急搬送が必要である．一度このような症状を起こした場合，次回はさらに重篤となる可能性があるので，専門医による診断の上，エピペン®（エピネフリンの自己注射器）の携帯や減感作療法（アレルゲン免疫療法）を考慮しなければならない．

2) 重症型蚊刺過敏症

　ごくまれに蚊に刺されるたびに，発熱，リンパ節腫脹などの全身症状を呈し，刺された部位が潰瘍化する人がいる．これを重症型蚊刺過敏症といい，小児期に発症する．慢性EB（Epstein-Barr，エプスタイン・バー）ウイルス感染症やNK（natural killer）細胞増多症を合併することが多く，長期の経過観察が必要である．

3）ツツガムシ病，日本紅斑熱

山野に行った後で，高熱，全身の小紅斑を生じる場合はツツガムシ病，日本紅斑熱のおそれがある．腋窩や陰部などに痂皮を伴う刺し口を認める．いずれもリケッチア感染症で，それぞれツツガムシ，マダニが媒介する．治療が遅れると致死的となるので，早期診断が重要である．

4）ライム病

本州の 1,000 m 以上の高地や北海道でマダニに刺された場合，マダニの媒介するスピロヘータによりライム病を発症することがある．

マダニは吸血すると数 mm～10 mm になり，1～2 週間ほど皮膚に咬着し，その後自然に脱落する．刺された部位を中心に紅斑が環状に広がり，放置していると数週間～数年を経て関節症状，神経症状を起こすことがある．マダニを自己抜去すると，病原体を押しこむことがあるので，医療機関で除去あるいは切除する．

5）重症熱性血小板減少症候群（severe fever with thrombocytopenia syndrome：SFTS）

主に西日本にみられ，ウイルスを保有するマダニが媒介する．高熱，消化器症状を生じ，死亡率が高い．マダニの刺し口ははっきりしないことも多い．

7 紅斑症

A 紅斑症とは

臨床的に紅斑を主症状とする疾患の，ある一部を一括して紅斑症という．

1）病 態

紅斑は毛細血管の拡張，充血による皮膚の潮紅である．原因は薬剤，感染症，全身疾患など様々である．

2）分 類

代表的な紅斑症は多形滲出性紅斑，結節性紅斑，環状紅斑などである．紅斑症を呈する症候群・全身疾患については**表Ⅰ-3-4**に記載した．

B 多形滲出性紅斑

肘頭，膝蓋，手足など四肢伸側に左右対側性に小紅斑を生じ遠心性に拡大．円形の標的状浮腫性紅斑が特徴的．水疱を形成することもある（**図Ⅰ-3-9**）．軽症型と広範囲の粘膜病変と高度の全身症状を伴う重症型**スティーブンス・ジョンソン（Stevens-Johnson）症候群**がある．重症型では薬剤性のものが多く，口唇や眼球結膜などの粘膜疹が診断に重要である．

1）診 断

①検査所見：白血球増多，C 反応性タンパク（CRP）陽性
②鑑別診断：蕁麻疹，播種状丘疹型薬疹，自己免疫性水疱症など．皮膚生検は鑑別に有用である．

表Ⅰ-3-4　紅斑症を呈する症候群・全身疾患

紅斑症	関連する全身疾患・症候群
多形滲出性紅斑	スティーブンス・ジョンソン症候群
結節性紅斑	感染症（溶血連鎖球菌，結核菌，ウイルスなど） サルコイドーシス 炎症性腸疾患（潰瘍性大腸炎，クローン病） リウマチ，自己免疫疾患 ベーチェット病 悪性腫瘍（白血病，悪性リンパ腫，乳がんなど）
環状紅斑	膠原病（シェーグレン症候群，亜急性皮膚エリテマトーデス，新生児エリテマトーデス） 内臓悪性腫瘍（グルカゴノーマなど） 感染症（ライム病，リウマチ熱）
その他	スイート病［追補：発熱，滲出性紅斑，白血球増多を主症状とする．感染症・血液疾患（白血病，骨髄異形成症候群）・内臓悪性腫瘍・自己免疫性疾患・ベーチェット病などに関連］
	成人スチル病（追補：発熱・関節痛・サーモンピンク色の紅斑を主症状とする．フェリチン高値，白血球増多，リウマチ因子陰性）

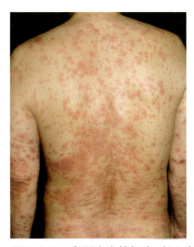

図Ⅰ-3-9　多形滲出性紅斑（64歳，男性）

2）治　療

ステロイド薬外用，抗ヒスタミン薬，抗アレルギー薬，重症型ではステロイド薬内服．

C 結節性紅斑

両下腿伸側に生じる有痛性の紅色結節を主徴とする皮下脂肪の炎症．数週間で消退する急性型と数ヵ月に及ぶ慢性型がある．急性型は溶血連鎖球菌などによる上気道炎後に生じ，発熱，関節痛など全身症状が高度である．

1）診　断

蜂窩織炎(ほうかしきえん)，遊走性血栓性静脈炎と鑑別する．結節性紅斑は表Ⅰ-3-4に示すような種々の全身疾患の症状として生じることが多い．

2）治　療

原因として感染症が疑われる場合には抗菌薬投与，その他，非ステロイド性抗炎症薬（NSAIDs），ヨウ化カリウムの内服，感染が否定され症状が強い場合はステロイド薬を内服する.

D　環状紅斑

環状あるいは連圏状を呈する紅斑の総称であり，デルマドロームとして重要である．原因によって膠原病，内臓悪性腫瘍，感染症などに伴うもの，その他に分類される.

1）診　断

個々の基礎疾患により特徴的な臨床症状，検査所見，病理組織所見を呈する.

2）治　療

原因疾患の治療が主である．原因不明の環状紅斑にはステロイド薬の外用や抗ヒスタミン薬の内服を行う.

E　治療経過と予後

紅斑症では原因により経過・予後が異なる．発熱，関節痛，皮疹の分布や拡大傾向につき注意深く観察する．とくに多形紅斑では軽症から重症まで経過は様々である．重症型では重症薬疹の一つであるスティーブンス・ジョンソン症候群に注意が必要であり，口唇の血痂・痂皮を伴う潰瘍や眼球結膜の偽膜形成などに注意して観察する.

8 ｜ 薬　疹

A　薬疹とは

薬疹は，内服薬，点滴薬などが原因で発疹，皮膚障害が出現する薬剤有害反応である.

1）症　状

小型の紅斑が左右対称性に多発する播種性紅斑丘疹型（**図Ⅰ-3-10**）が多く，標的状病変がみられる多形紅斑型（**図Ⅰ-3-11**）がある．高熱と粘膜障害，皮膚に水疱・びらんを形成するスティーブンス・ジョンソン（Stevens-Johnson）症候群や，びらんが広範囲で致死的となりうる中毒性表皮壊死症（toxic epidermal necrolysis：TEN），ヒトヘルペスウイルス6型（HHV-6）の再活性化をしばしば伴う薬剤性過敏症症候群（drug-induced hypersensitivity syndrome：DIHS）は重症薬疹である．その他，蕁麻疹型（重症ではアナフィラキシー），光線過敏型，固定薬疹など多彩な臨床型を呈する.

2）原因薬剤

抗けいれん薬，解熱鎮痛薬，抗菌薬，痛風治療薬が高頻度である.

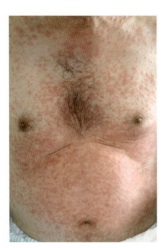 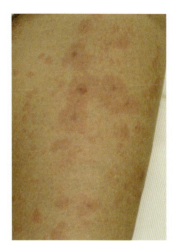

図Ⅰ-3-10　播種性紅斑丘疹型薬疹　　図Ⅰ-3-11　多形紅斑型薬疹

B　診断の進め方

　薬剤投与後1時間以内に起こる蕁麻疹型を除き，薬剤開始から数日もしくは数週間で何らかの皮疹がみられた場合には薬疹が疑われる．眼，口腔，陰部の粘膜に充血，出血性びらんを伴う場合はスティーブンス・ジョンソン症候群やTENを疑う．ウイルス性発疹症（風疹，麻疹など）との鑑別がむずかしい症例も少なくない．

①皮膚生検：スティーブンス・ジョンソン症候群やTENでは病理組織で表皮壊死を確認する．

②一般検査所見：薬疹では好酸球増多が参考となり，発熱や肝障害を伴う場合は重症化に注意が必要である．

③原因薬剤の特定：薬剤添加リンパ球刺激試験（DLST），パッチテストが頻用され，内服誘発テストを行うこともある．

C　主な治療法

　原因薬剤を中止し，重症度によりステロイド薬の外用・内服を行い，重症薬疹ではステロイドパルス療法，免疫グロブリン大量静注療法や血漿交換療法が選択される．

D　治療経過・予後

　TENで皮膚びらんが広範囲の場合，疼痛緩和と敗血症の予防が重要であり，スティーブンス・ジョンソン症候群では視力障害が後遺症となりうる．DIHSでは，原因薬剤を中止しても皮疹が遷延し，発症後数ヵ月以降に甲状腺炎など多彩な自己免疫疾患をしばしば発症する．重症薬疹では原因薬剤の再投与は原則禁忌である．

9 水疱症（自己免疫症）

A 水疱症とは

水疱症とは水疱形成を主体とする疾患群（ただし熱傷，ウイルス性疾患，細菌感染症，角化症を除く）で，免疫学的異常を伴う疾患群と遺伝子異常を伴う疾患群に大別される．遺伝子異常を伴う水疱症には先天性表皮水疱症（次頁参照）があり，免疫学的異常を伴う水疱症（後天性水疱症）には表皮内水疱症（天疱瘡群）と表皮下水疱症（類天疱瘡群）がある（図Ⅰ-3-12）．本項では免疫学的異常を伴う水疱症について述べる．

1）表皮内水疱症（天疱瘡群）

表皮細胞間物質であるデスモグレイン1（Dsg 1）もしくは3（Dsg 3）に対する自己抗体によって棘融解を生じる自己免疫疾患である．

中高年に好発し，非常に破れやすい表皮内水疱（弛緩性水疱）を形成する．健常皮膚部を摩擦することで同様の水疱が発生する［ニコルスキー（Nikolsky）現象］．表皮内水疱症（天疱瘡群）の分類を表Ⅰ-3-5に示す．

2）表皮下水疱症（類天疱瘡群）

表皮基底膜構成タンパクに対する自己抗体によって，表皮下水疱をきたす自己免疫性水疱症である．表皮内水疱に比べて破れにくい緊満性水疱を生じ，ときに血疱

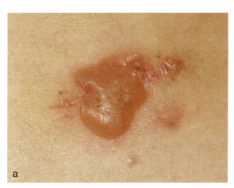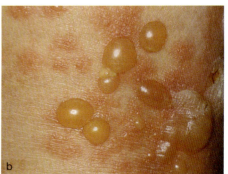

図Ⅰ-3-12　免疫学的異常を伴う水疱症
a：弛緩性水疱の臨床像，b：緊満性水疱の臨床像

表Ⅰ-3-5　表皮内水疱症（天疱瘡群）

分類	臨床像	抗原
尋常性天疱瘡	水疱，びらん，粘膜浸潤	Dsg 3（＋），Dsg 1（＋または－）
増殖性天疱瘡	水疱，乳頭状増殖，粘膜浸潤	Dsg 3（＋），Dsg 1（＋または－）
落葉状天疱瘡	びらん，痂皮	Dsg 1のみ（＋）
紅斑状天疱瘡	びらん，蝶形紅斑，脂漏性湿疹	Dsg 1のみ（＋）

表Ⅰ-3-6　表皮下水疱症（類天疱瘡群）

分類	好発年齢	粘膜浸潤	自己抗体
水疱性類天疱瘡	老年（若年もあり）	＋	BP180，BP230 など
妊娠性疱疹	妊娠4ヵ月〜分娩直後	－	BP180
粘膜類天疱瘡	成人以降	＋＋	BP180，ラミニン332
後天性表皮水疱症	成人以降	＋	Ⅶ型コラーゲン
ジューリング（Duhring）疱疹状皮膚炎	中年	－	
線状 IgA 水疱症	10歳未満，40歳以上	＋	97 kD（BP180）

や稗粒腫を併発する．水疱周囲に紅斑を伴うものは「炎症型」に分類される（**図Ⅰ-3-12b**）．一方，2型糖尿病治療薬である DPP-4 阻害薬を服用中に，水疱性類天疱瘡を生じる可能性が報告されているが，水疱の周囲に紅斑を伴わない「非炎症型」が多いことが特徴である．表皮下水疱症（類天疱瘡群）の分類を**表Ⅰ-3-6**に示す．

B　診断の進め方

1）病理所見

　表皮内水疱症（天疱瘡群）では表皮の細胞間結合の解離がみられ（棘融解），この解離が進行することで表皮内水疱が形成される．水疱内には剥離して球状に変形した棘融解細胞を認める．

　表皮下水疱症（類天疱瘡群）では表皮下水疱を認める．

2）検査所見

　蛍光抗体直接法および間接法を行う．酵素結合免疫吸着法（enzyme-linked immunosorbent assay：ELISA）により，表皮内水疱症（天疱瘡群）では Dsg 1，Dsg 3 に対する抗体の検出を行い（**表Ⅰ-3-5**），表皮下水疱症（類天疱瘡群）では各種の自己抗体の検出を行う（**表Ⅰ-3-6**）．

C　主な治療法

　ステロイド薬内服および外用，免疫抑制薬，ジアフェニルスルホン（DDS），ミノサイクリン内服，血漿交換，大量免疫グロブリン療法などを行う．

　悪性腫瘍に合併するものでは原疾患の治療を行う．薬剤誘発性のものでは原因薬剤を中止する．

10　先天性表皮水疱症

A　先天性表皮水疱症とは

　先天性表皮水疱症は，皮膚の表皮と真皮をつなぐ皮膚基底膜分子の遺伝子異常により，表皮・真皮境界部に水疱を形成する遺伝性水疱性皮膚疾患である．生下時より生涯にわたり手足，肘，膝，肩，腰，殿部など日常生活で外力の加わる部位に容

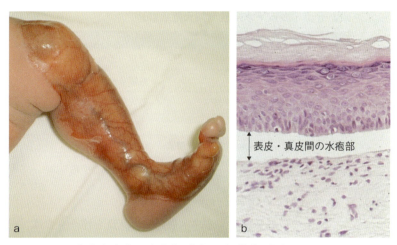

図Ⅰ-3-13 表皮水疱症の臨床像（a）と組織像（b）

表Ⅰ-3-7 遺伝形式

1. **優性遺伝** 両親のいずれかに症状あり
   - 優性単純型：ケラチン5あるいは14の遺伝子異常
   - 優性栄養障害型：Ⅶ型コラーゲン遺伝子異常
2. **劣性遺伝** 両親に症状はなく，兄弟姉妹に症状あり
   - 劣性単純型：プレクチン遺伝子異常
   - 接合部型：α6β4インテグリン，BP180あるいはラミニン332の遺伝子異常
   - 劣性栄養障害型：Ⅶ型コラーゲン遺伝子異常
   - キンドラー症候群：キンドリン1遺伝子異常

易に水疱，びらん，潰瘍を形成する（図Ⅰ-3-13）．水疱形成部位により，単純型（表皮内水疱），接合部型（表皮・基底膜間水疱），栄養障害型（真皮内水疱）の3大病型とキンドラー（Kindler）症候群に大別される．

1）病　態

表皮・真皮間の接着を担うタンパク分子をコードしている遺伝子の異常により，いずれかの分子の欠損ないし機能低下をきたした結果，表皮・真皮間の接着が破綻して水疱を生じる．

B 診断の進め方

各病型により遺伝的，臨床的予後が異なるため，正確な病型診断が必要である．

1）家族歴

遺伝形式が優性遺伝であれば優性単純型あるいは優性栄養障害型のいずれかである．劣性遺伝であれば劣性単純型，接合部型あるいは劣性栄養障害型である（**表Ⅰ-3-7**）．

家系内で初めて罹患した孤発例では，突然変異による優性遺伝型と両親がキャリアである劣性遺伝型とを鑑別できない．しかし，日常診療で遭遇する頻度としては，優性単純型，優性および劣性栄養障害型が多く，接合部型は比較的まれであり，劣

性単純型は極めてまれである．

2）皮膚症状

水疱や潰瘍の治癒後に瘢痕形成が著明であれば栄養障害型，瘢痕形成がなければ単純型か接合部型である．手指の著明な癒着を認めた際には劣性栄養障害型，手掌や足底に著明な角化を認めた際には優性単純型と確定できる．

3）皮膚外症状

筋ジストロフィー合併例は劣性単純型，胃の幽門閉鎖合併例は$\alpha 6 \beta 4$インテグリン遺伝子異常による接合部型，著明な食道狭窄の合併は劣性栄養障害型を強く疑う．

4）病型診断

上述した遺伝形式および臨床症状に加え，必要に応じて電子顕微鏡的水疱形成部位観察や皮膚免疫染色による基底膜接着分子欠損の有無，遺伝子変異の検索などにより病型診断を確定する．

C 主な治療法

遺伝子異常が原因であるため，根治的治療法はなく，対症療法が主体である．皮膚潰瘍に対しては上皮化促進と二次感染予防を目的とした外用療法を，二次感染合併例には抗菌薬の経口投与または静脈内注射を行う．著明な瘙痒による掻破行動が皮疹の悪化要因となるため，止痒薬の投与も必要なことが多い．

D 治療経過・予後

上述したように治療は対症療法であり，治癒することはないが，単純型・優性栄養障害型の軽症例では経過とともに症状が軽快することもある．一方，劣性栄養障害型の重症例では潰瘍形成と瘢痕治癒を繰り返すため，経過とともに手指や足趾の癒着，食道狭窄，瘢痕がんを生じる．接合部型の重症例は，敗血症を高率に合併し，生後1年以内に死亡する例が少なくない．

11 膿疱症

A 膿疱症とは

膿疱症とは無菌性膿疱を主体とする皮膚疾患の総称．肉眼的に膿が透見でき，好中球あるいは好酸球が集積・貯留している状態を指す．

B 角層下膿疱症

①症状：中年女性に好発．体幹の間擦部に好発し，環状・蛇行状に配列する好中球性膿疱．全身症状を欠く．色素沈着を残して消退するが，再発を繰り返す．

②発症要因・機序：好中球性皮膚症の一種とされる．表皮細胞間IgA皮膚症とはIgA型抗表皮細胞抗体を検出しないことから鑑別できる．

③診断：病理組織検査や抗表皮細胞抗体を否定することで診断．

④治療：ジアフェニルスルホン（DDS），サラゾスルファピリジンの経口投与．

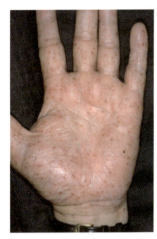
図Ⅰ-3-14　掌蹠膿疱症

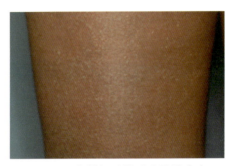
図Ⅰ-3-15　急性汎発性発疹性膿疱症

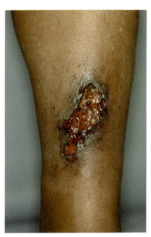
図Ⅰ-3-16　壊疽性膿皮症

C　掌蹠膿疱症

①症状：中年以降に発症する手掌・足底に多発する好中球性の表皮内膿疱．膿疱は癒合し紅斑落屑性の局面となる（図Ⅰ-3-14）．骨関節炎，とくに胸肋鎖骨間骨化症を合併することがある．

②発症要因・機序：扁桃炎，う歯，歯科金属アレルギー，喫煙，副鼻腔炎などが誘因となる場合が多い．

③診断：上記臨床症状のほか，誘因の検索から診断．

④治療：局所にはステロイド軟膏，活性型ビタミン D_3 製剤軟膏の外用，紫外線照射を行う．全身的には抗菌薬内服，扁桃摘出術などの病巣感染の除去を行う．

D　急性汎発性発疹性膿疱症

①症状：発熱を伴った全身の潮紅に粟粒大の膿疱が多発し，数週のうちに軽快する（図Ⅰ-3-15）．

②発症要因・機序：抗菌薬などによる薬疹の一型とされる．好中球の一過性増多により膿疱が集簇する．

③診断：病理組織では角層下膿疱を呈する．薬剤使用歴から疑い，原因薬剤の貼布試験で診断する．

④治療：重症例ではステロイド薬を内服．

E　好酸球性膿疱性毛包炎

①症状：顔面，胸，背などに瘙痒のある毛包一致性の丘疹，好酸球による小膿疱が集簇し，局面を形成する．環状に拡大し慢性化する．

②発症要因・機序：不明．ヒト免疫不全ウイルス（HIV）感染に伴うこともある．

③診断：病理組織検査にて毛包脂腺への好酸球浸潤および毛包破壊の確認．

④治療：インドメタシン，ミノサイクリン塩酸塩，DDSの投与．

F 壊疽性膿皮症

①症状：小水疱，膿疱が多発して，堤防状隆起をもつ穿掘型潰瘍となり，拡大融合する．疼痛あり（図Ⅰ-3-16）．
②発症要因・機序：炎症性腸疾患，血液疾患，関節リウマチなどに合併することがある．
③診断：無菌性の膿疱から始まる．病理組織は真皮の好中球浸潤も血管炎はなく，非特異的である．ベーチェット病，スウィート病などとともに好中球性皮膚症に含まれる．
④治療：経口ステロイド薬，シクロスポリン，DDSなどの投与．

12 角化症

A 角化症とは

表皮角化細胞の角化の異常あるいは角質細胞の剥離障害により生じた疾患をいう．角化症は遺伝性角化症と後天性角化症に分けられ，遺伝性角化症はさらに**魚鱗癬群，掌蹠角化症群，斑状・点状を示す角化症群**の3つに大別される．遺伝性角化症ではほとんどの疾患で原因遺伝子が同定されている．以下，主な疾患につき解説する．

B 遺伝性角化症

1）魚鱗癬群

白色から褐色，黒色調の魚のウロコ状の角質をほぼ全身の皮膚に認める一連の疾患のことをいう．

①優性遺伝性尋常性魚鱗癬：常染色体優性遺伝で，生後数ヵ月頃に発症する．魚鱗癬の中で最も頻度が高く，四肢伸側や背部に魚のウロコ状の皮膚症状が出現する（図Ⅰ-3-17）．

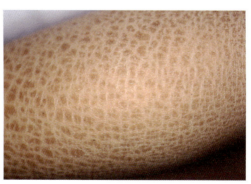

図Ⅰ-3-17 尋常性魚鱗癬
褐色調の魚のウロコ様の角質を認める．

②伴性遺伝性魚鱗癬：伴性劣性遺伝で，出生時より発症する．一般に優性遺伝性尋常性魚鱗癬より症状が高度で，四肢屈側も侵されることが多い．男児にしか発症しないのが基本である．

③葉状魚鱗癬と非水疱型魚鱗癬様紅皮症：非水疱型魚鱗癬様紅皮症は，ほとんどが常染色体劣性遺伝性で，全身性の魚鱗癬と様々な程度の紅皮症を主徴とする．鱗屑が大きく褐色調で紅皮症がない病型を葉状魚鱗癬として区別することが多い．出生時，全身皮膚は薄い膜（コロジオン膜）で覆われており，2～3日でこれが取れ，潮紅と落屑がみられるようになる．

④表皮融解性魚鱗癬：常染色体優性遺伝で，出生時にコロジオン膜，葉状鱗屑に包まれ，次いで水疱が反復し，鱗屑が次第に厚くなる．学童期より厚い角化は固定し，関節屈曲では洗濯板状となる．

⑤魚鱗癬症候群：魚鱗癬の他に外胚葉（毛髪，歯牙，爪甲，眼，中枢神経系）に症状を合併する症候群である．代表的なものとしてネザートン（Netherton）症候群，KID（keratitis-ichtyosis-deafness）症候群などがある．

2）掌蹠角化症群

掌蹠皮膚の全体あるいは一部の過角化，異常角化を主症状とする疾患である．

①ウンナ・トースト（Unna-Thost）型：常染色体優性遺伝で，出生直後に掌蹠の紅斑を生じ，次第に角質が肥厚する．掌蹠に限局したびまん性角化を特徴とする．組織学的に顆粒変性がみられない．

②フェルネル（Vörner）型：最も多い遺伝性掌蹠角化症で，常染色体優性遺伝を示す．出生時ないし直後から掌蹠にびまん性の角化，境界部の紅斑がみられ，組織学的に顆粒変性を示す．

③長島型：常染色体劣性遺伝であり，日本において最も頻度が高い．掌蹠の潮紅を伴う軽度の過角化を認め，潮紅角化局面は掌蹠を越え，手足以外にも肘部や膝蓋部にも病変を持つことがある．

3）斑状・点状を示す角化症群

この群には紅斑角化症，線状～斑状の角化を伴う線状魚鱗癬，点状～斑状の角化を伴うダリエー病が含まれる．

①ダリエー（Darier）病：常染色体優性遺伝で，角化性丘疹が顔面，胸背部などの脂漏部位を中心に発生し，進行とともに鱗屑・痂皮を伴うようになる．高温，多湿，紫外線曝露，物理的刺激などで悪化する．

C 後天性角化症

1）胼胝腫（たこ）

機械的刺激（圧迫や摩擦など）が反復していた部位に，防御機転として起こる限局性の角質増殖．第2・第3指末節骨対向部（筆記具による"ペンだこ"），足関節背部（正座による"座りだこ"）が好発部位となる．

2）鶏眼（うおのめ）

下に骨がある部位に機械的な刺激により角質増殖を生じたもの．靴を履くことに

より足に生じやすい．肥厚した角質の中心部が真皮に侵入しているため，ニワトリや魚の目のような外観で圧痛を伴う．

3）毛孔性苔癬

若い女性に多く，上腕伸側，肩，殿部，大腿前外側に，粟粒大までの毛孔一致性の丘疹が多発する．自覚症状はない．一般に肥満者に多く，遺伝傾向がある．

4）顔面毛包性紅斑黒皮症

耳前部から頬にかけての対称性の紅斑性局面で，その上に毛包一致性の角化性丘疹を認める．

5）黒色表皮腫

項頸，腋窩，臍窩，鼠径部などに黒褐色のざらざらした乳頭状の増殖で次の3型に分かれる．一般に悪性型は症状が強く，かゆみがある．原疾患の治療により軽快することが少なくない．

①悪性型：種々の内臓悪性腫瘍を合併し，高齢者に多い．

②良性型：悪性腫瘍を合併せず，若年者に多い．種々の先天性異常や内分泌障害が合併することがある．

③仮性型：肥満とともに発症し，肥満の消退とともに軽快する．

D 診断の進め方

各々その発症年齢，臨床症状，病理組織学的検査の結果，遺伝性角化症においてはその原因遺伝子の変異の有無を検索することにより診断を進めていく．

E 主な治療法

①魚鱗癬群：現時点では角質溶解薬やビタミンD_3製剤軟膏といった対症療法が主体である．重症例にはエトレチナートの内服を行うこともある．予後を含め，遺伝相談についても配慮する必要がある．

②掌蹠角化症群：角質溶解薬，ビタミンD_3製剤外用剤を用いる．角化が高度なときには機械的に角質を削り取る．エトレチナートの内服が有効な場合もある．足底の病変に足白癬の合併がみられることが多く，その場合，抗真菌薬の外用を併用する．皮膚がんや絞扼輪などの皮膚合併症に対して早期発見に努め，外科的に処置を考慮する．

③斑状・点状を示す角化症（ダリエー病）：エトレチナート内服の有効性が高い．その他，細菌・真菌による二次感染により皮疹が悪化することがあり，抗菌薬や抗真菌薬含有軟膏を使用する．また症例に応じて，ステロイド薬，角質溶解薬の外用を考慮する．

④胼胝腫，鶏眼：刺激を避けるようにして胼胝腫，鶏眼ともに角質溶解薬を貼付して角質を削り取る．

⑤毛孔性苔癬，顔面毛包性紅斑黒皮症：角質溶解薬を用いる．毛孔性苔癬は入浴後硬いスポンジでこすり取る．

⑥黒色表皮腫：原疾患の治療を行うとともに皮疹には角質溶解薬を用いる．皮膚削り術を行うこともある．

F 治療経過・予後

①魚鱗癬群：優性遺伝性尋常性魚鱗癬と葉状魚鱗癬は加齢とともに軽快しうるが，他のタイプはその皮膚症状が一生涯続く．
②掌蹠角化症群，斑状・点状を示す角化症：皮膚症状は一生涯続く．
③胼胝腫，鶏眼：治療とともに刺激を避けるため，足底にある場合は足底板を作ったりすることもある．
④毛孔性苔癬，顔面毛包性紅斑黒皮症：思春期を過ぎると自然退縮を示す．
⑤黒色表皮腫：原疾患の治療により症状の軽快をみることが多い．

13 炎症性角化症

角化症のうち，炎症症状の著明なものを一括して**炎症性角化症**と呼ぶ．乾癬，毛孔性紅色粃糠疹，扁平苔癬，ジベルばら色粃糠疹がある．

13-1 乾癬

A 乾癬とは

代表的な炎症性角化症の1つである．原因は不明．日本人の発症率は約3千人に1人で，白色人種では50人に1人である．病態により，尋常性乾癬，滴状乾癬，膿疱性乾癬，乾癬性紅皮症，関節症性乾癬に分類される．

1）臨床所見

①尋常性乾癬

厚い銀白色の鱗屑を伴った紅斑が主体（**図Ⅰ-3-18**）．点状丘疹に始まり次第に拡大融合して，種々の形態をとる．瘙痒を伴う場合と，伴わない場合がある．被髪頭部，肘頭部，膝蓋部，殿部，下腿伸側に好発する．鱗屑を無理に剥がすと，点状出

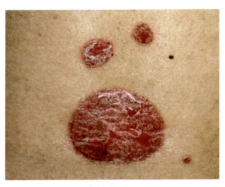

図Ⅰ-3-18 尋常性乾癬
背部の鱗屑を伴う紅斑．

血点が生じてくる［**アウスピッツ**（Auspitz）**現象**］．また，患者の健常部に刺激（物理的，化学的，温熱的）を加えると，乾癬の皮疹が誘発されることがあり，このような現象を**ケブネル**（Köbner）**現象**という．爪にも変化を伴うことがあり，点状陥凹，粗造化，油滴状爪（水上油滴のような黄褐色斑），爪甲剥離などがみられる．

②滴状乾癬

急性の経過で，体幹や四肢に小さな角化性紅斑が多発する．個々の皮疹の性状は尋常性乾癬と同様である．小児に多く，上気道感染をきっかけとして発症することがある．比較的治りやすい．

③膿疱性乾癬

発熱，全身倦怠感とともに全身に紅斑を生じ，その上に無菌性膿疱が多発する．膿疱が融合して膿海となったり，膿疱が破れてびらんを形成することもある．また，滲出液漏出による低タンパク血症などにより浮腫を生じ，注意すべき徴候とされる．心血管系の障害による循環不全や，急性呼吸促迫症候群（acute respiratory distress syndrome：ARDS）や capillary leak 症候群などにより，死の転帰をとることがある．尋常性乾癬の経過中に生じることもあるが，突然発症することもある．

④乾癬性紅皮症

乾癬の皮疹が全身に広がり，紅皮症化したもの．

⑤関節症性乾癬

乾癬に関節炎症状を伴ったもの．手，足の DIP 関節（distal interphalangeal joint，遠位指趾節間関節）を侵すことが多いが，脊椎や肩，膝，肘，仙腸関節などの大関節を侵すこともある．爪変化を伴うことが多い．

B 診断の進め方

臨床所見および病理所見により診断する．

1）病理所見

尋常性乾癬では，表皮の棍棒状肥厚，角質肥厚，不全角化を示す．真皮乳頭の上方への突出と血管拡張および炎症細胞浸潤を認める．角層内または直下に好中球からなる小膿瘍［**マンロー**（Munro）**微小膿瘍**］が特徴的所見である．

膿疱性乾癬では，有棘層上層に多数の好中球が浸潤して多房性の海綿状態を呈し，これを**コゴイ**（Kogoj）**海綿状膿疱**という．

2）検査所見

膿疱性乾癬，乾癬性紅皮症では，白血球増多，赤沈亢進，低タンパク血症を認めることがある．

C 主な治療法

軽症例ではステロイド薬，活性型ビタミン D_3 製剤の外用を行う．

中等症および重症例では光線療法（PUVA 療法，ナローバンド UVB 療法），エトレチナート（ビタミン A 誘導体）内服，シクロスポリン（免疫抑制薬）内服，アプレミラスト（PDE4 阻害薬）内服，生物学的製剤（抗 TNF-α 抗体，抗 IL-23 抗体，抗 IL-17A 抗体など）を用いる．

13-2 毛孔性紅色粃糠疹

A 毛孔性紅色粃糠疹とは

融合する毛孔性角化性丘疹，掌蹠の過角化，頭部の粃糠疹を特徴とする，原因不明の炎症性角化症である．年齢分布は，日本では小児期と40歳代の二峰性をなし，若年型と成年型に分かれる．大多数が後天性であるが，まれに家族性のものがある．

1）臨床所見

典型例では，手指背，肘頭，膝蓋，胸腹部に毛孔性角化性丘疹が集簇性に生じ，「おろし金」様の外観を呈する（**図Ⅰ-3-19**）．手指背，肘頭，膝蓋部では融合して乾癬様の落屑紅斑局面を形成することがある．掌蹠ではびまん性角化を呈し，被髪頭部では粃糠様落屑を生じる．紅皮症化した場合には，一部に正常皮膚が残されていることが本症の特徴である．爪変化を伴うこともあり，黄褐色の色調変化，爪甲肥厚，爪甲下角質肥厚がみられる．

B 診断の進め方

臨床所見および病理所見により診断する．

1）病理所見

不規則な表皮肥厚，正常角化と不全角化の交互配列，顆粒層の肥厚，毛孔の角栓形成を示す．真皮の血管周囲性にリンパ球を主体とする中等度までの炎症性細胞浸潤を認める．

C 主な治療法

1〜3年で自然治癒することが多い．治療としては，活性型ビタミンD_3製剤外用あるいはエトレチナート（ビタミンA誘導体）内服などが行われる．

13-3 扁平苔癬

A 扁平苔癬とは

多角形で扁平に隆起した紫紅色〜淡紅色の紅斑，丘疹，局面を特徴とする炎症性角化症である．原因は不明な場合が多いが，薬剤，カラーフィルム現像液，金属アレルギー，C型肝炎が原因と考えられる症例がある．

1）臨床所見

手背部，四肢に好発する帽針頭大〜豌豆大〜貨幣大までの，多角形で扁平に隆起した紫紅色〜淡紅色の紅斑，丘疹，局面．ときに瘙痒を伴う．オリーブ油滴下で白色線条［**ウイッカム**（Wickham）**線条**］を認める．ケブネル現象陽性である．

粘膜とくに口腔粘膜に生じた場合は，網状，レース状の白斑やびらんとなり，強い疼痛を伴うことがある（**図Ⅰ-3-20**）．また，爪変化を伴うことがあり，爪甲の萎縮化（菲薄化，縦溝，破壊）を認める．

B 診断の進め方

臨床所見および病理所見により診断する．

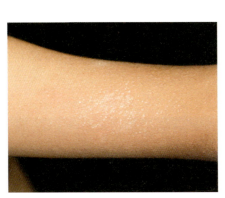
図 I-3-19　毛孔性紅色粃糠疹
上肢の毛孔性角化性丘疹.

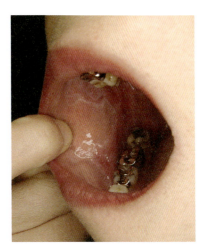
図 I-3-20　扁平苔癬
口腔内の白斑.

1）病理所見

表皮真皮境界部の変化が特徴的である．すなわち，真皮上層の帯状炎症細胞浸潤，表皮基底層の液状変性あるいは表皮直下の裂隙である．表皮には過角化，顆粒層の肥厚，不規則な表皮肥厚，表皮突起の鋸歯状変化を認める．

C 主な治療法

薬剤，カラーフィルム現像液，金属アレルギーが原因と考えられる場合にはそれらの中止・除去を行う．治療としては，ステロイド薬外用，エトレチナート内服，光線療法，シクロスポリン内服などがある．

13-4　ジベルばら色粃糠疹

A ジベルばら色粃糠疹とは

卵円形の落屑性紅斑が体幹を中心に一過性に多発する疾患である．原因は不明であるが，最近ではヒトヘルペスウイルス（HHV）-6 あるいは HHV-7 などウイルスの関与が指摘されている．

1）臨床所見

初発疹はヘラルド（Herald）パッチと呼ばれ，主に体幹に直径約 2～5 cm の比較的大きな卵円形の落屑性紅斑が 1 個出現する．辺縁は環状に鱗屑を伴い，"襟飾り状" と表現される．その約 7～10 日後に，急激に体幹，四肢中枢側にかけて，長軸が皮膚の割線方向に一致する直径約 1～2 cm の卵円形の落屑性紅斑が多発する．

軽度の瘙痒を伴うことが多い．全身状態は良好である．

B 診断の進め方

通常は特徴的な臨床所見のみから診断可能であるが，梅毒二期疹，乾癬，脂漏性皮膚炎，薬疹などとの鑑別を要することがある．

1）病理所見

病理組織所見は非特異的炎症像を呈する．すなわち，表皮では表皮肥厚，不全角化，海綿状態，真皮では乳頭層にリンパ球を主体とする細胞浸潤を認める．

C　主な治療法

自然治癒するので放置でよいが，瘙痒が強いときは抗ヒスタミン薬内服やステロイド薬外用を行うことがある．

14　皮膚サルコイドーシス

A　皮膚サルコイドーシスとは

サルコイドーシスは皮膚，リンパ節，肺，眼など多臓器を侵す原因不明の全身性肉芽腫性疾患である．自然治癒することが多いが，心病変や重症の肺病変で死に至る場合もある．とくに皮膚病変を皮膚サルコイドーシスと呼び，発現頻度は10～30％といわれ，皮膚のみに症状を認める場合も多い．近年，サルコイドーシスの発見動機として皮膚サルコイドーシスは非常に重要となっている．

1）臨床所見

皮膚サルコイドーシスの臨床像は多彩である（図Ⅰ-3-21a～d）．自覚症状はほとんどなく，わが国では臨床像から結節型，局面型，びまん浸潤型，皮下型，瘢痕浸潤型などに分類されている．結節型の頻度が最も高く，複数の皮膚病変が共存する場合も多い．

B　診断の進め方

皮疹部の組織検査を行い，真皮から皮下組織にサルコイドーシスに特徴的な組織像を確認できれば診断できる（図Ⅰ-3-21e）．その他の病態（異物やがんなどによる局所反応，悪性リンパ腫など）が原因で同様の組織像を呈することがあるので，それらを除外しておく必要がある．

また，びまん浸潤型などは凍瘡や全身性エリテマトーデスなどの皮膚病変との鑑別が困難である場合があり，皮膚サルコイドーシスの診断には組織検査が重要である．

C　主な治療法

原則はストロングクラス以上のステロイド薬の局所外用治療を行う．皮膚サルコイドーシス単独では原則ステロイド薬内服の適応はない．

D　治療経過・予後

半数以上の症例で自然軽快するといわれており，皮膚病変単独では予後がよい．また，皮膚サルコイドーシスを診断した場合は，肺，心臓，眼など他臓器病変を精査する必要がある．

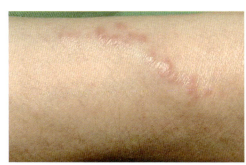
a：結節型．紅色の小結節

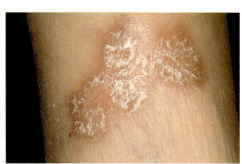
b：局面型．遠心性に拡大する環状紅斑

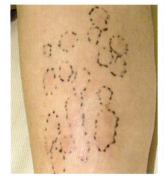
c：皮下型．弾性硬の皮下結節

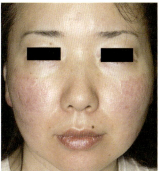
d：びまん浸潤型．びまん性に腫脹する凍瘡様の皮疹

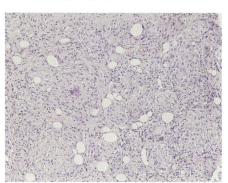
e：皮膚サルコイドーシスの組織像．類上皮細胞からなる乾酪壊死を伴わない肉芽腫が認められる．

図Ⅰ-3-21　皮膚サルコイドーシス

15 脱毛症

A 脱毛症とは

　毛包では，毛周期（成長期，退行期，休止期）が繰り返されることにより，毛髪の伸長と脱落そして新たな毛髪の再生が行われている（p5参照）．ヒトの頭皮の毛包では成長期が2〜6年程度，退行期が2〜3週間，休止期が3ヵ月程度と考えられているが，個々の毛包の毛周期は同調しておらず，一部の哺乳類でみられるような毛の生え替わりという現象は観察されない．頭部の毛髪の総数は10〜15万本といわれ，成長期毛包が約90％，退行期・休止期毛包が約10％であるため，1日に50〜100本程度までの脱毛は正常である．このような状態から逸脱して毛髪が減少した状態が脱毛である．

B 診断の進め方

1）円形脱毛症

　人口の0.1〜0.2％程度に発症し，男女差はなくいずれの年代でも出現するとされる．主に少数の円形の脱毛斑が出現するが（単発型），脱毛斑が多発したり（多発型），頭髪のほとんど（全頭型），あるいは頭髪のみならず眉毛・睫毛をはじめ体毛

も脱落する（汎発型）場合がある．病変部では短く断ち切られた切断毛や黒点あるいは毛球部に向かって毛髪径の細くなる感嘆符毛がみられるのが特徴である．

原因不明の疾患であるが，毛包に対する自己免疫反応により成長期毛包が障害されることが本態であり，ストレスが原因とする説には十分な根拠がない．

2）男性型脱毛症

思春期以降に，前頭部や頭頂部で成長期の短縮とともに毛包の大きさが減少（軟毛化）するため，細く短い毛の割合が増加した状態である．軟毛化は遺伝的素因とアンドロゲンの作用により生じる．男性に多いが女性にも生じる．

3）トリコチロマニア（抜毛症，抜毛癖）

自ら毛髪を引き抜くことで脱毛病巣を生じるもので，学童期の発症が多く女性に多いとされる．脱毛斑は一般に境界不鮮明で様々な形状を呈する．抜毛を自覚あるいは家族が認識していれば診断は容易であるが，ときに円形脱毛症との鑑別が困難である．精神医学的対応が必要である．

4）先天性脱毛症

毛髪のみの異常を呈するものや外胚葉形成異常などの毛髪外症状を伴うもの，発症時期が生下時や乳幼児期など多種類の病型があり，家族歴，発症時期，毛髪の形態異常の把握が必要である．

5）瘢痕性脱毛症

外傷後瘢痕や放射線照射などに続発して毛包が破壊されたり，原発性にリンパ球あるいは好中球の浸潤により毛包が破壊されたりすることにより永久脱毛を生じる．

6）薬剤性脱毛症

主に抗がん薬により成長期の毛包が障害され毛成長が中断される場合と，種々の薬剤が原因となり成長期毛が休止期に移行することにより脱毛が生じる場合とがある．原因薬剤の中止により軽快することが多いが，ブスルファン大量投与による脱毛は永久脱毛となる可能性がある．

7）その他の原因によるびまん性脱毛症

甲状腺機能低下症などの内分泌異常，鉄欠乏性貧血や亜鉛欠乏症などの栄養障害，膠原病，感染症などに伴い脱毛を生じる場合があり，原疾患の治療を要する．

C 主な治療法

軽症の円形脱毛症では80%程度の症例で自然治癒が期待される．

ステロイド薬外用や局注は，比較的少数で個々の脱毛斑が数cmまでの円形脱毛症に有効であるが，長期連用により皮膚萎縮など局所の副作用を生じるため，漫然と使用することは避ける．アレルギー性の接触皮膚炎を繰り返し生じさせる局所免疫療法は，多発型の円形脱毛症に対して有効であるが，医薬品ではないSADBE（squaric acid dibtylester）やDPCP（diphenylcyclopropenone）という化学物質を用いるため，一部の医療機関でのみ施行される．男性型脱毛症にはフィナステリドまたはデュタステリド内服（男性に対してのみ），Minoxidil（ミノキシジル）外用，植毛などが自費診療として行われる．

D 治療経過・予後

薬剤性や栄養障害などによる脱毛は治癒しうるが，重症型の円形脱毛症では治癒するまでに数年を要する場合や完治しない場合がある．また，先天性脱毛症や瘢痕性脱毛症に対する根本的な治療法はない．

16 皮膚の血管炎

A 皮膚の血管炎とは

血管炎とは血管壁に炎症が起こることにより，各臓器に様々な症状を引き起こす疾患であり，その中でも全身症状に皮膚症状を伴う全身性血管炎と皮膚限局性のものが存在する．

病理組織では血管壁への免疫複合体の沈着や好中球の浸潤を主体とした血管壁のフィブリノイド変性，血栓形成，肉芽腫の形成などの所見を認める．

B 診断の進め方と分類

皮膚症状は膨疹，紅斑，紫斑，水疱，血疱，リベド症状，結節，壊死，潰瘍と非常に多彩（図Ⅰ-3-22）であり，皮疹から主病変が皮膚のどの深さの血管で起こっているのかを判断する．皮膚生検を施行し，病理組織所見を確認するとともに血液・尿・画像検査などから診断を確定する．

2016年に日本皮膚科学会が暫定的に提唱した皮膚血管炎の診療アルゴリズム（図Ⅰ-3-23）では，臨床像で皮膚の血管炎を疑った場合，主症状が皮膚症状か全身症

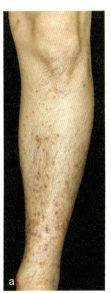 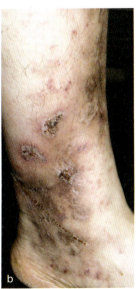 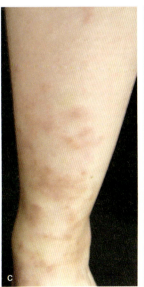 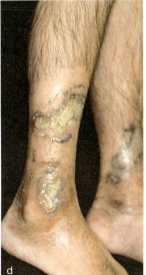

図Ⅰ-3-22 血管炎の皮膚症状
a：紫斑．b：リベド症状．c：紅斑．d：潰瘍

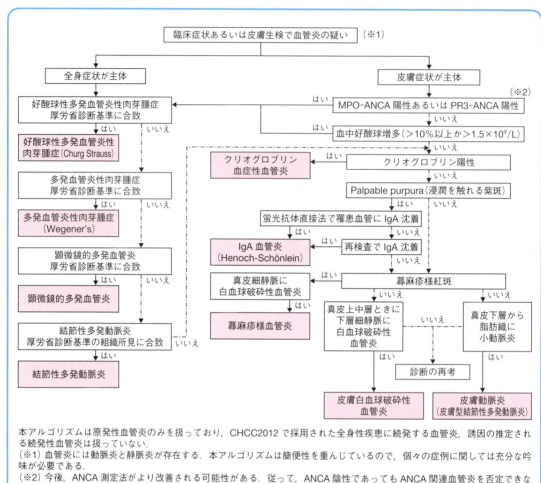

図 I-3-23 皮膚血管炎の診療アルゴリズム
[日本皮膚科学血管炎・血管障害診療ガイドライン改訂版作成委員会：日本皮膚科学会ガイドライン 血管炎・血管障害診療ガイドライン 2016 年改訂版．日皮会誌 127：307, 2017 より許諾を得て転載]

状かでスタートし，好酸球性多発血管炎性肉芽腫症，多発血管炎性肉芽腫症，顕微鏡的多発血管炎，結節性多発動脈炎の4疾患については厚生労働省診断基準に沿って鑑別した上で，クリオグロブリン血症性血管炎，IgA血管炎，蕁麻疹様血管炎，皮膚白血球破砕性血管炎，皮膚型結節性多発動脈炎についても検討を行う．

C 主な治療法

各疾患によって治療方針は異なるが，非ステロイド性抗炎症薬（NSAIDs），コルヒチン，ジアフェニルスルホン（DDS），ステロイド薬，免疫抑制薬の投与やヒト免疫グロブリン療法（IVIG），血漿交換療法，抗血小板薬，抗凝固薬，血管拡張薬などの併用も行う．

D 治療経過・予後

皮膚症状が主体の場合は比較的良好な経過をとることが多いが，全身症状が主体である場合やその重篤度によってはステロイド薬や免疫抑制薬を長期にわたり必要とする例もあり，その際にはステロイド薬による副作用や免疫抑制に伴う感染症の併発にも注意が必要となる．

17 | 皮膚潰瘍

A 皮膚潰瘍とは

皮膚潰瘍とは真皮あるいは皮下組織に及ぶ皮膚の損傷のことである．

B 考えられる疾患

①**物理化学的刺激による皮膚潰瘍**：褥瘡，熱傷などで皮膚潰瘍が生じる．重度の褥創では仙骨部，坐骨結節，踵部など荷重部に皮膚壊死を伴って潰瘍が生じる．第Ⅱ度・Ⅲ度熱傷では，皮膚壊死を伴って潰瘍が生じる．放射線照射，抗がん薬血管外漏出によって皮膚潰瘍が生じることがある．

②**動脈循環障害に伴う皮膚潰瘍**：動脈循環障害に伴う皮膚潰瘍をとくに動脈性潰瘍という．閉塞性動脈硬化症では，間欠性跛行，冷感，強い疼痛を伴って下肢の足尖部，踵部に潰瘍が生じる．バージャー（Buerger）病では指趾の冷感，チアノーゼを伴って指趾の先端や爪囲に潰瘍が生じる．

③**うっ滞性潰瘍**：下肢静脈瘤，下肢筋力の低下，運動不足，関節可動域の低下，肥満などにより下肢うっ滞が生じ，その結果，皮膚潰瘍が生じる場合があり，とくにうっ滞性潰瘍あるいは静脈性潰瘍という．色素沈着，湿疹を伴って下腿遠位に潰瘍が生じる．

④**膠原病などに伴う皮膚潰瘍**：強皮症，血管炎などで皮膚潰瘍が生じる．強皮症では指趾尖部に虚血性壊死を伴って潰瘍が生じる．血管炎では，紫斑，網状皮斑，皮下結節を伴って四肢に皮膚潰瘍が生じる．ベーチェット（Behçet）病では外陰部潰瘍が生じる．

⑤**内分泌疾患に伴う皮膚潰瘍**：糖尿病では閉塞性動脈硬化症，知覚鈍麻，足の変形，角質肥厚により皮膚潰瘍が生じ，とくに糖尿病性潰瘍という．

⑥**悪性腫瘍にみられる皮膚潰瘍**：悪性腫瘍では滲出液，出血を伴う皮膚潰瘍が生じることがある．基底細胞がんでは黒色結節を伴って潰瘍が生じる．有棘細胞がんでは結節増大とともに潰瘍が拡大することが多い．血管肉腫では暗紫色結節とともに易出血性の潰瘍が生じる．悪性黒色腫では結節状病変に潰瘍を伴うことがある．菌状息肉症腫瘍期では暗赤色の腫瘤とともに皮膚潰瘍が生じる．

⑦**感染症に伴う皮膚潰瘍**：壊死性筋膜炎では感染部位に壊死を伴って潰瘍が生じる．結核菌による皮膚腺病では主に頸部に膿汁を伴って潰瘍が生じる．第1期梅毒では疼痛を欠く外陰部潰瘍が生じる（硬性下疳）．

C 診断の進め方

病歴，潰瘍の状態（部位，性状，大きさ，周囲の皮膚），採血，皮膚生検，超音波検査，MRI などを行う．

D 処置，治療

原疾患の治療を行い，感染を伴う場合は感染コントロールを行う．下肢に潰瘍があれば安静，圧迫療法が有用である．植皮，皮弁術，陰圧閉鎖療法など手術療法を検討する．

18 │ 光線過敏症

A 光線過敏症とは

光線過敏症とは，光線が皮膚に照射されることによって皮膚に病的変化が生じる疾患のことで，本症の皮疹分布は照射部位にある．

①光線の種類：光線には，太陽光，蛍光灯，白熱灯，水銀灯，殺菌灯，医療用光源，サンタン（日焼け）サロンの光源，LED（発光ダイオード）などがある．

②光線過敏症からの除外疾患：海水浴などの日焼け（日光皮膚炎）や日光に当たると悪化するアトピー性皮膚炎や単純ヘルペスなどは光線過敏症から除外される．

③分類：光線過敏症は，外来性の化学物質や薬物が関係する外因性のものと，これらなしに生じる内因性のものとに大別することができる．前者には薬剤性光線過敏症（内服，点滴）と光接触皮膚炎（外用）がある．後者には多形日光疹，骨髄性プロトポルフィリン症，晩発性皮膚ポルフィリン症，色素性乾皮症，種痘様水疱症，慢性日光性皮膚炎などがある．

B 外因性光線過敏症

①発症機構：外因性光線過敏症の発症機構は2つある．1つは光毒性で，外来物が光線を吸収して反応性が亢進し，直接あるいは活性酸素を介して周囲の生体成分を障害する．もう1つは光アレルギー性で，外来物が直接あるいは周囲のタンパク質と結合して抗原性を獲得してアレルギー現象を起こす．

②症状：皮疹は紅斑と浮腫が主で，症状が強いもしくはアレルギー性の場合は丘疹も多くなる．

③原因物質：光毒性物質として，抗菌薬のテトラサイクリン塩酸塩，コールタール，スルホンアミド系糖尿病薬，サイアザイド系利尿薬，PUVA（psoralen-UVA）療法に使うソラレン，カルシウム拮抗薬などがある．光アレルギー物質として，テトラサイクリン塩酸塩，スルホンアミド系糖尿病薬，サイアザイド系利尿薬のほかに，ニューキノロン系抗菌薬，向精神薬のフェノチアジン系薬，経口糖尿病薬のスルホニル尿素などがある．

④診断：薬物の摂取や光線照射の既往が確かめられ，皮疹が光線照射部位のみであれば確実である．接触皮膚炎や内因性光線過敏症との鑑別が重要である．検査は，

原因物質の内服や貼付後に光線を照射して行う誘発テスト（p17 参照）や光パッチテスト（p20 参照）であり，陽性反応が出れば診断は確実である．

C　内因性光線過敏症

①多形日光疹：本症は，日光照射部に数時間から数日以内に皮疹が出現し，外因性光線過敏症と本症以外の内因性光線過敏症が除外された場合に診断する．発症季節は春から初夏に多い．中年までの女性によく起こり，男性にも発症する．皮疹の出現する部位は，春から夏にかけて新たに露出する部位に限られる．盛夏になると発症しにくくなるのは，繰り返しの日光照射による耐性獲得である．

②症状：皮疹は紅斑，丘疹などの非特異的な湿疹様皮疹で，ときに多形紅斑様皮疹も発生する．

③診断：確実に証明しうる光線検査法は発見されていない．臨床経過から色々な波長の光によって生じていることが推測される．

D　骨髄性プロトポルフィリン症

プロトポルフィリンは，赤血球中の酸素結合分子であるヘムの前段階物質で，鉄イオンをプロトポルフィリンに導入させるヘム合成酵素の機能が遺伝的に障害されると生体中に蓄積される．赤血球を含む細胞膜に蓄積されたプロトポルフィリンに可視光線が照射されると活性酸素が発生し，それが細胞膜を壊すことによって組織や細胞の傷害を起こす．

①症状：幼児期より，数分から数十分の日光照射によって，突然，照射部に熱感，疼痛，発赤，浮腫，ときには蕁麻疹が出現する．ときには水疱形成もある．皮疹が改善すると小葉状の痂皮形成が起こり，落屑して治癒する．これを繰り返していると，照射部に 1 cm までの陥凹性の白色瘢痕を形成する．

　全身的には，貧血と肝障害があり，後者は成人以降に致命的となることがある．

②診断：上記症状とともに赤血球中にプロトポルフィリンは増加するが，血清中や尿中に異常量のポルフィリンがなく，便中にポルフィリンがあれば診断は確実である．

③治療：普通の日焼け予防のためのサンスクリーンでは効果がなく，可視光線も遮断するカバーマークのようなものが必要である．βカロチン内服の効果が報告されているが，肝障害が生じやすく使いにくい．

E　晩発性皮膚ポルフィリン症

長年の飲酒，肝炎ウイルスなどによる肝障害が進行し，ポルフィリン代謝が障害され，血中にウロポルフィリンなどが多くなることによって生じる．

①症状：肝機能障害，色素沈着，日光照射による水疱形成などである．

②診断：肝障害，尿中血中ウロポルフィリンが増加し，日光照射による水疱形成があれば確実である．

③治療：治療は遮光と肝庇護である．

F 色素性乾皮症

　紫外線による DNA の傷（ピリミジン二量体と呼ばれる）を修復する機能が遺伝的に障害されている．短時間の日光照射で強い日焼けを起こし，日焼けの繰り返しで皮膚の乾燥，色素沈着が起こり，さらに基底細胞がんなどの皮膚がんを多発する疾患である．日本では，この疾患の患者の半数近くで強い進行性の神経症状（歩行障害，構音障害，難聴，精神発達遅延など）を伴う．

①診断：末梢白血球からの DNA 診断が可能であるが，患者細胞の紫外線に対する感受性，紫外線照射後の不定期 DNA 合成測定などでも診断が可能である．

②治療法：治療は紫外線遮断と運動などの理学療法，皮膚がんの早期発見と早期治療である．

G 種痘様水疱症

　日光照射後，鼻背，頬などの顔面，手背，前腕などに，紅斑，浮腫性紅斑，中心臍窩を伴う丘疹，結節などが出現融合する．臍窩を伴った皮疹は，陥凹性瘢痕を残して治癒する．小児期に発症し，成人で自然に消失する．長波長紫外線（UVA）に過敏である．

①診断：臨床経過と皮疹による．誘発テストが有効な場合がある．最近，重症型には真皮単核球中に存在する EB（Epstein-Barr，エプスタイン・バー）ウイルスが関与しているとされ，また，悪性リンパ腫への進展が考えられている．

H 慢性日光性皮膚炎

　外来性薬物の接触や摂取がなく，光線照射のみにより照射部に，ときには非照射部にも浮腫性紅斑や漿液性丘疹などの強い湿疹反応が生じる疾患で，主として中波長紫外線（UVB），ときに UVA や可視光線によっても生じる一連の疾患群の総称名である．

①診断：光線への耐性はない．最重症の光線性類細網症の皮膚では異型リンパ球が見出されるため，悪性リンパ腫への移行が問題視されている．

②治療：非照射部位にも皮疹が出現し，長期に疾患が持続するので光線過敏と認めにくいが，気長に光線の遮断を説得する必要がある．

19 熱　傷

A 熱傷とは

　熱傷とは熱による外傷を指す．局所療法で治療できる軽症例から全身管理を要する重症例まであり，その病態は非常に複雑である．わが国では，年間約 1,500 人が重傷熱傷により命を落としている．

　熱の直接作用により皮膚および下部組織のタンパク質の変性が起きる．その結果，種々のサイトカインや化学伝達物質が放出され，炎症反応および血管透過性の亢進が起きる．軽症であれば局所の炎症に留まるが，重症の場合，炎症反応は全身

表 I-3-8 熱傷の深達度分類

熱傷の深さ	熱傷の深さ	皮膚所見	疼痛	経過
第 I 度	表皮熱傷 (epidermal burn)	発赤	++	1週間以内に治癒 瘢痕を残さない
第 II 度	真皮浅層熱傷 (superficial dermal burn)	発赤，浮腫，水疱，びらん	+++	2〜4週間で治癒 瘢痕を残さない
	真皮深層熱傷 (deep dermal burn)	発赤，水疱，壊死，潰瘍	+	1ヵ月以上かかって治癒 瘢痕を残す
第 III 度	皮下熱傷 (deep burn)	壊死，潰瘍	−	自然治癒しない 外科的処理が必要

に及び，全身の浮腫や血栓傾向などを引き起こす．

　小児に圧倒的に多いが，近年は電気あんかやカイロ，温風機などによる低温熱傷が脳血管障害者や糖尿病患者などに増加している．

B　診断の進め方

　深達度，熱傷面積，部位，年齢などから重症度を診断する．

1) 深達度による分類（表 I-3-8）

①**第 I 度熱傷（表皮熱傷，epidermal burn）**：表皮層までの熱傷で，発赤と疼痛を生じる．1週間以内に，瘢痕を残さず色素沈着とともに治癒する．

②**第 II 度熱傷（真皮熱傷，dermal burn）**：表皮および真皮の傷害で，灼熱感，浮腫，発赤，緊満性水疱を特徴とする．これはさらに組織傷害が真皮浅層に留まる真皮浅層熱傷（superficial dermal burn：SDB）と真皮深層まで及ぶ真皮深層熱傷（deep dermal burn：DDB）に分けられる．SDB は 2〜4 週間でほぼ瘢痕を残さず治癒するのに対して，DDB は瘢痕を残して治癒する．また第 III 度熱傷への移行もしばしば認める．水疱底の色調が深達度の判断材料となる．すなわち，SDBでは紅色を呈するのに対し，DDB では白色を呈する．

③**第 III 度熱傷（皮下熱傷，deep burn）**：組織傷害が皮下組織に及ぶものをいう．黒色，褐色，白色を呈し，疼痛を感じない．ピン痛覚検査（pin-prick test）が深達度判定に有用で，患部を軽く針で刺して，痛みがあれば II 度，痛みがなければ III 度と判定できる．

2) 熱傷面積

　全体表面積に占める割合で表す．熱傷面積が広いほど重症であるため，簡便に熱傷面積を算出する必要がある．

①**手掌法**：患者の手掌と指を合わせた面積を 1% として計算する．受傷面積の比較的狭い場合に有用である．

②**9 の法則**（図 I-3-24a）：成人患者に対して用いる．

③**5 の法則**（図 I-3-24b）：幼児および小児に対して用いる．

④**ルント＆ブローダーの公式**：より正確な熱傷面積を求める際に使用する．

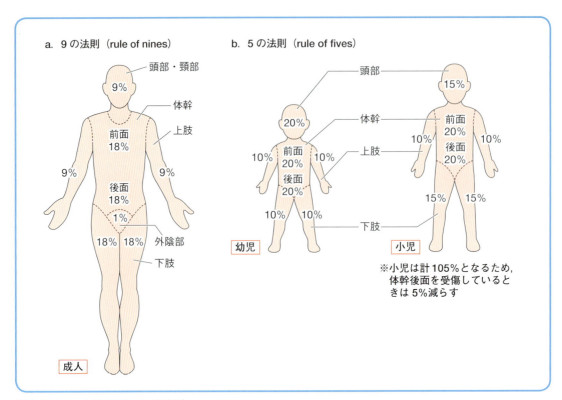

図 I-3-24 9の法則，5の法則

3) 重症度の評価

一般的には，熱傷範囲が小児で10%，成人で15%以上の場合は重症と判断し，全身管理の適応となる．より正確には**熱傷指数（burn index：BI）**がよい判断指標となる．

$$BI = \frac{第Ⅱ度熱傷面積（\%）}{2} + 第Ⅲ度熱傷面積（\%）$$

＊15〜20以上で重症と考える．

C 主な治療法

1) 冷却療法

すべての深達度の熱傷に対し，受傷直後の初期治療として簡便かつ有効である．血管透過性の亢進を抑制し，消炎鎮痛作用，浮腫の抑制が期待できる．

2) 外用療法

第Ⅰ度熱傷では，消炎鎮痛が主な治療となる．すなわち，受傷直後に冷却療法を行った後，ステロイド含有軟膏などの塗布による消炎を図る．

第Ⅱ度熱傷では，冷却後，創面の処置による上皮化を狙う．皮膚潰瘍治療薬の塗布による治療，創傷被覆材による閉鎖療法などが用いられる．DDBの場合，とくに顔面や関節部位は瘢痕や拘縮の恐れがあるため，適宜デブリドマンや植皮術などの

外科的処置を行う.

第Ⅲ度熱傷の場合, 通常, 自然治癒はみこめない. デブリドマンや植皮術といった外科的処置が中心となる.

3) 全身療法

重傷熱傷では, 全身管理が重要となる.

①**ショック期 (受傷後 48 時間以内)**:熱傷面積が 10% 以上のときにショックの危険性が生じる. 血管神経反射や血管透過性の亢進による体液の喪失などが原因であり, バクスター (Baxter) 法などを用いた初期輸液が重要である. 血圧低下などバイタルサインの変化に注意する.

②**利尿期 (受傷後 2〜7 日)**:血管透過性の亢進が治まり, 漏出した水分が血管に戻るため, 肺水腫や心不全が起こりやすい. 呼吸管理や循環動態の管理が重要になる. 尿量の変化に注意する.

③**感染期 (受傷後 7 日〜4 週間)**:感染はこの時期に多く, 重傷熱傷では敗血症をきたし, 播種性血管内凝固症候群 (DIC), 多臓器不全に至る場合もある. 死亡例もこの時期に多い. 抗菌薬などによる感染コントロールが重要になる. 長期入院の場合, 中心静脈栄養や経腸栄養による栄養管理も重要である. 創部の発赤, 膿汁, 発熱などの感染徴候に注意する必要がある. 特殊な合併症として, 中等度熱傷以上のときに発症する胃十二指腸潰瘍 [カーリング (Curling) 潰瘍] がある.

④**回復期 (受傷 4 週間以降)**:創閉鎖の目途が立つと, 心身のリハビリテーションが重要となる. 広範囲熱傷の場合, 関節部をまたがる分層メッシュ植皮などが行われていることが多い. 臥床期間も長く, 関節の拘縮, 全身の筋力低下をきたしやすい. また, 整容面など精神的にも苦しみを伴う. 社会復帰に向けたリハビリテーションのほか, 悩みを傾聴するなどのメンタルケアが必要となる.

D　その他の熱傷

①**気道熱傷**:気道熱傷をきたした場合, 気道の浮腫から気道閉塞をきたし, 呼吸困難を起こす. ときに窒息死に至ることもあり, 気管挿管の上, 人工呼吸器による呼吸管理が必要となる.

②**化学熱傷**:化学熱傷とは, 原因化学物質が皮膚に接触し, 直接的に皮膚や粘膜に組織傷害をきたし, 熱傷に似た症状を呈するものを指す. 酸やアルカリによるものが多い. アルカリによる化学熱傷は, 酸に比べてより深部に達するため, 受傷直後に十分に洗浄する必要がある.

20 | 電撃傷

A　電撃傷とは

電撃傷は, 高圧電線, 高圧配電盤の感電, 電気スパーク, 溶接アーク光や落雷などによる電気エネルギーによる傷害のことで, 電流による直接損傷と, 電気火花や

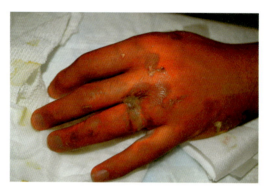

図 I-3-25　電撃傷
6,000 V の高圧電流が指端から流入して指輪の周囲に放電した．

衣類への引火による熱傷も含む．高電圧電撃傷では転倒などの二次傷害もきたす．

熱傷患者の約 3～4% が電撃傷によるもので，頻度は減少傾向にあるが，発生リスクは身近なところにある．労務中の事故や，車のバッテリーの感電，凧や釣り竿の高圧線への接触，ゴルフ場での突然の落雷などがある．家庭内では，乳幼児によるコンセントへのいたずら中に起こることもある．

B　診断の進め方（重症度の判定）

最重症例では，電流が心臓を通過して心停止のため即死となることもある．心臓を避けても，電流がもたらす熱エネルギーによって筋肉や深部組織に激しい損傷が生じるため，受傷直後の外観的な損傷が軽微でも，不整脈を起こしたり，後から局所の損傷が拡大したり，筋肉の損傷から重篤な腎障害をきたすことがあり，体表面の損傷の面積のみでは重症度を判定できない．

C　主な治療法

受傷した局所の管理と全身管理が必要である．一般的に電流流入口の損傷はわずかであるが，流出口の方が裂傷状態（図 I-3-25）になっていることが多く，その両者の位置関係から通電経路を推定する．心臓を通過していることが疑われた際は，局所管理よりも全身管理を優先する．

1) 局所管理

体表の熱傷に関しては，通常の熱傷の治療に準じるが，電流が通過した皮下や筋肉の損傷による運動麻痺や知覚障害を認めたり，末梢循環障害が疑われる場合は，緊急に減張切開を行い，神経の圧迫や血流障害を取り除く．また，遅発性の壊死をきたす場合があるので，壊死組織の進行具合をよく見極める．なお，損傷が高度の場合，切断を余儀なくされる場合もある．

2) 全身管理

緊急の血液検査，検尿，X 線検査，心電図モニターを施行する．ミオグロビン尿は，震災で有名になったクラッシュ症候群と同様，損傷した筋肉組織から溶出するミオグロビンによって起こる腎障害のリスクを示す重要なサインである．急性腎不

全を予防するためD-マンニトールなどの大量補液が必要となる．また，不整脈を起こす危険性があるので，受傷後24時間は継続的に心電図モニターすることも重要である．

D 予後，後遺症

身体深部の通電による損傷が著しい場合には様々な障害が残る．また，受傷直後に生じた動脈瘤の破裂による遅発性の出血をきたすこともある．

遅発性の組織壊死に細菌感染が加わると予後が悪く，救命できても四肢の変形・欠損・運動障害・感覚麻痺などの機能障害を残すことが多く，義足の装着やリハビリテーションが必要になる．

21 凍傷

A 凍傷とは

凍傷は，皮膚が直接冷却され組織が実際に凍結・破壊することにより生じる．標高が高く強風の環境下では短時間でも十分起こりうる．高齢者や，動脈循環不全，喫煙習慣があればさらに傷害が強くなる．最近では揮発性のスプレーを直接皮膚に噴霧した場合やスポーツ障害後のアイシングなどにより生じることもある．

B 症状

低温に曝された部位に生じる．ごく軽度であれば不快感を伴って赤くなり，2～3時間で元へ戻る．受傷部は貧血・充血に続き，うっ血して紫色となる．浮腫性に腫脹し，瘙痒やしびれ，疼痛を伴う．次に水疱・血疱を生じ痂皮化する．白色化し知覚鈍麻を伴う場合もある．筋，血管や神経さらには骨も傷害されることがある．程度が進めばその部分は壊死に陥って潰瘍化する．

C 診断の進め方

低温に曝された状況があり，その部位が浮腫性に腫脹して紫色になるなどの上記の症状があれば診断は容易である．

D 主な治療法

速やかに40～42℃の温浴で20分程度温める方法が勧められている．強い熱に曝すことや，摩擦・外的刺激を加えるのは避けるべきである．その後は凍瘡に準じた治療を行い，壊死組織があればそれを外科的に切除するのが有効である．

E 治療経過・予後

潰瘍や壊死が生じた場合，治癒後も瘢痕や指趾の変形を残すことがある．また神経や骨も傷害された場合には指趾は離断・脱落する．

22 凍瘡

A 凍瘡とは
"しもやけ"と俗称される寒冷に対する異常反応である．気温が4～5℃，日内気温較差が10℃以上の初冬から発症することが多い．寒冷に曝露し皮膚温が低下し，局所の血液循環が悪くなり，その回復が遅れることにより生じる．また，局所の温度も重要な役割を果たしている．小児や学童に多く，女性に好発するが，どの年齢にも起こりうる．遺伝的因子の関与が考えられているが，暖房設備の行き届いた最近では少なくなってきた．

B 分類，症状
循環障害の起こりやすい部位，すなわち指趾の先・耳介・耳朶・頬に好発する．樽柿型（T型）と多形紅斑型（M型）に分けられる．

T型は全体が紫色になり，浮腫とうっ血が強く熟した柿のようにみえる．ときに水疱を伴い，びらん・潰瘍を形成する．

M型（図I-3-26）は多形紅斑に類似する小紅斑，小丘疹からなり，温まるとかゆみが強くなる．

C 診断の進め方
凍瘡そのものに特別な検査はないが，凍瘡様の皮膚病変を生じる疾患は少なくないため，これらの疾患を鑑別することが必要である．全身性エリテマトーデスの皮膚症状の一つである凍瘡様ループスとの鑑別が最も重要である．

D 主な治療法
びらん・潰瘍がある場合は，抗菌薬軟膏などを外用する．軽症の場合，ヘパリン類似物質軟膏やビタミンE製剤軟膏の外用が用いられる．びらん・潰瘍がある場合，肉芽形成・上皮形成作用のある潰瘍治療薬を用いる．また，症状に応じてビタミンE製剤内服も併用される．

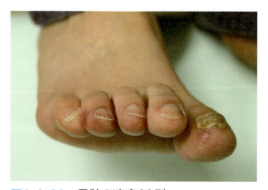

図I-3-26 足趾の凍瘡M型
第1・4趾に紫紅色斑，小丘疹がみられる
［写真提供：NTT西日本大阪病院皮膚科 調 裕次先生］

予防が第一で，汗をかいた足趾や濡れた手指をそのままに放置し，温度が下がると凍瘡ができやすくなるため，よく水分を拭き取っておく．手袋，帽子や耳当て，靴下などで防寒し，冷気に曝さないようにする．血行をよくするマッサージは有効であるが，びらん・潰瘍がある場合は避ける．

E 治療経過・予後

通常，経過はよいが，繰り返し生じる場合は色素沈着を，びらん・潰瘍を生じる場合は瘢痕などを残すことがある．

23 褥瘡

A 褥瘡とは

褥瘡とは，持続的圧迫により皮膚の血流が遮断されることによって起こされる皮膚と皮下組織の損傷で，一般に"**とこずれ**"と呼ばれる病態である．多くは寝たきりの高齢者，脳卒中，脊髄損傷患者など，みずから体位変換ができない患者や，意識・知覚レベルが低下した患者に発生する．

皮膚の毛細血管圧は 30 mmHg 前後であり，これを超えた圧力が一定時間以上かかり続けると，虚血性変化が組織に起こる．また，圧力だけでなく剪断力（ズレの力），引っ張り力などの応力が複合されて血流不全が起こる．さらに，応力と時間だけでなく，その頻度も影響する．応力は骨突出部に集中するため，仰臥位では仙骨部，肩甲部，踵部などに好発するが，体位や患者の生活状況によって好発部位は変わる．また，輸液のチューブ類など**医療機器による褥瘡**が発生することもあり注意を要する．

罹患率は，施設や報告の年度により若干の差はあるが，4〜10% 程度である．

B 診断の進め方

1) 褥瘡発生予測

褥瘡は治療以上に予防が重要であり，危険因子の評価などから発生予測をすることが必要である．褥瘡発生予測の尺度として，ブレーデン（Braden）が提唱したブレーデンスケールがよく知られている．知覚の認知，湿潤度，活動性，移動能力，栄養状態，摩擦とズレの6項目に関し，4段階の評価を行う．点数が低いほど発生の危険性が高い．

2) 褥瘡の状態のステージ分類

褥瘡の状態で行うべき治療が変わってくるので，褥瘡の深さがどの程度かを知るためのステージ分類が重要である．熱傷と同様に皮膚損傷の深さによりⅠ〜Ⅳ度（ステージⅠ〜Ⅳ）に分類される［米国褥瘡諮問委員会（national pressure ulcer advisory panel：NPUAP）のステージ分類，Shea（シア）の分類など］．

分類法により定義や表現に差はあるが，おおむね，Ⅰ度は圧迫を除いても消退しない発赤などの表皮の急性炎症，Ⅱ度は真皮までの損傷，Ⅲ度は皮下組織にまで至

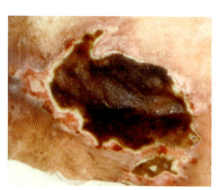 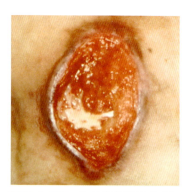

図Ⅰ-3-27　仙骨部褥瘡黒色期　　図Ⅰ-3-28　仙骨部褥瘡赤色期

る損傷，Ⅳ度は筋肉や骨に至る損傷とされる．皮膚表面は正常にみえても，深部組織のみが壊死に陥る場合［**深部組織損傷**，deep tissue injury（DTI）］もあるなど，正確な判定にはある程度の経験を必要とし，とくに急性期にはステージ判定がむずかしい．

　Ⅲ度，Ⅳ度の褥瘡の治療においては，色による分類が局所処置を知る上で使いやすい．急性期を過ぎた壊死組織は乾燥しているため黒色であるが（黒色期：図Ⅰ-3-27），次第に滲出液を吸収し黄色となる（黄色期）．これら壊死組織が除去され肉芽組織が増生してくると，肉芽組織の豊富な血流により赤色を呈してくる（赤色期：図Ⅰ-3-28）．最終的に肉芽組織の上に表皮細胞が伸びて上皮化してくるが，色素細胞をもたないために白色にみえる（白色期）．

3）褥瘡の状態評価

　褥瘡に適切な管理・処置がなされているかを判断するためには，創の状態を正しく評価する必要がある．日本褥瘡学会では評価のためにDESIGN-Rを提唱している．これは，褥瘡の深さ（D），滲出液（E），大きさ（S），炎症／感染（I），肉芽形成（G），壊死組織（N），ポケット（P）を点数で評価するもので，点数が大きいほど褥瘡の状態は悪く，治癒すれば0点となる．

C　主な治療法

1）予防処置

　最も重要で必要不可欠な治療法は予防処置である．予防には適切な除圧マットレスと質のよい看護や介護が不可欠である．除圧マットレスはウレタンを基本とするものと空気によって除圧を図るものがあり（エアマットレス），患者の状態や危険度などから選択する．除圧マットレスの使用のみでは十分な除圧は得られないので，2時間ごとの体位変換が必要である．

2）局所処置

　局所処置はステージなどによって決定する．Ⅰ度では除圧などの予防処置と皮膚の保護のみでよい．Ⅱ度では創傷被覆材などで創部と皮膚の保護をしながら上皮化を促す．Ⅲ・Ⅳ度では前述の色による分類などに準じて処置を行う．黒色期，黄色

期では感染への対応が重要であり，必要に応じてデブリドマンなどの外科的処置を行う．赤色期以降は湿潤環境を保ち，肉芽の増生と上皮化の促進を図る．

D 治療経過・予後

ほとんどの褥瘡は，看護・介護体制を整え適切な局所処置がなされれば，保存療法のみでも治癒させることができる．しかし，適切な治療がなされないと褥瘡は悪化し，褥瘡部の感染により敗血症をきたすこともある．当然その場合には死亡することもありうる．

24 | 皮膚良性腫瘍

A 皮膚良性腫瘍とは

皮膚良性腫瘍は皮膚および皮下組織を構成する細胞から生じる良性腫瘍を包括する呼称である．表皮，毛包や汗腺などの皮膚付属器，真皮に存在する線維芽細胞，神経，血管，筋肉，皮下の脂肪細胞などに由来する様々な腫瘍が含まれる．

分類については，腫瘍の由来をもとに大きく上皮性腫瘍と非上皮性腫瘍に分類し，さらに細分類するのが一般的である（**表Ⅰ-3-9**）．

一部の腫瘍では外的な刺激が原因となることもあるが，大部分は原因不明であり，発症部位に限局して緩徐に増大する．痛みやかゆみなどの自覚症状を伴うのはまれであるが，大きくなって周辺組織を圧迫したり，二次的な炎症や感染を起こすと痛みを訴える場合もある．

B 診断の進め方

腫瘍の大きさ，色調，表面の性状などの形態的特徴を視診で観察し，硬さや痛みの有無，周囲組織との可動性を触診で確認することにより，多くの場合，鑑別診断をしぼりこむことができる．腫瘍によっては好発する部位や年齢があり，発生部位や年齢も参考となる．

表Ⅰ-3-9　**皮膚良性腫瘍の分類**

上皮性腫瘍	表皮系腫瘍（脂漏性角化症，粉瘤，稗粒腫など）
	毛包系腫瘍（毛包腫，毛包上皮腫，石灰化上皮腫，外毛根鞘腫など）
	汗腺系腫瘍（汗嚢腫，エクリン汗孔腫，汗管腫，汗腺腫など）
	脂腺系腫瘍（脂腺腺腫，脂腺上皮腫，脂腺増殖症など）
非上皮性腫瘍	線維組織系腫瘍（軟性線維腫，皮膚線維腫，黄色腫など）
	神経系腫瘍（神経線維腫，神経鞘腫，顆粒細胞腫など）
	脈管系腫瘍（単純性血管腫，苺状血管腫，血管拡張性肉芽腫など）
	脂肪細胞系腫瘍（脂肪腫など）
	筋肉系腫瘍（平滑筋腫など）

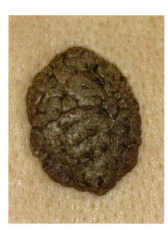 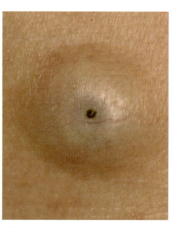 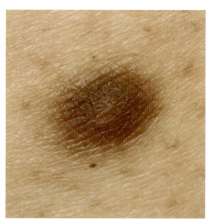

図I-3-29 脂漏性角化症
茶褐色で表面が乳頭腫状の角化性結節.

図I-3-30 粉瘤
中央に黒色面皰を伴う半球状の結節. 皮膚が菲薄化し腫瘍が青色調に透見される.

図I-3-31 皮膚線維腫
茶褐色の隆起性小結節.

　非侵襲的検査としてダーモスコピーと超音波検査が役立つ. 色素性腫瘍や血管性腫瘍ではダーモスコピーにより色素や血管の分布を詳細に観察できるため, 特徴的な所見が得られれば診断精度を上げることができる. 皮内や皮下の腫瘍では超音波検査により腫瘍の性状, 深さ, 周辺組織との位置関係についての情報が得られる. 皮下の腫瘍ではCTやMRIを行う場合もある.

　理学的所見や画像検査所見からも診断や皮膚悪性腫瘍との鑑別が困難な場合には, 侵襲的ではあるが皮膚生検が有効である. 小さな腫瘍では治療を兼ねて全摘生検を行う場合もある.

　頻度の高い代表的な皮膚良性腫瘍の特徴を以下に述べる.

①脂漏性角化症（図I-3-29）: 老人性疣贅とも呼ばれる最も頻度の高い皮膚良性腫瘍である. 加齢に伴って増加するため, 高齢者に多くみられる. 顔面, 頭部, 体幹に好発し, 多発することも多い. 大きさは大豆大程度で, ドーム状の結節となったり, 全体が扁平に隆起したり, あるいは有茎性を示すなど様々な形状を呈する. 表面も比較的平滑なものから細顆粒状, 乳頭状, 疣状など多彩で, 色調も灰白色, 淡褐色から褐色, 黒褐色まで様々であるが, 角化を伴うため, 触診で表面がざらざらする点が共通した特徴である.

②粉瘤（図I-3-30）: **表皮嚢腫**とも呼ばれ, 顔面・頭部に好発するが, 全身どの部位にも生じる. 表皮あるいは毛包が袋状の嚢腫を形成し, 内部に角質が蓄積するため徐々に増大する. 皮膚と癒着し, 皮下組織との可動性が良好, 平滑で硬さは弾性軟の腫瘍である. 表面の皮膚の色調は正常皮膚色であるが, 腫瘍が増大して皮膚が薄くなると青色調を示す場合もある. ときに炎症を起こし, 発赤・腫脹を伴って疼痛を訴える場合もある.

③石灰化上皮腫: 毛母から毛皮質への分化を示す毛包系腫瘍で, 若年者の顔面・上肢に好発し, 幼児にも生じる. 皮下に硬い腫瘍を形成し, 表面が凹凸不整な腫瘤

として触れる．通常は小豆大程度までの大きさで表面皮膚には異常を認めないが，まれに大きくなって10 cmを超えたり，皮膚が水疱化したりする場合がある．

④エクリン汗孔腫：中年以降の手足に好発する腫瘍で，エクリン汗管への分化を示す腫瘍である．足底や足縁，手掌に1 cmまでの大きさの広基性または有茎性の紅色腫瘤を形成することが多い．表面は平滑で，角化を伴うことがある．

⑤皮膚線維腫（図Ⅰ-3-31）：成人の四肢に好発する<ruby>豌豆<rt>えんどうまめ</rt></ruby>大程度までの半球状に隆起する硬い褐色の小結節で，ときに痛みを伴うことがある．軽微な外傷に対する反応性の線維芽細胞の増殖であると考えられており，長期間観察するうちに自然に縮小することもある．

⑥血管拡張性肉芽腫：手足に好発し，豌豆大程度までで，鮮紅色から暗紅色の，広基性または有茎性の小結節である．表面がびらん化して滲出液や出血を伴うことが多い．外傷に対する反応性の毛細血管の増殖であるとされており，妊娠に伴って出現することもある．

⑦脂肪腫：脂肪細胞に由来する良性腫瘍で，多くは皮下組織に生じるが，前額では筋肉下に生じる．大きさは大豆大から手拳大まで様々で，皮膚との可動性が良好な軟らかい皮下腫瘤として触知する．被覆皮膚には異常を認めない．

> **臨床で役立つ知識　皮膚悪性腫瘍との鑑別**
>
> 皮膚良性腫瘍の診療ではときに皮膚悪性腫瘍との鑑別が問題となるが，治療方針も異なるので，両者を鑑別するのは重要である．一般的には皮膚悪性腫瘍は大きく，左右は非対称であり，表面も凹凸不整で，しばしばびらんや潰瘍を伴うのに対して，皮膚良性腫瘍は小さく，左右対称で，表面が平滑であることが多く，びらんや潰瘍を伴うのはまれである．この点に注意して観察すると多くの例で鑑別は可能であるが，それでもまぎらわしい場合もあり，各種の皮膚悪性腫瘍に特徴的な臨床所見も理解しておく必要がある．

C　主な治療法

良性疾患であり，経過観察が可能な場合が多い．ただし，腫瘍が存在することによる痛みが強い場合，腫瘍からの出血や衣類との摩擦などにより日常生活，社会生活に支障をきたす場合，整容的な観点から患者が治療を希望する場合，悪性腫瘍との鑑別が困難な場合などには治療を行う．

最も確実なのは外科的切除である．腫瘍によっては液体窒素による凍結療法や電気焼灼，レーザー治療も有効で，整容的にも優れているため，発生部位や年齢，社会的状況を考慮しながら症例ごとに適した治療法を選択する．

D　治療経過・予後

外科的切除後は5〜10日で抜糸する．術後合併症には，手術瘢痕の形成，創部の出血，感染や創の離開などがある．治療後の再発は極めてまれであり，通常は長期的な経過観察の必要はない．

25 | 皮膚悪性腫瘍

A 皮膚悪性腫瘍とは

皮膚は表皮と真皮，そして皮下脂肪織で構成され，表皮は表皮細胞，ランゲルハンス細胞，色素細胞からなる．真皮，皮下脂肪織には，真皮線維芽細胞，脂肪細胞のほか，毛細血管，リンパ管などの脈管，毛包や脂腺，汗腺などの付属器，神経，立毛筋，白血球などが存在する．これらの構成細胞すべてから**悪性腫瘍（がん，肉腫）**は発生しうる．他項で解説している皮膚リンパ腫と悪性黒色腫を除く，代表的な皮膚悪性腫瘍に関して解説する．

B 診断の進め方

ほとんどの皮膚悪性腫瘍は，各がん種に特徴的な外観を呈している．肉眼的に判断がつかない場合には，ダーモスコピーを用いた補助診断を行う．確定診断は，組織生検により病理組織学的に行う．

有棘細胞がんやパジェットがんなど転移を起こす可能性の高いがん種については，センチネルリンパ節生検やCT，MRIで転移の有無を確認し，TNM分類と病期分類を行う（**表Ⅰ-3-10**）．

C 代表的な皮膚悪性腫瘍と主な治療法，予後

①有棘細胞がん（squamous cell carcinoma：SCC）（図Ⅰ-3-32）：わが国において浸潤がんとしては2番目に多く，顔面や手背など露光部に好発する．発がん因子としては，紫外線が最も重要で，放射線，ヒト乳頭腫ウイルス（HPV），ヒ素などの発がん化学物質，熱傷瘢痕，慢性刺激などが挙げられる．低分化型など悪性度の高いものは転移をきたし予後不良となる．

②日光角化症（図Ⅰ-3-33）：紫外線による表皮細胞の悪性化したもので，SCCの前がん病変として位置づけられる．高齢者の露光部に好発し，しばしば多発する．治療は外科的切除が第一選択であるが，顔面に好発し，切除範囲が広範にわたることも多いため，液体窒素による冷凍凝固，イミキモドの外用がしばしば選択される．

③ボーエン（Bowen）病（図Ⅰ-3-34）：HPV感染やヒ素摂取などが病因とされ，SCCの上皮内がん（SCC *in situ*）として位置づけられている．わが国では体幹に好発するとされる．治療は外科的切除が第一選択である．

④基底細胞がん（basal cell carcinoma：BCC）（図Ⅰ-3-35）：わが国の皮膚悪性腫瘍の中で最も多い．局所破壊性に増大する傾向にあるが，転移をきたすものは極めてまれで，予後は良好である．高齢者の顔面，とくに鼻背に好発する．治療は外科的切除が第一選択である．

⑤パジェット（Paget）病（図Ⅰ-3-36）：アポクリン腺由来の上皮内がんで，真皮に浸潤するとパジェットがんとなる．パジェット病は広範切除による完全切除で良好な予後が得られるが，パジェットがんはしばしば転移し，予後不良となる．

表Ⅰ-3-10 皮膚癌の TNM 分類と病期分類（眼瞼，頭頸部，肛門周囲，外陰，陰茎を除く）（UICC 第 8 版，2017 年より）

T-原発腫瘍

TX	原発腫瘍の特定が不可能
T0	原発腫瘍を認めない
Tis	上皮内癌
T1	最大径が 2 cm 以下の腫瘍
T2	最大径が >2 cm かつ ≦4 cm の腫瘍
T3	最大径が >4 cm，または軽度の骨びらん，もしくは神経周囲浸潤もしくは深部浸潤*を伴う腫瘍
T4a	肉眼的軟骨 / 骨髄浸潤を伴う腫瘍
T4b	椎間孔への浸潤および / または椎間孔から硬膜上腔までの浸潤を含む中軸骨格浸潤を伴う腫瘍

*深部浸潤は皮下脂肪をこえる，または（隣接正常上皮の顆粒層から腫瘍基部までを測って）6 mm をこえる浸潤と定義し，T3 の神経周囲浸潤は当該神経の臨床的または放射線画像的な浸潤で椎間孔または頭蓋底の浸潤や侵入がないものと定義する．同時性の多発腫瘍では，最も進展した腫瘍の T 分類で表示する．そして，腫瘍の個数を（　）に記入する．例：T2（5）.

N-領域リンパ節

NX	領域リンパ節の評価が不可能
N0	領域リンパ節転移なし
N1	単発性リンパ節転移で，最大径が 3 cm 以下
N2	同側の単発性リンパ節転移で，最大径が 3 cm をこえるが 6 cm 以下，または同側の多発性リンパ節転移で，すべて最大径が 6 cm 以下
N3	単発性リンパ節転移で，最大径が 6 cm をこえる

M-遠隔転移

M0	遠隔転移なし
M1	遠隔転移あり*

*悪性黒色腫と頭頸部癌以外の癌においては対側リンパ節は遠隔転移とする．

病期分類

0 期	Tis	N0	M0
Ⅰ期	T1	N0	M0
Ⅱ期	T2	N0	M0
Ⅲ期	T3	N0	M0
	T1, T2, T3	N1	M0
ⅣA 期	T1, T2, T3	N2, N3	M0
	T4	N に関係なく	M0
ⅣB 期	T に関係なく	N に関係なく	M1

⑥隆起性皮膚線維肉腫（dermatofibrosarcoma：DFSP）（図Ⅰ-3-37）：皮膚線維芽細胞由来の悪性腫瘍とされる．遠隔転移はまれであるが，しばしば局所再発するため，広範切除が必要となる．

⑦メルケル（Merkel）細胞がん：メルケル細胞由来の神経内分泌系悪性腫瘍とされる．まれな疾患であるが，悪性度が高く，比較的早期から転移をきたす．広範切除が第一選択であるが，放射線療法，化学療法がときに著効する．

⑧（頭部）血管肉腫：非常にまれな腫瘍であるが，極めて悪性度が高く，皮膚悪性腫瘍中，最も予後が悪い．高齢者の頭部外傷後に好発するという特徴があるため，問診で患者に頭を打撲したなどのエピソードを確認することが重要である．完全切除は困難なことが多いが，放射線療法や化学療法が有効である．

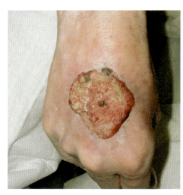
図Ⅰ-3-32　有棘細胞がん（手背）
乳頭状に増殖する腫瘍．

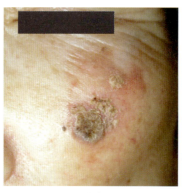
図Ⅰ-3-33　日光角化症（頬部）
鱗屑，角化物を付着する境界不明瞭な紅斑．

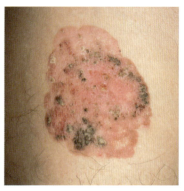
図Ⅰ-3-34　ボーエン病（大腿部）
鱗屑，痂皮を伴う比較的境界明瞭な紅斑．

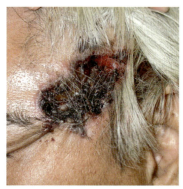
図Ⅰ-3-35　基底細胞がん（こめかみ部）
中心部が潰瘍化した黒色の腫瘍．

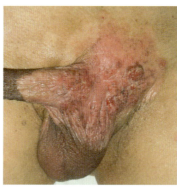
図Ⅰ-3-36　乳房外パジェット病（外陰部）
境界不明瞭な脱色素斑〜びらんを伴う紅斑．一部に腫瘤形成を伴う．

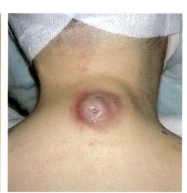
図Ⅰ-3-37　隆起性皮膚線維肉腫（項部）
表面平滑な弾性硬の紅色腫瘤．

［図Ⅰ-3-32〜図Ⅰ-3-37写真提供：くらち皮フ科クリニック　倉知貴志郎先生］

26 皮膚リンパ腫

A 皮膚リンパ腫とは

　あらゆる組織に血液の成分（白血球，赤血球，血小板など）が分布するが，その中で皮膚に親和性を持つ白血球成分のリンパ球があり，それが腫瘍性増殖した悪性リンパ腫が皮膚リンパ腫である．悪性リンパ腫では節外性［節性（リンパ節）以外］の中では消化管に発生するものに次いで多い．皮膚に発生するのは非ホジキンリンパ腫が大半であり，性質からT/NK細胞性，B細胞性，血液前駆細胞に分けられ，T細胞の菌状息肉症（図Ⅰ-3-38）が最も多い．

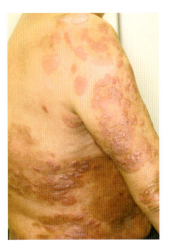

図Ⅰ-3-38　腫瘤形成を伴った菌状息肉症の臨床像

1）多彩な病型

　治療選択や予後予測のために病型分類は重要であるが，病型が多彩で診断をつけることがむずかしいことと，疾患の進行が非常に緩徐なものから急速に進行するものまであり，診断そのものがむずかしい疾患である．2005年に皮膚リンパ腫のWHO-EORTC分類によりコンセンサスが得られ，2008年のWHO分類第4版（2016年にも改訂）で血液造血系腫瘍全体の分類の位置づけがなされた．両分類からわが国の『皮膚リンパ腫診療ガイドライン2011年改訂版』[1]では**表Ⅰ-3-11**の通り分類されている．

2）病期分類について

　最多の皮膚リンパ腫は菌状息肉症で，その特徴は進行が緩徐で**様々な炎症性疾患に類似**し，診断されずに進行することもある．進行すると腫瘤形成するなど腫瘍的な特徴を表す．セザリー症候群は血液内に腫瘍細胞がみられる紅皮症の病態で，予後不良である．この2病型を含むTMNB病期分類がOlsenら[2]により作成され，皮疹面積や皮疹の形態，リンパ節浸潤，他臓器浸潤，血液浸潤を評価してⅠ〜Ⅳ期に分け，予後予測ができるようになっている．それ以外の病型は，特有の病期分類はないので予後予測がむずかしい．

B　診断の進め方

①問診聴取と理学的診察
②臨床検査：末梢血球数，血清LDH，可溶性IL-2受容体（早期では異常値がみられない）
③皮膚組織生検：皮膚リンパ腫は皮膚に病変があるので，皮膚生検が容易であり，積極的に評価する．HE染色の病理組織学的所見，免疫組織化学による細胞形質所見，細胞からの遺伝子再構成やフローサイトメトリー，ウイルスの検出や関与など多くの情報が得られる．

表I-3-11 皮膚リンパ腫の分類

T/NK 細胞性リンパ腫	・菌状息肉症：亜型あり ・セザリー（Sezary）症候群：予後不良 ・成人 T 細胞性白血病 / リンパ腫：一部予後不良 ・原発性皮膚 CD30 陽性リンパ増殖性疾患 ・皮下脂肪織炎様 T 細胞リンパ腫 ・節外性 NK/T 細胞性リンパ腫，鼻型：予後不良 ・原発性皮膚末梢性 T 細胞性リンパ腫，非特定：亜型あり．一部予後不良
B 細胞性リンパ腫	・粘膜関連リンパ組織の節外性辺縁帯リンパ腫 ・原発性皮膚濾胞性リンパ腫 ・原発性皮膚びまん性大型 B 細胞リンパ腫，下肢型：やや予後不良 ・血管内大細胞型 B 細胞リンパ腫：やや予後不良
血液前駆細胞腫瘍	・芽球性形質細胞様樹状細胞腫瘍：予後不良

［菅谷　誠ほか：日本皮膚科学会ガイドライン：皮膚リンパ腫診療ガイドライン 2011 年改訂版．日皮会誌 **122**：1513-1531, 2012 を参考に作成］

④**画像検査**：皮膚原発の評価や病期進行度を評価するために必要．全身 CT，FDG-PET，Ga シンチグラムなど．

⑤**骨髄所見**：必須ではないが，進行例や移植を前提とする場合には必要である．

C 主な治療法

　病型，病期によって治療は異なり，パフォーマンスステータスを考慮して治療選択する．治療は腫瘍内科，皮膚科など集学的なチーム医療が重要である．

　菌状息肉症 / セザリー症候群に関しては，病期分類から早期には skin directed therapy を中心とした治療（経過観察からステロイド薬外用，紫外線療法，放射線療法，手術療法，薬物療法）が行われ，外来で治療されることが多く，早期菌状息肉症の状態が数年から数十年に至ることもある．進行期に至ると抗がん薬治療，骨髄移植なども選択される．進行期では，紅斑では瘙痒，腫瘤から潰瘍形成では疼痛が問題で，皮膚統合性障害は著しく悪い．

　近年，治療法は進歩があり，ゲムシタビン塩酸塩のほか，ボリノスタット［ヒストン脱アセチル化酵素（HDAC）阻害薬］，ベキサロテン（活性型ビタミン A 製剤），モガムリズマブ（抗 CCR4 抗体）など新規薬剤が使えるようになった．使用法にはまだコンセンサスがなく，使用経験の蓄積が必要である．

　その他の病型でもそれぞれの治療方針はあるが，定まったものはないのが現状である．B 細胞系の予後のよい限局する腫瘤形成には，手術療法や放射線療法が有用で，予後の悪い原発性皮膚びまん性大型 B 細胞リンパ腫（下肢型）では，リツキシマブ併用多剤化学療法が選択される．芽球性形質細胞様樹状細胞腫瘍は非常に予後不良で治療抵抗性である．

●引用文献
1) 菅谷　誠ほか：日本皮膚科学会ガイドライン：皮膚リンパ腫診療ガイドライン 2011 年改訂版．日皮会誌 **122**：1513-1531, 2012
2) Olsen E, et al：Revisions to the staging and classification of mycosis fungoides and Sézary syndrome：a proposal of the International Society for Cutaneous Lymphomas（ISCL）and the cutaneous lymphoma task force of the European Organization of Research and Treatment of Cancer（EORTC）．Blood **110**：1713-1722, 2007

27 　悪性黒色腫

A 　悪性黒色腫とは

悪性黒色腫とは皮膚，眼窩内，口腔粘膜上皮などに存在する色素細胞（メラノサイト）由来の悪性腫瘍で，一般に "ほくろ" のがんといわれている．

1）原　因

その発生原因はいまだ不明な点が多い．欧米では日光紫外線曝露部に好発することにより長波長紫外線（UVA），中波長紫外線（UVB）による DNA 傷害ががん化に大きく影響するといわれているが，わが国での発症の大半は掌蹠，つまり非露光部であることより紫外線の関与は否定的である．足蹠に発生する場合は，外傷など外的刺激が誘因となることもある．また，悪性黒色腫を発症しやすい体質もしくは病変として，全身に不整な色素斑が多発するクラーク（Clark）母斑（dysplastic nevus）症候群や巨大型先天性色素細胞母斑（剛毛を伴う場合，獣皮様母斑とも呼ばれる）などが挙げられ，これらを合併する症例では数十年経過した後，悪性黒色腫を病変内に生じることがあるため，注意深く観察し，必要であれば早期に切除する．

2）疫　学

発生頻度は人口 10 万人あたりの年間患者発生数として，白色人種でおよそ 15 人，日本人で 2 人，黒色人種で 0.5 人と見積もられている．ただしこの統計は 1990 年代になされたものであり，現在さらに増加傾向にあり，高齢化と早期発見が影響していると思われる．また，年齢別では 60～70 歳代にピークを迎えており，20 歳未満に発見されることは極めてまれである．

3）病型分類

一般に，皮膚に発生する悪性黒色腫はクラーク分類と呼ばれる 4 型に分けられ，悪性黒色腫の生物学的意味を把握するため，各々の臨床的特徴を理解する必要がある．

①表在拡大型：掌蹠を除く四肢・体幹中心に生じ，黒褐色～暗赤色の隆起性色素斑としてみられる（図Ⅰ-3-39a）．組織学的に表皮肥厚を伴い悪性黒子型とは異なる．

②悪性黒子型：日光露出部に生じ，墨汁がこぼれたような臨床像を示す（図Ⅰ-3-39b）．その発生に紫外線の関与が大きいタイプで，とくに白色人種に好発する．

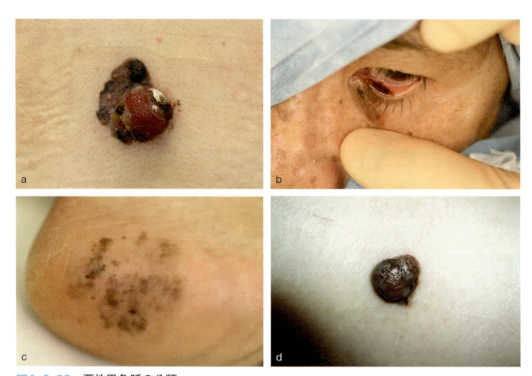

図Ⅰ-3-39 悪性黒色腫の分類
a：表在拡大型. b：悪性黒子型. c：末端黒子型. d：結節型

③末端黒子型：掌蹠に生じるタイプである．辺縁不整で大型の黒褐色斑がみられ，滲み出しや色の濃淡が明らかである（図Ⅰ-3-39c）．日本人の悪性黒色腫の約半数がこのタイプである．

④結節型：周囲への滲み出しがはっきりせず主に結節形成する（図Ⅰ-3-39d）．このタイプでは早期より表皮基底膜を破り真皮内へ腫瘍細胞が浸潤しやすいため，他のタイプより予後不良になるといわれている．ただし，最近変異遺伝子の違いをもとに露光部・非露光部・掌蹠部・粘膜部と分類する報告もある．

4）病期分類

現在，わが国における皮膚悪性黒色腫の病期分類は，米国がん合同委員会（AJCC）第8版（2017年）のTNM分類に準拠している．悪性黒色腫の病期分類の特徴として，原発巣の腫瘍深度でT分類されており，**ブレスロー（Bleslow）の腫瘍深達度***が4mm以上で最重症であること，原発巣表面の潰瘍化の有無が予後に影響すること，リンパ節転移が肉眼的・顕微鏡的に分類されることなどが挙げられる．

***ブレスローの腫瘍深達度**：表皮顆粒層上部から最深部の腫瘍細胞までの距離を表皮に垂直方向に計測し，mm単位で表示する．

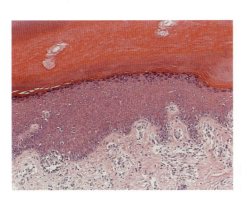

図Ⅰ-3-40　悪性黒色腫の病理像
多数の異型メラノサイトが表皮に不均一に増殖する．

B　診断の進め方

　悪性黒色腫と診断するため，主に視診，ダーモスコピー，病理組織診断の方法を用いている．各々の診察・検査法における留意事項について述べる．

1）視　診
　まず，皮膚疾患（皮膚悪性腫瘍を含めて）はその病変が一見できるため，正しい視診を行うことが最も重要である．悪性黒色腫の臨床的特徴として **ABCD 診断基準** が有名であり，
　　・Asymmetry（非対称性形状）
　　・Border irregularity（不規則な境界）
　　・Color variegation（多彩な色調）
　　・Diameter enlargement（6 mm 以上の直径）

という4つの特徴があるとされる．近年，多少の修正は加わるものの，世界的にこの臨床的分類が依然有用であり，これらのうちいくつか当てはまる黒色斑もしくは黒（褐）色調の皮膚腫瘤は注意が必要である．

2）ダーモスコピー
　皮膚悪性黒色腫の特徴的所見として parallel ridge pattern や atypical pigmented network，irregular globules などがある．

3）病理組織診断
　色素性母斑，スピッツ（Spitz）母斑を含む良性の皮膚腫瘍との鑑別が困難な場合，皮膚生検により，病理組織診断を行うことがある．また，悪性黒色腫と診断された場合，病期分類に必要なブレスローの腫瘍深達度を計測するために行われる．
　色素性母斑との詳細な病理学的鑑別点については成書に譲るが，悪性黒色腫の場合，全体像として非対称性である，腫瘍細胞（メラノーマ細胞）の孤立性増殖および（または）表皮有棘層への移動がみられる，細胞（および核）の異型性があるなど，いくつかの診断に重要な特徴がある（図Ⅰ-3-40）．

C　主な治療法

　手術不能悪性黒色腫に対する治療は，ここ数十年間ダカルバジンなどのアルキル化抗がん薬に上回る治療法はなかった．しかし，2011年抗腫瘍効果を発揮するリン

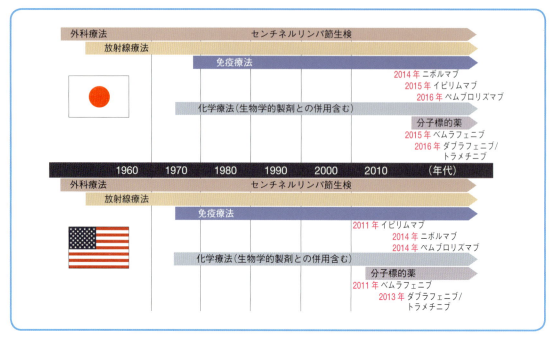

図I-3-41 日本および米国での進行期悪性黒色腫に対する治療の変遷

パ球の活性制御に関わる分子 CTLA-4 に対する抗体(イピリムマブ),いわゆる"免疫チェックポイント阻害薬"の一つが登場し,悪性黒色腫の治療法が完全に変わった.加えて,BRAF 遺伝子の 600 番目に変異が腫瘍の増殖に大きく関与していることが見出され,現在,免疫チェックポイント阻害薬として抗 CTLA-4 抗体(イピリムマブ)と抗 PD-1 抗体(ニボルマブもしくはペムブロリズマブ)の 2 種類と,BRAF 遺伝子変異を有する症例に対する BRAF およびその上流の MEK 分子を阻害する分子標的薬(BRAF 阻害薬がベムラフェニブもしくはダブラフェニブメシル酸塩,MEK 阻害薬がトラメチニブジメチルスルホキシド付加物)が進行期悪性黒色腫症例の主な治療薬となっている.さらに,上記薬剤の組み合わせや他の免疫チェックポイント阻害薬,ウイルス製剤による治験などが世界中で数多く行われており,さらに効果的な治療法の開発が進んでいる.図I-3-41 に日本および米国での進行期悪性黒色腫に対する治療の歴史をまとめた.

D 治療経過・予後

2014 年 7 月に抗 PD-1 抗体(ニボルマブ)が国内で承認され,さらにその後の新規治療薬の導入により患者生存率は大きく改善した.しかし,ニボルマブの奏効率は一般的に約 30% といわれており,全例に効果を発揮するわけではない.さらに,分子標的薬には耐性の問題があり,今後,個々の症例に対する治療の最適化が課題である.

28 色素異常症

A 色素異常症とは

　皮膚の色調が正常皮膚色よりも増強するか脱失する皮膚の疾患である．色調は主にメラニン顆粒の量と分布により決まるが，様々な物質の皮膚への沈着によっても変化しうる．色調は皮膚感染症，皮膚腫瘍，薬剤，化学物質によっても変化しうるが，これらについては別項参照のこと．

1）分 類

　色調の変化は**色素増強症，色素脱失症，異物沈着症**に分類される．発症時期により，出生時より生じている先天性と，出生後に生じる後天性がある．色調の変化する範囲が全身に及ぶ全身性と，限局的に生じる限局性がある．

2）メラノサイトとメラニン

　皮膚は表皮・真皮・皮下組織で構成される．表皮は基底層・有棘層・顆粒層・角層から構成される．メラノサイト（色素細胞）は表皮基底層に存在し，メラニン顆粒を生合成する．メラニン顆粒はケラチノサイト（表皮角化細胞）に転送される．メラニン顆粒は紫外線による核への傷害を防ぐ．メラニン顆粒の生合成と輸送の異常などにより色素異常症が生じる．

B 診断の進め方

　全身の色調の変化では，所属する人種と比較して濃淡を評価する．限局性の色調の変化では，周囲の皮膚の色調と比較して濃淡を評価する．

C 分類と主な治療法

1）色素増強症

①全身の色素増強：後天性に全身の色素増強が生じる．副腎皮質機能低下症であるアジソン（Addison）病などで生じる．二次性の疾患では原疾患を治療する．

②限局性の色素増強（**図 1 -3-42**）：顔面，とくに頬部の色素斑は複数の疾患が混在して生じうる．

・**雀卵斑**：一般的には"そばかす"と呼ばれる．小学校入学（6歳）前後から頬部などに直径数 mm の褐色斑が多発する．遺伝的素因がある．紫外線が発症・増悪因子となる．治療として，遮光して増悪を避ける．

・**肝斑**：一般的には"しみ"と呼ばれる．30歳以降に頬部などに淡褐色の色素斑が左右対称性に生じる．紫外線，性ホルモン，遺伝的因子などが発症・増悪因子となる．治療として，遮光して増悪を避ける．ビタミンC製剤やトラネキサム酸を内服する．ヒドロキノン軟膏やトレチノイン軟膏を外用する．ヒドロキノンはアレルギー性接触皮膚炎を誘発しうる．

・**老人性色素斑**：中年以降に頬部など日光露光部に褐色の色素斑が生じる．紫外線が発症・増悪因子となる．治療として，遮光して増悪を避ける．レーザー照射やケミカルピーリングを施行する．

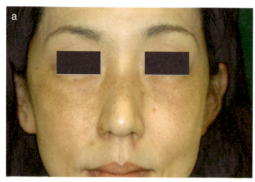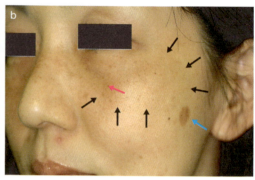

図Ⅰ-3-42 46歳，女性
雀卵斑として，両頬部から鼻尖部にかけて直径数 mm の褐色斑（➡）が多発している．肝斑として下眼瞼下部の両頬部に淡褐色斑（➡）を認める．老人性色素斑として左頬部に褐色斑（➡）を認める．肝斑と雀卵斑はオーバーラップしている．

2）色素脱失症

①**全身の色素脱失**：先天性に全身の色素脱失が生じる眼皮膚白皮症がある．まれに後天性に白斑（vitiligo）が増悪して，全身に色素脱失が生じる．

- **眼皮膚白皮症**：先天性の遺伝子異常により，皮膚・眼・毛髪の色素低下・消失が生じる．全身症状を伴わない眼皮膚白皮症と，全身症状を伴うチェディアック・東（Chédiak-Higashi）症候群（CHS）とヘルマンスキー・パドラック（Hermansky-Pudlak）症候群（HPS）などがある．治療として，サングラスなどを用いて眼を保護する．症候性では対症療法を実施する．CHS では感染対策，骨髄移植を，HPS では出血対策，呼吸機能対策などを行う．

②**限局性の色素脱失（図Ⅰ-3-43）**：先天性に限局性に色素脱失が生じるまだら症と，後天性に生じる白斑（vitiligo），フォークト・小柳・原田（Vogt-Koyanagi-Harada）病，サットン（Sutton）母斑，老人性白斑などがある．

- **まだら症**：先天性の前額髪際の白毛巣，前額の菱形白斑，顔面・胸腹部・肘・膝の白斑．メラノサイトが分布しないために生じる．常染色体優性遺伝性疾患である．治療として，整容的に表皮水疱蓋移植などの皮膚移植を施行することがある．

- **白斑（vitiligo）**：自己免疫などによりメラノサイトが後天的に消失して生じる境界明瞭な完全色素脱失である．皮膚分節に片側性に生じる分節型と，汎発性に生じる非分節型がある．非分節型は甲状腺機能低下症（橋本病）や円形脱毛症などの臓器特異的な自己免疫疾患を併発しやすい．治療として，ステロイド薬外用，光線療法［エキシマレーザー／ライト照射，ナローバンド中波長紫外線（UVB）照射，PUVA（psoralen-UVA）療法］，皮膚移植（表皮水疱蓋移植，ミニグラフト移植），ビタミン D_3 製剤外用（保険適用外），タクロリムス水和物軟膏外用（保険適応外），カバー化粧品がある．

- **フォークト・小柳・原田病**：眼のぶどう膜炎・髄膜炎・難聴・白斑を主徴とする．それぞれの臓器に存在するメラノサイトに対する自己免疫により生じる．治療として，眼病変・髄膜炎・内耳症状にはステロイド薬や免疫抑制薬（シクロス

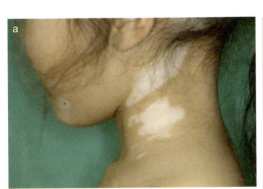 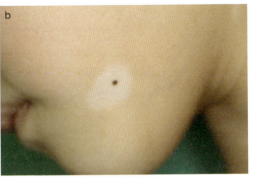

図 I-3-43　7歳，女性
サットン母斑として左頸部の色素性母斑の周囲に白斑が生じている．白斑（vitiligo）として左頸部に完全脱色素斑を認める．サットン母斑はしばしば白斑（vitiligo）を併発する．

ポリン）を内服する．白斑症状にはその治療法に準じる．
- **サットン母斑**：色素性母斑（いわゆる"ほくろ"）の母斑細胞に対する自己免疫反応により，色素性母斑の周囲に白斑が生じる．しばしば白斑（vitiligo）を併発する．治療として色素性母斑を切除する．
- **老人性白斑**：加齢によりメラノサイトの機能が低下して生じる．直径10 mmまでの白斑が体幹・四肢に散在性に生じる．治療として経過を観察する．

D　治療経過・予後
　非分節型白斑では小児期発症（12歳未満）は体幹四肢に発症しやすく，治療により色素再生傾向を示す．思春期以降発症（12歳以降）は小児期発症よりは治療抵抗性である．分節型白斑は若年発症が多いが，非分節型よりは長期の経過となりやすい．

29　母斑症

　母斑症とは，遺伝的または胎生期の異常により生じる病変が，皮膚（母斑）だけでなく全身の諸器官にも起こり，奇形や腫瘍などを生じる先天性疾患の一群である．

29-1　結節性硬化症

A　結節性硬化症とは
　全身の過誤腫を特徴とする．顔面の血管線維腫，知的障害，けいれん発作が古典的3主徴だが，軽症例もある．発症は約6,000人に1人．常染色体優性遺伝だが，60％以上が孤発例である．第9染色体と第16染色体に原因遺伝子がある．

B　診断の進め方
　次の症状がある場合，本疾患を疑う．下線部は診断基準の大症状に含まれる．

1）皮膚症状

①**顔面の血管線維腫**（図Ⅰ-3-44）：鼻から頬を中心に多発する常色〜紅色の硬い丘疹．4〜5歳頃までに90%以上に出現して増加．

②**（3つ以上の）白斑**：生下時や乳幼児期からある不明瞭な白斑．早期診断の手がかりとなる．

③**シャグリンパッチ**：結合織母斑．常色〜淡紅色，表面が敷石状の硬い扁平隆起性局面を有する．

④**爪囲線維腫**：爪基部に生じる硬い紡錘形小結節．

2）皮膚以外の病変

①**中枢神経**：けいれん発作（乳児期の点頭てんかん），精神発達遅滞．<u>上衣下巨細胞性星細胞腫</u>は幼小児期に生じ水頭症を生じうる．

②**心臓**：<u>横紋筋腫</u>は胎生〜乳児期よりあり，ときに不整脈や心不全を生じる．ほとんどは自然に消退する．

③**腎**：<u>腎血管筋脂肪腫</u>は，多発増大し破裂出血を起こすことがある．

④**肺**：<u>肺リンパ脈管筋腫症</u>は主に女性に発症する．多発性嚢胞を形成し，気胸・呼吸困難を生じる．進行例は死に至る．

⑤**その他**：<u>網膜の多発性過誤腫</u>，骨硬化．

C 主な治療法

　従来は腫瘍の切除など対症療法のみだったが，近年，mTOR阻害薬内服が上衣下巨細胞性星細胞腫，腎血管筋脂肪腫，肺リンパ脈管筋腫症に適応となった．2019年6月より外用剤が追加される予定である．

D 治療経過・予後

　予後は乳幼児期は心病変，小児期以後は脳腫瘍・腎・肺病変の程度により異なる．

29-2 神経線維腫症 1 型

A 神経線維腫症 1 型［フォンレックリングハウゼン（von Recklinghausen）病］とは

　皮膚にカフェオレ斑と神経線維腫の多発，神経系・眼・骨などに様々な病変を生じる．発症は3,000人に1人で，常染色体優性遺伝だが孤発例が多い．原因遺伝子は第17染色体にある．

B 診断の進め方

　次の症状を認めた場合，本疾患を疑う．<u>下線部は診断基準に含まれる</u>．

1）皮膚症状

①**カフェオレ斑**：生下時や乳児期からある楕円形の褐色斑．<u>最大径1.5 cm（小児では5 mm）以上のカフェオレ斑が6個以上</u>あれば本症を疑う．

②**雀卵斑様色素斑**：多発するそばかす様の小褐色斑．<u>腋窩あるいは鼠径部に生じる</u>ものは本疾患に特徴的である．

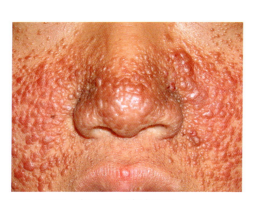

図Ⅰ-3-44　顔面の血管線維腫

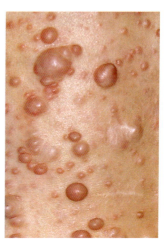

図Ⅰ-3-45　多発する皮膚神経線維腫（手術後の瘢痕を含む）

③神経線維腫
- 皮膚の神経線維腫（図Ⅰ-3-45）：常色〜淡紅色，大小様々なドーム状の軟らかい結節が思春期頃から全身に多発．
- びまん性神経線維腫：徐々に増大する軟らかい腫瘍で皮下や筋肉にも拡大し，整容・機能面で問題となる．内部で大量出血し血腫やショックを生じうる．
- 末梢神経内の神経線維腫：皮下の神経に沿って生じる紡錘形の硬い結節．有痛性の場合が多い．

2）全身症状
①中枢神経系：神経の神経線維腫，まれに脳腫瘍
②骨病変：脊柱側弯（学童期），頭蓋骨・顔面骨欠損，下肢骨の偽関節
③眼：虹彩小結節，視神経膠腫

C 主な治療法
側弯など骨病変に対し装具使用や手術療法を，整容面から皮膚腫瘍の切除などを行う．

D 治療経過・予後
生命予後は比較的よいが，数％に生じる悪性末梢神経鞘腫瘍は予後不良である．

29-3 スタージ・ウェーバー症候群

A スタージ・ウェーバー（Sturge-Weber）症候群とは
❶顔面三叉神経領域の片側性血管奇形（ポートワイン母斑）
❷同側の脳軟膜血管奇形による神経症状（けいれん発作・片麻痺・発達障害）
❸同側眼球の血管奇形（とくに脈絡膜）による症状（緑内障・牛眼）
が3主徴だが，❶・❷のみの不完全型がほとんどである．

第Ⅰ部 皮膚疾患

B 診断の進め方

生下時に顔面にポートワイン母斑がある場合は，頭部CT・MRIで早期診断する．

C 主な治療法，治療経過・予後

皮膚血管病変にはレーザー治療を行う．緑内障の予防とけいれんの治療が重要である．

29-4 ポイツ・ジェガース症候群

A ポイツ・ジェガース（Peutz-Jeghers）症候群とは

口唇・口腔粘膜・指趾の黒褐色小色素斑と，消化管に多発する過誤腫性ポリープが特徴．常染色体優性遺伝である．

B 診断の進め方

小色素斑は幼少期から出現増加し，診断につながりやすい．消化管ポリープは胃から大腸に生じるがとくに小腸に多く，腹痛・血便・腸重積・イレウスを生じる．

C 主な治療法

ポリープには可能な限り内視鏡的切除を行う．色素斑にはレーザー治療が有効．

D 治療経過・予後

がん発生リスクが高く，消化管が最も多いが卵巣がんなど消化管以外の悪性腫瘍も多い．若年時はイレウスが，成人ではがんが主な死因となる．

29-5 その他の母斑症 （表Ⅰ-3-12）

表Ⅰ-3-12 その他の母斑症

クリッペル・トレノネー・ウェーバー（Klippel-Trenauney-Weber）症候群	四肢（通常は片側）のポートワイン母斑・静脈瘤などの血管奇形と，患肢（まれに対側）の肥大延長を特徴とする．全身の血管奇形やリンパ管異常の合併が多い．患肢の浮腫・蜂窩織炎・潰瘍・血栓や，脚長差による跛行・代償性側弯が問題となる．凝固異常や肺塞栓も生じうる．治療は，患肢の持続圧迫療法が基本．脚長差に対し靴による補正・手術や，症例により塞栓や結紮など血流コントロールの治療を行う．
色素失調症	X連鎖性優性遺伝で，ほとんど女児に発生（男児は多くは致死的）．特徴的な皮膚症状と，眼・歯・骨格・中枢神経症状など種々の異常を合併する．皮膚症状は4期に分類され，①第1期（水疱期）：生後2週間以内に紅斑・小水疱が列序性に出現，膿疱・びらんも生じる．数週から数ヵ月続く．②第2期（疣状苔癬期）：四肢末端に，疣状の角化性丘疹が出現．③第3期（色素沈着期）：生後4〜6ヵ月頃から，マーブル模様・泥はね状・渦巻き状の褐色〜灰褐色の色素斑を生じる．④第4期（色素沈着消退期）：4〜5歳頃より色素斑は徐々に消退．生命予後はよいが，眼病変の早期診断と治療が重要．
神経皮膚黒色症	皮膚の先天性巨大色素性母斑・多数の色素性母斑と，中枢神経の軟膜の色素細胞増殖による中枢神経症状（水頭症，けいれん発作）が特徴．巨大色素母斑や脳軟膜から悪性黒色腫発生がある．予後は極めて悪く，乳幼児期の死亡が多い．
汎発性黒子症候群［レオパード（LEOPARD）症候群］	常染色体優性遺伝．全身に多発する黒子と，難聴・両眼隔離・成長発達遅滞・心電図異常など様々な全身の異常を伴う．黒子は生下時から皮膚に多発増加．口腔や眼粘膜にも生じる．肥大型心筋症などの心病変が予後を左右．

（次頁に続く）

先天性角化不全症	男性に多い．染色体のテロメアを構成する分子の異常で，典型例では，網状色素沈着（皮膚萎縮），爪の萎縮，口腔粘膜白斑症の3徴候に再生不良性貧血などの骨髄不全を伴う．その他，肺線維症，食道狭窄など全身臓器の異常を生じうる．扁平上皮がんや造血器腫瘍など悪性腫瘍を生じやすい．
神経線維腫症2型	常染色体優性遺伝で，約4万人に1人．両側性の聴神経腫瘍（神経鞘腫）を特徴とし，聴力障害・めまいなどで発症．脳脊髄に神経鞘腫の多発や他の脳腫瘍発生がある．皮膚症状（褐色斑，神経鞘腫）は頻度が低い．
基底細胞母斑症候群［ゴーリン（Gorlin）症候群］	常染色体優性遺伝．多発性基底細胞母斑（常色〜褐色丘疹，若年より出現）・手掌足底皮膚小陥凹・顎骨嚢胞・大脳鎌石灰化・肋骨異常を主症状とし，その他，種々の奇形，良性・悪性腫瘍（髄芽腫など），嚢腫を合併する．予後は基底細胞腫の浸潤転移や発生する腫瘍による．
表皮母斑症候群	列序性で広範囲の表皮母斑・脂腺母斑（多くは片側性）に，中枢神経系（精神発達遅滞，てんかんなど），骨（側弯，変形など），眼（眼振，斜視など）の異常を伴う．
色素血管母斑症	皮膚単純性血管腫と色素性病変が併発し，一部で重なり合う．生じる色素性病変の種類によりⅠ〜Ⅳ型に分類され，さらに全身病変の有無でa型（皮膚限局）・b型（全身病変合併）に分けられる．合併する全身病変は，スタージ・ウェーバー症候群やクリッペル・トレノネー・ウェーバー症候群が多い．
オスラー（Osler）病	常染色体優性遺伝．皮膚・粘膜・内臓の多発性毛細血管拡張と，反復する出血が特徴．初発症状は小児期より反復する鼻出血．思春期以降の皮膚・粘膜の毛細血管拡張，鮮紅色丘疹の多発．成人以後，再発性の吐血・下血，肺動静脈瘻による喀血・血胸，肝病変などを生じる．
青色ゴムまり様母斑症候群	静脈奇形（海綿状血管腫）が皮膚と消化管に多発．皮膚の血管腫は生下時から幼少期に発症し，大小様々，青色でゴム様の弾力性を持つ．消化管の静脈奇形は口腔から肛門まで全消化管に生じ，出血による貧血や腸重積を生じる．他臓器にも静脈奇形を生じうる．
マフッチ（Maffuci）症候群	先天性の中胚葉形成異常により生じる．皮膚・粘膜の多発性脈管奇形と，多発性内軟骨腫による骨変形・骨折が特徴．皮膚病変は静脈奇形（海綿状血管腫）が多い．内軟骨腫が悪性化し，軟骨肉腫を15〜50%に生じる．
先天性血管拡張性大理石様皮斑	生下時か生後早期に出現する，暗赤色の大理石様網状皮斑．四肢・片側発生が多い．皮斑は多くは生後2年以内に改善．しばしば中枢神経系・筋骨格系・心血管系・眼などの奇形を伴う．予後は合併する病変により大きく異なる．

30 | 皮膚の細菌感染症

皮膚の細菌感染症には下記のように通常みられる菌の感染により生じるもの（30-1〜30-7）や特殊な菌の感染によるもの（30-8〜30-10）がある．

30-1 | 伝染性膿痂疹 <ruby>膿痂疹<rt>のうかしん</rt></ruby>

角層下に表皮剝脱毒素を産生する黄色ブドウ球菌が感染することで水疱を形成し，びらん痂皮を作る疾患である（図Ⅰ-3-46）．通常"とびひ"といわれ，小児に多くみられる．

A群β溶血連鎖球菌によるものは痂皮を形成し，痂皮性膿痂疹と呼ばれる．

A 診断の進め方

創部の培養により菌が検出される．近年，メチシリン耐性黄色ブドウ球菌による伝染性膿痂疹が市中でもみられることがあり，難治であることが多い．菌の抗菌薬に対する感受性も合わせて調べておく必要がある．

B 主な治療法

セフェム系抗菌薬内服，抗菌薬含有軟膏外用，シャワー浴で局所を洗浄する．

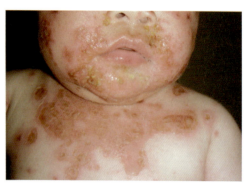

図Ⅰ-3-46　膿痂疹

30-2 ブドウ球菌性熱傷様皮膚症候群（SSSS）

　粘膜・皮膚に感染した黄色ブドウ球菌が表皮剥脱毒素を産生し，それが血中に入り全身の皮膚に行きわたることで生じる．

　皮膚に移行した表皮剥脱毒素が表皮顆粒層の接着分子（デスモグレイン1）を融解し，それにより全身の表皮が剥離する病態である．

　6歳までの乳幼児にみられるが，まれに成人でも発症する．熱傷様の臨床像を呈する．

A 診断の進め方

　口囲，眼囲に発赤，水疱，痂皮を伴う特異な顔貌，全身の表皮剥脱，健常部位でも摩擦により容易に表皮が剥離する［ニコルスキー（Nikolsky）現象陽性］，粘膜は侵されない，などの皮膚症状で診断する（図Ⅰ-3-47）．

　水疱，びらん部から起炎菌は検出されないため，臨床所見で本疾患が疑われればすみやかに治療を行う必要がある．

B 主な治療法

　入院加療により輸液など全身管理と抗菌薬点滴を必要とする．抗菌薬含有軟膏などの外用を行い，びらん部の二次感染を予防する．

30-3 丹　毒

　主にA群β溶血連鎖球菌による真皮を主体とした感染症である．

　発熱，悪寒を伴い主に顔面や下肢に比較的境界明瞭な浮腫性紅斑を生じる．水疱を生じることもある（水疱性丹毒）．また，下肢などでリンパ浮腫がある場合，同部位に繰り返し発症することがある（習慣性丹毒）．

A 診断の進め方

　急性炎症を反映し，白血球増多（核の左方移動），CRPの上昇，赤沈亢進などがみられるとともに，溶血連鎖球菌による丹毒の場合は抗ストレプトリジン-O抗体

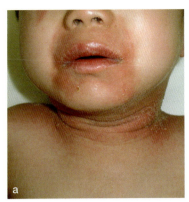 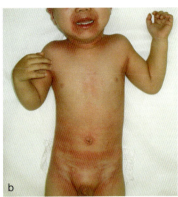

図 I-3-47 ブドウ球菌性熱傷様皮膚症候群
a：特殊な顔貌と小水疱を生じる．b：全体像

(ASO)，抗ストレプトキナーゼ抗体（ASK）などの抗体価上昇もみられる．後述の蜂窩織炎とは鑑別がむずかしい場合があるが，蜂窩織炎に比べ白血球数，CRP が高値を示すことが多い．

B 主な治療法

安静の上，ペニシリン系抗菌薬の点滴あるいは内服を行う．軽快後も再発予防のためしばらく内服を継続する．

30-4 蜂窩織炎（蜂巣炎）

主に黄色ブドウ球菌による真皮深層から皮下脂肪織を主体とした感染症である．
顔面や四肢に好発する．局所の発赤腫脹がみられ，圧痛を伴うことが多い．発熱・悪寒を伴うことがあり，糖尿病など免疫力が低下している場合は壊死性筋膜炎や敗血症へ進展することがある．

A 診断の進め方

急性炎症を反映し，白血球増多（核の左方移動），CRP の上昇，赤沈亢進などがみられる．膿汁が排出される場合は，培養で起炎菌を同定することができる場合がある．丹毒との鑑別が困難であることが多い．

B 主な治療法

安静とセフェム系抗菌薬の点滴・内服を行う．改善が悪い場合は起炎菌の抗菌薬感受性を調べる必要がある．皮下に膿瘍を生じた場合は切開排膿を行う．

30-5 壊死性筋膜炎

皮下脂肪織から筋膜に及ぶ細菌感染症である．筋膜に沿って感染が急速に拡大するとともに全身に菌が散布され敗血症に移行する（図 I-3-48a）．起炎菌は A 群 β 溶血連鎖球菌や嫌気性菌であることが多い．

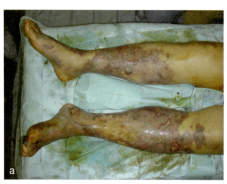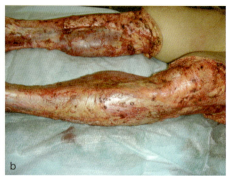

図Ⅰ-3-48　壊死性筋膜炎
a：ビブリオ菌により発症．b：デブリドマン後

　糖尿病や肝硬変など基礎疾患がある者に発症しやすい．下肢，陰部，腹部に多く，発赤腫脹から急速に進行し，発熱・悪寒などの全身症状，局所の紫斑，水疱，潰瘍形成，激痛などを生じる．

A　診断の進め方

　臨床経過（突然発症と急激な進行），発熱，悪寒などの全身症状，白血球増多，CRP高値，赤沈亢進がみられる．局所に紫斑，水疱形成がみられた場合に本疾患を疑う．その場合は早急に切開を行う必要がある．
　皮下脂肪織から筋膜までの深さより排膿を認めた場合は本疾患と診断する．

B　主な治療法

　敗血症に移行することが多いため，起炎菌に対し有効な抗菌薬を大量に投与しなければならない．また，壊死を起こした部位に対し外科的にデブリドマンを行い，筋膜上に広がる膿瘍を洗浄し，取り除く必要がある（**図Ⅰ-3-48b**）．

30-6　毛包炎

　毛包を中心とした細菌・真菌感染症である．毛孔部に一致して紅斑，丘疹，膿疱を形成する．とくに顔面にみられるものは尋常性ざ瘡（にきび）と呼ばれる．
　起炎菌としては黄色ブドウ球菌，表皮ブドウ球菌が多いが，真菌の一種であるマラセチアが原因となる場合もある．
　一般的に青年期でよくみられるが，ステロイド薬内服や，化学療法などによる免疫抑制状態のときに多発しやすい．

A　診断の進め方

　紅斑，丘疹，膿疱が毛孔部に一致しているかを視診にて確認する．

B　主な治療法

　少数の場合は自然治癒する．多発する場合は抗菌薬の内服や外用を行う．

30-7 癤，癰

毛包炎が進行し，膿疱から膿瘍を形成したものである．単一毛包に発生したものを癤，複数の毛包に拡大したものを癰と呼ぶ．発赤，腫脹，疼痛を伴う．

A 診断の進め方

視診，触診にて診断する．皮内から皮下にかけて硬結，進行すると波動を触れる腫瘤を触知する．中心部に膿栓がみられる．

B 主な治療法

抗菌薬の点滴や内服を行う．波動が触れる時期であれば切開排膿を行い，内部を洗浄する．

30-8 皮膚結核

結核菌，とくにヒト型結核菌により生じる皮膚病変である．結核菌が皮膚に病巣を形成する真性皮膚結核と，結核菌に対するアレルギー反応で皮膚に病変を生じる結核疹とに大別される．ここでは前者である，尋常性狼瘡，皮膚腺病，皮膚疣状結核について述べる．

尋常性狼瘡では，顔面，頸部や上腕に浸潤・隆起性の紅斑がみられる．皮膚腺病では，頸部や体幹に皮下結節から生じる瘻孔と炎症の乏しい膿瘍を認める．皮膚疣状結核では，四肢末端，関節背面や殿部に疣状の紅斑性局面を呈する．

A 診断の進め方

特徴的な臨床像から判断する．ツベルクリン反応が強陽性であり，皮疹部組織からの培養やPCR法で結核菌が検出される．

B 主な治療法

肺結核に準じる．抗結核薬の内服を行う．

30-9 ハンセン病

癩菌による慢性皮膚感染症である．主に皮膚と末梢神経を侵す．罹患者の菌に対する細胞性免疫の程度により，紅斑や丘疹，結節など様々な皮疹を生じる．

A 診断の進め方

知覚障害を伴う皮疹を生じている場合に本疾患を疑う．

病理組織を採取し抗酸菌染色で癩菌を検出する．菌数が少なく染色されない場合はPCR法で検出する．

B 主な治療法

ジアフェニルスルホン（DDS），リファンピシン，クロファジミン，ニューキノロン系抗菌薬などを長期内服する．

30-10 梅 毒

スピロヘータの一種であるトレポネーマ・パリダム（*Treponema pallidum*）によって引き起こされる全身性の感染症である．主に性交渉によって感染する（sexually transmitted disease：STD）が，胎盤経由で胎児にも感染する（先天梅毒）．

感染後の時間経過により症状が異なるので，以下の4つの時期に分けられる．

①第1期：感染後から3ヵ月程度の間で外陰部に初期硬結がみられる

②第2期：感染後3ヵ月から数年程度の間で梅毒バラ疹，梅毒性乾癬，陰部の扁平コンジローム，梅毒性の脱毛などの様々な皮膚症状がみられる

③第3期：数年から10年程度の時期でゴム腫と呼ばれる深い潰瘍を生じる

④第4期：10年以上経過した時期で神経症状や血管症状を呈する

近年，妊婦検診で先天梅毒は激減したが，この場合は第1期を欠き第2期以降の症状が出現する．

A 診断の進め方

初期硬結より標本を採取しトレポネーマを証明する．感染後4週以降であれば血清梅毒反応が陽性となる．ただし，脂質抗原を用いた反応（serologic test for syphilis：STS）であれば生物学的偽陽性（biologycal false positive：BFP）が出ることに注意する．

B 主な治療法

第一選択はペニシリン系抗菌薬の全身投与である．ペニシリンアレルギーがある場合はエリスロマイシン，テトラサイクリン塩酸塩を用いる．

31 皮膚の真菌感染症

A 皮膚の真菌感染症とは

皮膚の真菌感染症（皮膚真菌症）は非常に多い表在性（白癬，カンジダ症，癜風）とまれな深在性（スポロトリコーシス，黒色真菌症）に分かれる．

最も多い白癬は足，手，爪，生毛部（体部，股部）などに分類される．辺縁に小水疱，丘疹，鱗屑を伴う中心治癒傾向のある境界鮮明な環状の紅斑が特徴で，瘙痒を伴うことが多い．足白癬は趾間のびらんや亀裂を伴う落屑性紅斑，足底の水疱，膿疱，鱗屑を伴う紅斑（**図Ⅰ-3-49**），踵部の角化，落屑などを呈する．手白癬は片手のみのことが多く，角化傾向のある落屑性紅斑を呈する．爪白癬は足に多く，爪甲先端の肥厚と白濁，脆弱化などが特徴である．生毛部白癬は大きい紅斑を呈する頑癬型と小さい紅斑が多発する斑状小水疱型がある．

カンジダ症は間擦疹，乳児寄生菌性紅斑，指間びらん症，爪，爪囲炎などに分類され，特徴は中心治癒傾向のない紅斑で，局面上や周囲に小膿疱が多発する．瘙痒を伴うことが多い．癜風は体幹などに細かい鱗屑を付着する褐色斑（黒色型）や脱

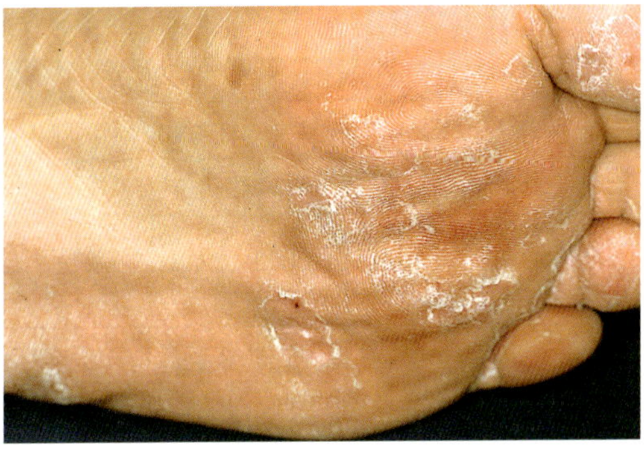

図Ⅰ-3-49　53歳，男性．小水疱型の足白癬

表Ⅰ-3-13　皮膚真菌症の治療

表在性（白癬，カンジダ症，癜風）	外用	最も多く用いられる ・白癬：すべての系統が有効．爪用の液も加わった ・カンジダ症・癜風：イミダゾール系薬の有効性が高い
	内服	・白癬（爪・角質増殖型足白癬）：テルビナフィン，イトラコナゾール（爪にはパルス療法），ホスラブコナゾール（爪白癬のみ） ・カンジダ症（爪・爪囲炎）：イトラコナゾール ・広範囲，難治性，再発性，外用がむずかしい症例
深在性		・スポロトリコーシス：内服（抗真菌薬，ヨウ化カリウム），温熱療法，手術療法 ・黒色真菌症：内服・注射（抗真菌薬），温熱療法，手術療法

色素斑（白色型）が多発する．自覚症状は少ない．スポロトリコーシスは上肢に多いリンパ管型と顔面に多い固定型があり，黒色真菌症は慢性の肉芽腫や皮下結節を呈する．

B　診断の進め方

　表在性の確定診断は直接鏡検で行う．培養検査は菌種の同定のために行う．カンジダ，癜風菌は皮膚や粘膜の常在菌で，培養陽性のみでは診断の根拠にならない．深在性はその他に病理組織学的検査，免疫学的検査（スポロトリキン反応）が有用である．

C　主な治療法

　治療を表Ⅰ-3-13に，皮膚科領域の主な抗真菌薬を表Ⅰ-3-14にまとめた．表在性には外用薬が最も多く用いられている．経口薬の適応は爪と角質増殖型足白癬，爪と爪囲のカンジダ症で，その他に広範囲，難治性，再発性，外用がむずかしい症例では経口薬を用いることがある．

　外用薬は複数の系統があるが，白癬菌に対してはすべての系統で抗菌力が向上した．カンジダ症と癜風はイミダゾール系薬の有効性が高い．皮膚用の剤形はクリーム，軟膏，液，スプレーである．多いのはクリームで使用感もよく，安全性も比較的優れている．また爪白癬用の液も2剤加わった．

表I-3-14　皮膚科領域の主な抗真菌薬

系統	薬剤名	商品名	剤形	適応症（皮膚科領域）
イミダゾール	ビホナゾール	マイコスポール	クリーム，液	白癬，カンジダ症，癜風
	ケトコナゾール	ニゾラール	クリーム，液	
	ネチコナゾール塩酸塩	アトラント	クリーム，軟膏，液	
	ラノコナゾール	アスタット	クリーム，軟膏，液	
	ルリコナゾール	ルリコン	クリーム，軟膏，液	
		ルコナック	液（爪用）	爪白癬
トリアゾール	イトラコナゾール	イトリゾール	カプセル	白癬，カンジダ症，癜風　深在性
	ホスラブコナゾール	ネイリン	カプセル	爪白癬
	エフィナコナゾール	クレナフィン	液（爪用）	爪白癬
アリルアミン	テルビナフィン塩酸塩	ラミシール	クリーム，液，スプレー	白癬，カンジダ症，癜風
			錠	白癬，爪カンジダ症　深在性
モルホリン	アモロルフィン塩酸塩	ペキロン	クリーム	白癬，カンジダ症，癜風
ベンジルアミン	ブテナフィン塩酸塩	メンタックス	クリーム，液，スプレー	白癬，癜風
		ボレー	クリーム，液，スプレー	
チオカルバメート	リラナフタート	ゼフナート	クリーム，液	白癬

　白癬の経口薬はアリルアミン系のテルビナフィン塩酸塩，トリアゾール系のイトラコナゾールおよび2018年に発売され爪白癬に使用されるトリアゾール系のホスラブコナゾールである．カンジダ症と癜風はイトラコナゾールの有効性が高い．深在性は全身性抗真菌薬やヨウ化カリウム（スポロトリコーシス）の内服，温熱療法，手術療法などを併用して行う．

32 ｜ 単純疱疹

A　単純疱疹とは

　単純ヘルペスウイルス（herpes simplex virus：HSV）による皮膚および粘膜の感染症の総称である．HSVはαヘルペスウイルス亜科に属するヒトヘルペスウイルスで，HSV-1とHSV-2の2つのタイプに分類される．HSV-1は上半身，HSV-2は性感染症として下半身の病変から分離されることが知られているが，わが国では相対的に下半身でもHSV-1による感染が多い．

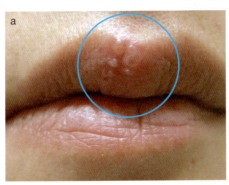
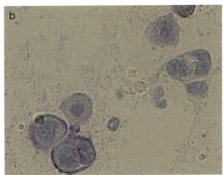

図Ⅰ-3-50 口唇ヘルペス
a：上口唇中央に水疱が認められる．
b：ツァンク試験の顕微鏡像．巨細胞が確認できる．

　HSVは皮膚や粘膜への接触により感染し，その後，三叉神経節あるいは脊髄後根神経節の神経細胞に潜伏感染し，宿主に一生涯保持される．HSVは定期的に神経節内で再活性化し，神経線維をたどって末梢に運ばれ，皮膚や粘膜に明らかな病変がなくとも無症候性にウイルスを分泌する．再発が繰り返される原因として，発熱や日光，ストレスなど，免疫の低下が考えられる．口唇ヘルペスのことを俗に"熱の花"と呼ぶのはそのためである．

1）発症部位
　単純疱疹の臨床症状としては口唇ヘルペス（図Ⅰ-3-50）が最も高頻度に，次いで性器ヘルペスが多くみられる．その他，胸部，体幹，殿部など全身の皮膚に出現する．

2）ヘルペス瘭疽，カポジ水痘様発疹症
　ヘルペス瘭疽は手指への感染で，看護師などで手荒れなどの皮膚のバリア機能障害があると，患者の口唇などから感染してヘルペス瘭疽を起こす危険性があるため，看護の場では日頃のスキンケアや感染予防が重要である．カポジ水痘様発疹症はアトピー性皮膚炎などの全身の皮膚バリア機能に障害がある患者に汎発性に感染した病態で，比較的重症である．

B 診断の進め方
　多くの場合は臨床所見により診断は可能である．症状が出現する1，2日前より違和感や瘙痒感が出現し，その後，帽針頭大の細かい水疱が出現する．以下の検査も存在する．

①ツァンク（Tzank）試験：水疱底の細胞をスライドガラスに固定し，ギムザ染色を行い顕微鏡にて巨細胞（図Ⅰ-3-50b）を確認する．単純疱疹と帯状疱疹の鑑別にはならない．

②蛍光抗体法によるウイルス抗原検査：水疱底の細胞をスライドガラスに固定し，標識されたHSV-1およびHSV-2モノクローナル抗体を反応させて，ウイルス抗原を同定するため，確定診断になる．

③血清抗体価測定：初感染の患者では，HSV IgG 抗体価によるペア血清の上昇や HSV IgM抗体の上昇が認められるが，再発性ヘルペスにおいて診断的価値はない．

C　主な治療法

抗ウイルス薬にはアシクロビル，バラシクロビル塩酸塩，ファムシクロビルがある．これらの薬剤はヘルペスウイルスの増殖を抑制する作用があるが，ウイルスを排除することはできない．アシクロビルは 200 mg 錠を 1 日 5 回，バラシクロビル塩酸塩は 500 mg 錠を 1 日 2 回，ファムシクロビルは 250 mg 錠を 1 日 3 回，いずれも 5 日間内服する．3% アシクロビル軟膏や 10% ビダラビン軟膏は患部に 1 日数回外用するが，経口薬との併用は認められていない．

カポジ水痘様発疹症や性器ヘルペスの初感染，その他，免疫抑制患者に発症した重症の単純疱疹では，入院の上アシクロビルを体重 1 kg 当たり 5 mg を 1 日 3 回点滴投与する必要がある．

わが国では性器ヘルペスに限って，バラシクロビル塩酸塩 500 mg 錠 1 錠を連日経口投与することが保険で認められている．しかし，この場合でもウイルスの排泄が完全になくなるわけではないため，性交時のパートナーへの感染予防には配慮する必要がある．

なお，抗ウイルス薬は腎機能低下患者に対しては投与量を調整する必要があり，副作用防止には脱水に注意する必要がある．

33 | 帯状疱疹

A　帯状疱疹とは

帯状疱疹は水痘帯状疱疹ウイルス（varicella-zoster virus：VZV）の再活性化により生じるウイルス感染症である．すなわち水痘に罹患後，VZV は神経節に潜伏感染しているが，数年から数十年後に，潜んでいた VZV が活動を再開することにより帯状疱疹を引き起こす．

1）症　状

帯状疱疹の症状は，初め神経痛様の痛みが先行し，次いで多数の小水疱を伴った浮腫性の紅斑が，通常，片側性に知覚神経の分布に一致して出現し，帯状に配列する（図 I-3-51）．膿疱化やびらん形成の後，痂皮化して約 3 週間で治癒する．

免疫能が低下している患者では，神経分布に一致した皮疹に加え，水痘様の散布疹がみられることがある（汎発性帯状疱疹）．また，三叉神経領域の帯状疱疹では，眼合併症，顔面神経麻痺，内耳障害を伴うことがある．

皮疹の治癒に伴い痛みも軽快してくることが多いが，高齢者や重症化例では，痛みや感覚異常が長期間残ることがある（帯状疱疹後神経痛）．帯状疱疹後神経痛は治療に抵抗する耐えがたい痛みで，長期にわたり患者を苦しめる．

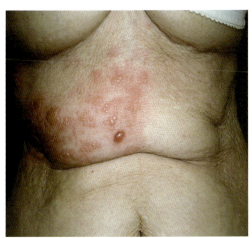
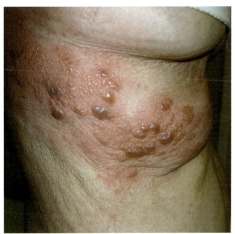

図I-3-51　帯状疱疹の臨床症状
神経痛様の疼痛に続いて，小水疱を伴った浮腫性の紅斑が神経分布に一致して出現する．

B　診断の進め方

1) 臨床所見

　神経支配領域に一致した片側性の皮疹の分布，小水疱の集簇，疼痛などの特徴的な臨床症状から，診断は一般に容易である．しかし，疼痛のみで皮疹がない場合には，診断確定は困難であり，紅斑，小水疱の出現を待って診断することになる．ときに単純疱疹との鑑別を要する．非典型例には，以下のようなウイルス学的検査を行う．

2) ウイルス学的検査

①ツァンク試験：水疱内の細胞をスライドガラスに塗抹し，ギムザ染色にてウイルス性多核巨細胞の有無を調べる方法である．日常診療で頻用されているが，単純ヘルペスとの鑑別はできない．

②蛍光抗体法によるウイルス抗原検査：VZV特異的な蛍光標識モノクローナル抗体を用い，塗抹細胞を染色して判定する．単純ヘルペスとの鑑別を要する場合に有用である．

C　主な治療法

　帯状疱疹の治療目標として，皮疹や急性期疼痛を速やかに治癒させること，運動麻痺，眼病変，髄膜炎などの合併症を予防すること，帯状疱疹後神経痛をなるべく残さないようにすることなどが挙げられる．

　まず，原因ウイルスの活動を抑制することが最も重要であるので，早期に十分量の抗ヘルペスウイルス薬を全身投与する．免疫能低下例，汎発化例など重症化が疑われる症例には入院の上，点滴静注を行う．急性期疼痛にはアセトアミノフェンや抗炎症鎮痛薬，疼痛が激しい場合にはステロイド薬や神経ブロックを併用する．

　帯状疱疹後神経痛に対しては，従来から使用されている三環系抗うつ薬に加え，プレガバリン，弱オピオイド製剤などが登場し，治療の幅が広がってきている．

110　第I部　皮膚疾患

　患者への生活指導のポイントは，①過労を避け，安静を心がけること，②患部を冷やさないようにすること，入浴・シャワーを制限する必要はなく患部の清潔を保つこと，③疼痛は皮疹治癒後もしばしば残ることを説明して，患者の不安を取り除くこと，などである．

34 　皮膚の膠原病

　膠原病は，全身諸臓器を侵す自己免疫性疾患であるが，内臓病変を伴わず皮膚に限局した病状を呈する"皮膚の膠原病"がある．**全身性エリテマトーデス**（systemic lupus eryhtematosus：SLE）に対して①円板状エリテマトーデス（discoid lupus erythematosus：DLE），②深在性エリテマトーデス，③亜急性皮膚エリテマトーデス（subacute cutaneous lupus erythematosus：SCLE）が，**全身性強皮症**（systemic sclerosis：SSc）に対して④限局性強皮症が，結節性多発動脈炎（polyarteritis nodosa：PN）に対して⑤皮膚動脈炎（旧・皮膚型PN）などがある．

34-1 　円板状エリテマトーデス（DLE）

　全身症状を欠き皮膚に円板状皮疹を有する場合と，SLEに合併して生じる場合がある．症状は主に露光部に生じる境界明瞭な鱗屑を伴う円形紅斑である（**図I-3-52**）．

A　診断の進め方
　特徴的な皮膚所見と生検による病理所見より，診断は比較的容易である．

B　主な治療法
　サンスクリーンなどで遮光を徹底し，機械的刺激を避ける．ステロイド薬の内服や外用などを行い，ヒドロキシクロロキン硫酸塩内服も適応となり有用である．

C　治療経過・予後
　慢性に経過すると色素沈着，瘢痕や脱毛を残す．全身に多発する場合はSLEの合併を疑う．

34-2 　深在性エリテマトーデス

　皮下脂肪織に炎症を生じる皮膚型のエリテマトーデス．皮膚に限局して生じる場合とSLEに合併する場合がある．症状は顔面，四肢，殿部に好発する常色から紅色の皮下結節で，DLEを伴う場合もある．

A　診断の進め方
　皮膚症状が特徴的であるが確定診断には同部位の病理所見が有用となる．感染症や悪性リンパ腫など種々の脂肪織の炎症をきたす疾患を鑑別する．

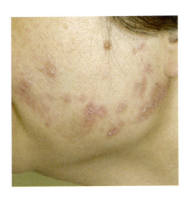

図 I-3-52 顔に生じた円板状エリテマトーデス
境界明瞭で鱗屑を伴う紅斑が多数みられ、一部で融合し、萎縮や色素沈着を伴う.

B 主な治療法

ヒドロキシクロロキン硫酸塩やステロイド薬の内服が行われる．陥凹をきたした場合，形成的加療が必要な場合もある．

C 治療経過・予後

早期に診断と加療が行われないと，皮下結節が縮小した後，陥凹を残す．

34-3 亜急性皮膚エリテマトーデス (SCLE)

慢性型の DLE 皮疹と急性型の SLE 皮疹との中間に位置する皮疹型エリテマトーデス．症状は，環状の紅斑を生じる環状連圏状型と，乾癬類似の丘疹鱗屑型の 2 型がある．

A 診断の進め方

環状の紅斑や乾癬様皮疹が特徴的で，皮膚生検により診断される．抗核抗体や抗SS-A 抗体が高率に陽性となる．

B 主な治療法

ステロイド薬外用か少量内服，ヒドロキシクロロキン硫酸塩内服などを行う．

C 治療経過・予後

DLE と異なり瘢痕を残さず治癒する．全身症状は一般に軽度だが，ときに SLE やシェーグレン (Sjögren) 症候群を合併する．

34-4 限局性強皮症

皮膚に限局して生じる非対称性の硬化性病変である．レイノー (Raynaud) 現象を認めず，全身症状はないか軽度で，皮膚硬化の形態より分類される．

①モルフェア (斑状強皮症)：体幹に好発する円形ないし楕円形の硬化局面 (図 I-3-53)．表面は光沢を有し，辺縁に紅斑 (ライラック輪) を伴うことがある．

②線状強皮症：帯状に皮膚硬化が生じる．額や前頭部では剣創状強皮症と呼ばれ，脱毛をきたす．

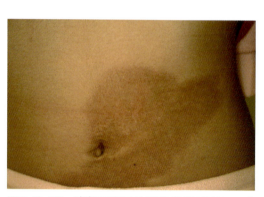

図I-3-53 腹部の限局性強皮症（モルフェア）
腹部に境界明瞭な茶褐色硬化局面がみられ，色素沈着や毛の減少を伴う．

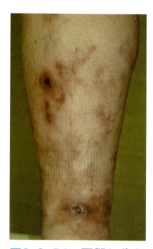

図I-3-54 下腿に生じた皮膚動脈炎
下肢に網状皮斑，紅斑，潰瘍を認め，圧痛を伴う皮下結節が散在する．

A 診断の進め方
特徴的な皮膚硬化病変と生検でのSSc類似の硬化所見より診断される．

B 主な治療法
ステロイド薬外用や紫外線療法，ときにステロイド薬内服を行う．

C 治療経過・予後
一般に治療に抵抗性で，線状強皮症では整容的手術も適応となる．

34-5 皮膚動脈炎（旧・皮膚型PN）

全身臓器病変がなく皮膚に限局したPN型の壊死性血管炎をきたす疾患．下肢に多発する皮下結節や網状皮斑，潰瘍，紫斑などを認め（図I-3-54），関節痛や筋肉痛，神経痛をきたすことがある．

A 診断の進め方
下肢中心の皮膚症状と，皮膚生検でのPN類似の皮膚小動脈の壊死性血管炎の病理所見より診断する．

B 主な治療法
安静，下肢挙上とともに，抗血小板薬，血管拡張薬，非ステロイド性抗炎症薬（NSAIDs），ステロイド薬内服など行う．

C 治療経過・予後
全身症状や内臓合併症に乏しく，PNのような強い治療は必要としないが，慢性に経過することが多い．

35 | 黄色腫

A 黄色腫とは

組織学的に脂質を蓄積した組織球である**泡沫細胞**が浸潤・集簇する疾患であり，臨床的に黄色調の丘疹，結節，斑および腱の肥厚として生じる．脂質異常症（旧・高脂血症）に伴うものと，正脂血症のものがある．

1）分類と臨床所見

黄色腫は臨床所見，発生部位で分けられる．脂質異常症に伴う場合，増加する脂質（リポタンパク）の種類と臨床所見は一定の相関を示す．

①発疹性黄色腫（図Ⅰ-3-55）：四肢伸側，殿部，大腿部などに好発する多発性の黄色～橙黄色丘疹．高トリグリセリド血症に伴うことが多い．

②結節性黄色腫：膝蓋，肘頭，指趾関節部，殿部など機械的刺激を受けやすい部位に好発する黄色～橙黄色の結節．脂質異常症に伴う場合は，高コレステロール血症に好発する．

③腱黄色腫：アキレス腱が棍棒状，手足の腱が結節状に肥厚する．高コレステロール血症にみられる．

④眼瞼黄色腫：上眼瞼内側に好発する扁平な黄色結節．必ずしも高コレステロール血症と関連しない．

⑤手掌線条黄色腫：手掌の掌紋に一致した黄色線条．Ⅲ型脂質異常症に特徴的．

⑥扁平黄色腫：黄色～橙黄色の斑，局面として生じる．脂質異常症と関連しないことが多い．

正脂血症性の黄色腫には，ランゲルハンス（Langerhans）細胞組織球症（図Ⅰ-3-56），脳腱黄色腫，植物性ステロール血症，ニーマン・ピック（Niemann-Pick）病などがある．

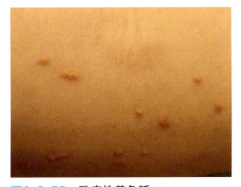

図Ⅰ-3-55　発疹性黄色腫
前腕に米粒大，黄色から橙黄色の多発する丘疹を認める．高トリグリセリド血症があり，膵炎，糖尿病を合併した症例．

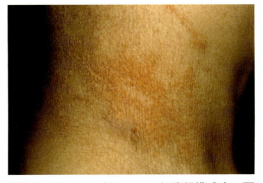

図Ⅰ-3-56　ランゲルハンス細胞組織球症の扁平黄色腫
成人型ハンド・シューラー・クリスチャン（Hand-Schüller-Christian）病に生じた頸部の扁平黄色腫．

B 診断の進め方

皮膚生検で病理組織学的に**泡沫細胞**や**ツートン（Touton）型巨細胞**を確認する．空腹時採血で血清脂質（コレステロール，トリグリセリド），リポタンパク分画を検査する．さらに，脂質異常症と関連のある糖尿病，肝・胆道疾患，甲状腺機能低下症，ネフローゼ症候群，免疫グロブリン異常などの精査も必要である．

C 主な治療法

脂質異常症に伴う場合は，食事・運動療法を指導する．薬物療法は，増加している脂質の種類により，有効な脂質異常症治療薬を選択し，投与する．黄色腫の病変部には，液体窒素凍結療法，外科的切除，レーザー治療を行うことがある．

D 治療経過・予後

薬物療法による眼瞼黄色腫や結節性黄色腫の治療効果の発現には，数ヵ月を有する．発疹性黄色腫は比較的治療に反応しやすい．脂質異常症のある症例では，**動脈硬化**により引き起こされる心筋梗塞や脳梗塞などの合併症に留意する．

36 アミロイドーシス

A アミロイドーシスとは

特異な線維構造をもつアミロイド線維を主とする**アミロイド**が，諸臓器の細胞外に沈着し，病変を生じる疾患群．アミロイド線維のもととなる前駆タンパク質は多様で，その違いで症状が異なる．

1）皮膚病変を生じる主なアミロイドーシスと臨床所見

全身の諸臓器にアミロイドが沈着する全身性アミロイドーシスと，一臓器のみに沈着する限局性アミロイドーシス（皮膚限局性アミロイドーシス）に分けられる．

①全身性アミロイドーシス

・**免疫グロブリン性アミロイドーシス**：形質細胞が産生する免疫グロブリン由来のアミロイドが沈着する．**多発性骨髄腫**やマクログロブリン血症に伴うものと，基礎疾患がみつからない原発性がある．紫斑，丘疹，結節，色素沈着，水疱，巨舌などを認める．とくに，眼周囲の紫斑が特徴的である．ネフローゼ症候群，心不全，消化管運動障害，手根管症候群，多発神経炎などを伴う．

・**反応性 AA アミロイドーシス**：急性期反応性タンパク質である血清アミロイド A（serum amyloid A：SAA）タンパク質由来のアミロイドが，関節リウマチ，悪性腫瘍，結核などに続発して諸臓器に沈着する．皮膚症状はまれであるが脱毛，紫斑，色素斑などをみることがある．

・**透析アミロイドーシス**：長期透析に伴い，β_2ミクログロブリン由来のアミロイドが骨，関節，心臓，腎などに沈着する．皮膚症状は丘疹，皮下結節，色素沈着などを生じる．

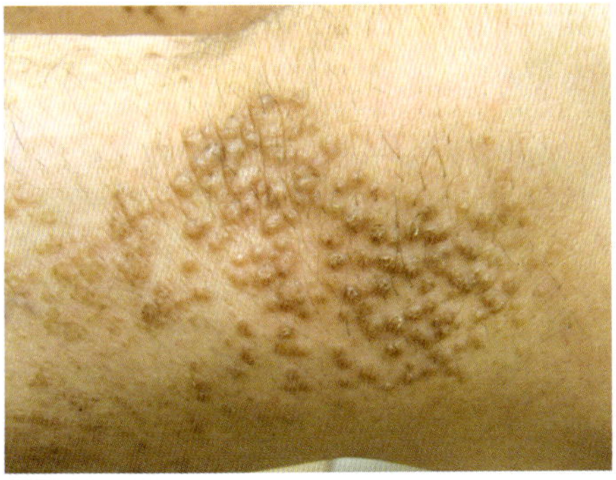

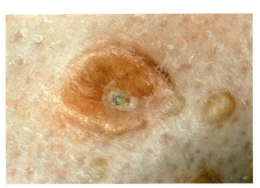

図Ⅰ-3-57　アミロイド苔癬
下腿の毛孔に一致しない孤立性の角化性丘疹．強いかゆみを伴う．

図Ⅰ-3-58　萎縮性結節性皮膚アミロイドーシス
母指頭大，黄橙色の結節．結節表面の皮膚は萎縮性である．シェーグレン症候群に発症した症例．

- **家族性アミロイドーシス**：トランスサイレチン（transthyretin：TTR），アポリポタンパク質AⅠ，ゲルソリンなどが前駆タンパク質として知られている．まれに発汗異常，紫斑などをみる．

②皮膚限局性アミロイドーシス

萎縮性結節性皮膚アミロイドーシス以外は，表皮角化細胞由来のタンパク質から生じたアミロイドと考えられている．

- **アミロイド苔癬(たいせん)**：下腿伸側に好発するが，上肢伸側，上背部にも生じる．強いかゆみを伴う米粒大の孤立性，角化性丘疹が多発する（**図Ⅰ-3-57**）．
- **斑状アミロイドーシス**：肩甲骨部，鎖骨部に好発する．網状・さざ波状に配列し，皮丘に一致した点状の褐色色素斑．入浴時のナイロンタオル長期使用が原因のことがある．
- **萎縮性結節性皮膚アミロイドーシス**：免疫グロブリンL鎖由来のアミロイド（AL）が沈着する．下肢・腹部に好発する黄色・橙色の結節．**シェーグレン（Sjögren）症候群**に発症することが多い（**図Ⅰ-3-58**）．
- **続発性限局性皮膚アミロイドーシス**：脂漏性角化症，毛包系腫瘍，ボーエン（Bowen）病，基底細胞がんなどに続発して，病変部にアミロイドが沈着する．

B 診断の進め方

皮膚生検でアミロイドの沈着を確認する．

C 主な治療法

全身性アミロイドーシスでは，原疾患を精査，治療する．アミロイド苔癬などかゆみを伴う疾患は，ステロイド薬外用，抗アレルギー薬内服を行う．

D 治療経過・予後

アミロイド苔癬などの皮膚限局性アミロイドーシスでは生命予後は良好だが，難治性のことも多い．全身性アミロイドーシスでは多発性骨髄腫，悪性腫瘍，膠原病などの基礎疾患が予後に関与する．また，全身性アミロイドーシスは病型と臓器障害の程度により，厚生労働省の指定難病の対象となる．

> **もう少しくわしく** **アミロイドとインスリンボール**
>
> "アミロイド"は，種々のタンパク質がβシート構造の微細線維構造をもつ不溶性タンパク質に変化したものである．病理組織学的にはヘマトキシリン・エオシン（HE）染色で淡紅色，均質な無構造物質として観察される．また，コンゴレッド染色やダイロン染色，ダイレクト・ファスト・スカーレット染色で橙赤色に染まり，偏光顕微鏡下で青リンゴ色の複屈折を示す．電子顕微鏡では径 7〜15 nm の細長い線維の錯綜を認める．ところで，腹部などの同じ部位にインスリン製剤を繰り返し皮下注射すると，投与部位に硬い"しこり"を生じることがある．近年，これはインスリン投与による医原性の皮膚限局性アミロイドーシスとされ，インスリンボールと呼ばれている．インスリンボール内にインスリンを注射するとその吸収が悪く，拡散しにくいため，注射部位を毎回変える指導が必要である．

37 | ムチン沈着症

A ムチン沈着症とは

　ムチンが皮膚組織に沈着する疾患を**ムチン沈着症**という．一般に，ムチンとは**グリコサアミノグリカン**（酸性ムコ多糖）であり，組織内ではコアタンパクと結合して，プロテオグリカンとして存在することが多い．組織化学的にアルシアンブルー染色（pH 2.5），コロイド鉄染色で青く染まり，トルイジンブルー染色で異染性（赤紫色）を示す．

1）皮膚にムチン沈着を認める主な疾患

①汎発性粘液水腫：**甲状腺機能低下**に伴う．全身の皮膚は冷たく乾燥し，蒼白となる．ムチン沈着により顔面，四肢は指圧痕を残さない浮腫を示す．頭髪は薄くなり，眉毛外側 1/3 の脱毛，口唇腫脹，巨舌を伴う．検査で筋原性酵素の上昇をみることがある．

②脛骨前粘液水腫：**甲状腺機能亢進症 ［バセドウ（Basedow）病］**に伴う．下腿伸側から足背に，対称性の硬い結節を生じる．毛孔が開大し，オレンジ皮様となる（図 I -3-59）．抗 TSH（thyroid-stimulating hormone）受容体抗体が線維芽細胞に作用し，発症するとされている．

③浮腫性硬化症：糖尿病性と細菌感染後に生じる症例がある．上背部・項部に境界不明瞭な浮腫性硬化を生じる．

④丘疹性ムチン沈着症（粘液水腫性苔癬）：顔面・項部・上肢・体幹に好発．大豆大までの結節が集簇する．全身型では，多発性骨髄腫などによる単クローン性の**異常免疫グロブリン血症**を伴うことがある．

⑤毛包性ムチン沈着症：顔面・頭部・頸部に好発する．淡紅色局面や集簇した丘疹．組織学的に外毛根鞘や脂腺にムチンが沈着する．悪性リンパ腫に合併する場合がある．

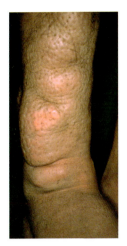

図Ⅰ-3-59　脛骨前粘液水腫
下腿伸側に硬い結節を認める．毛孔は開大し，オレンジ皮様を示す．

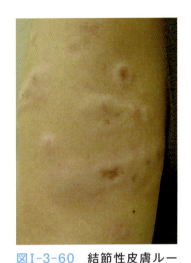

図Ⅰ-3-60　結節性皮膚ループスムチン症
全身性エリテマトーデスにみられる．上腕外側に，皮膚表面より軽度隆起した多発性の結節を認める．

⑥結節性皮膚ループスムチン症：**全身性エリテマトーデス**にみられ，背部・上腕に好発する．皮膚表面より軽度隆起した常色の多発性結節．結節表面に紅斑，円板状疹を伴うことがある（図Ⅰ-3-60）．

B　診断の進め方
皮膚生検で組織学的にムチン沈着を確認する．汎発性粘液水腫，脛骨前粘液水腫では甲状腺機能を検査する．

C　主な治療法
汎発性粘液水腫は，甲状腺機能低下に対する治療を行う．脛骨前粘液水腫では，結節に対してステロイド含有テープ剤の貼付などが行われる．

D　治療経過・予後
糖尿病性の浮腫性硬化症は，難治性で慢性の経過をとる．毛包性ムチン沈着症では悪性リンパ腫，丘疹性ムチン沈着症では多発性骨髄腫など基礎疾患の有無が生命予後を左右する．

第Ⅱ部 耳鼻咽喉疾患

1 耳鼻咽喉の解剖と機能

1 耳

耳は身体の平衡を保ち，また音を聴くための平行感覚器であり，**外耳**，**中耳**および**内耳**から構成される．

A 外耳

中耳に音を伝える部分で，**耳介**，**外耳道**および**鼓膜**からなる．耳介には集音作用がある．外耳道は外耳孔から鼓膜に達するまでの約 1 cm 径の管で，全長は 2.5〜3.0 cm である．その外側 1/3 は**軟骨部外耳道**で耳毛があり，皮脂腺や耳垢腺がある．内側 2/3 は**骨部外耳道**であり皮脂腺や耳垢腺は存在しない．外耳道は迷走神経の支配下にあり，そのため耳かきで咳反射が起こる人もいる．鼓膜は厚さ 0.1 mm の楕円形の線維膜であり，外耳道に 40〜50°傾いて位置し，外耳道と鼓室との境をなす．

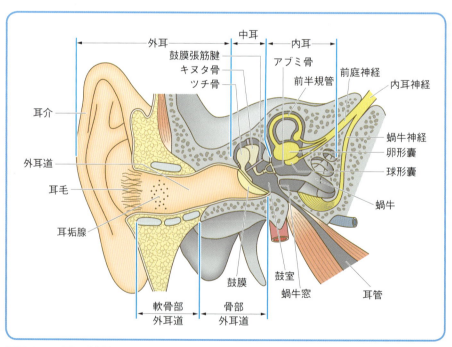

図 II-1-1　耳の断面

> **もう少しくわしく　鼓膜の構造の特徴**
>
> 鼓膜周縁は外耳道の鼓膜切痕にはまりこんで，これと固く結合するが，上方の小部分のみは緩く結合している．このため，鼓膜は緊張部と弛緩部に分けられる．鼓膜緊張部の外耳道面は表皮で覆われ（皮膚層），鼓室面は粘膜で覆われる（粘膜層）．そしてその中間に豊富な膠原線維を含む固有層があり，張力に強い構造を作り上げている．鼓膜弛緩部には固有層は存在しない．

B　中　耳

　鼓膜の振動を内耳に伝える部分で，**鼓室**，**耳小骨**および**耳管**からなる．鼓室は中耳腔の中で鼓膜に面している腔を指し，前壁には耳管鼓室口が開き，後壁上方には**乳突洞**と連なっており，この洞は無数の小腔である乳突蜂巣に通じている．内壁は内耳を構成する骨迷路の外壁からなり，中央部に岬角があり，岬角の後上方に内耳の前庭に通じる**前庭窓（卵円窓）**があり，ここにアブミ骨底がはまりこんでいる．岬角の後下方には蝸牛ラセン管が鼓室階に通じる**蝸牛窓（正円窓）**がある．外壁は鼓膜とその周囲の耳小骨からなる．耳小骨は3つの小骨からなり，外側から**ツチ骨**，**キヌタ骨**，**アブミ骨**という．これらは関節で順次連絡し合い，かつ鼓室壁とは靱帯で結合し，全体として鼓膜と前庭窓の連絡にあたる．耳管は鼓室と上咽頭を連絡する管で全長3〜4cmの小管である．鼓室側1/3は**骨部耳管**であり，咽頭側2/3は**軟骨部耳管**である．その境界部は最も狭く，約1mm径で耳管峡部と呼ばれる．耳管は**線毛上皮**で覆われており，線毛運動により鼓室内の分泌物を咽頭側に排出している．

> **もう少しくわしく　耳管の働き**
>
> 耳管は普段は閉じている．しかし，あくび，嚥下運動，急激な気圧変動（飛行機の離着陸，電車がトンネルに入るなど）に際しては，口蓋帆張筋と口蓋帆挙筋が収縮し，耳管は開く．その結果，鼓室内外の圧力が等しくなり，鼓膜は安定する．しかし，様々な原因により耳管の開きが悪くなると，鼓室内外の圧力差を生じて鼓膜の安定性が失われ，耳鳴や耳閉感を引き起こす．

C　内　耳

　内耳は側頭骨の錐体部に埋没し，わずかに前庭窓と蝸牛窓とで中耳腔と接している．複雑な形の骨空隙のため，**骨迷路**と呼ぶ．この骨迷路の中に**膜迷路**を入れている．膜迷路は**内リンパ液**を入れた膜性の袋である．膜迷路と骨迷路の間の空間は外リンパ腔で，**外リンパ液**が入っている．外リンパ腔は蝸牛小管で髄液腔に連なっており，外リンパ液と髄液はほぼ同じ成分である．

　内耳は機能的に**蝸牛**，**前庭**および**半規管**の3つに分けられる．蝸牛は，アブミ骨からの音振動を感受し，それを電気刺激に変え蝸牛神経に伝える働きがある．前庭

には球形嚢と卵形嚢が存在し，**重力**と**直線加速度**を感受する働きがある．そのため，球形嚢と卵形嚢が障害されると，まっすぐに進むことができなくなる．半規管は前半規管，後半規管および外側半規管からなり，**回転加速度**を感受する働きがある．そのため，半規管が障害されると，回転運動に錯覚を生じ，体は静止しているのに周囲が回っているように感じたり，周囲は回っていないのに体が回っているように感じたりする．これがめまいである．

2 鼻，副鼻腔

A 鼻

鼻は**外鼻**と**鼻腔**からなり，鼻腔の機能は，①嗅覚を司ること，②呼吸道としての作用，③発音器官としての共鳴作用の3つに大別される．呼吸道としては，吸気の除塵や加温・加湿を行い，その結果，二次的に感染防御の役割を持つ．つまり，吸気は鼻内を通過する際，温度・湿度が調整され，塵埃や細菌は濾過される．温度と湿度の調節は互いに関連していて，1日に鼻腔から分泌される鼻汁は約1,000 mLといわれているが，そのうち加湿に用いられる水分は約700 mLである．吸気の濾過は，鼻前庭の鼻毛が大きな塵を濾過し，小さな塵は，濡れた鼻粘膜上に付着し鼻粘膜の線毛運動により咽頭に運ばれる．

外鼻は外鼻錐体ともいわれ，顔面の中央にほぼ三角形のピラミッド型に隆起している．人種的な特徴を示し，顔の印象を決める要因となっている．外鼻は骨部と軟骨部で形成され，骨部は鼻根に相当し，両側の**鼻骨**，**前頭骨鼻部**，**上顎骨前頭突起**からなる．軟骨部は**外側鼻軟骨**，**鼻中隔軟骨**，**大鼻翼軟骨**などから構成され，外鼻下端には**外鼻孔**があり，鼻腔の入口をなす（図Ⅱ-1-2）．

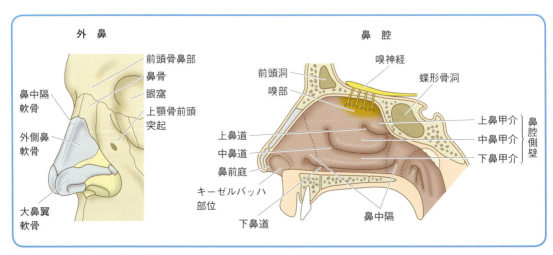

図Ⅱ-1-2　外鼻と鼻腔の構造

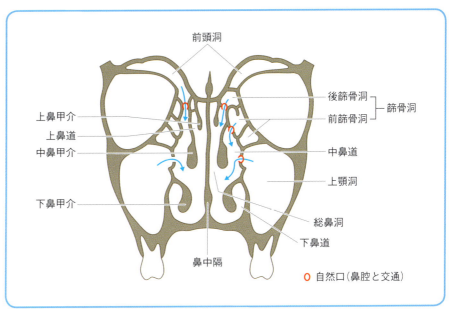

図Ⅱ-1-3　副鼻腔の前額断面

　鼻腔は前方では外鼻孔により外界と交通し，後方では後鼻孔により上咽頭と交通する．鼻腔は，**鼻前庭**，**鼻中隔**，**鼻腔側壁**からなる（図Ⅱ-1-2）．鼻前庭は外鼻孔に続く皮膚で覆われた部分で，鼻毛や皮脂腺を有する．また，鼻前庭と鼻腔粘膜部の境界線を**鼻限**と呼ぶ．鼻中隔は，左右の鼻腔を隔てている壁で，**鼻中隔軟骨**，**篩骨垂直板**，**鋤骨**，**口蓋骨鼻稜**，**上顎骨鼻稜**から構成され，上方は頭蓋底に通じており，嗅球から嗅神経が穿通してきて鼻粘膜嗅部に分布する．鼻中隔の粘膜は他の鼻腔粘膜に比べ粘膜下組織が薄く，骨膜や軟骨膜と密に接している．鼻中隔の前下部はとくに血管網が発達しており，鼻出血の好発部位で，**キーゼルバッハ**（Kiesselbach）**部位**と呼ばれる．鼻腔側壁には，鼻腔の加温・加湿機能の向上のため，**上鼻甲介**，**中鼻甲介**，**下鼻甲介**があり，鼻腔内の表面積を増やしている．各鼻甲介の下方の通路を**上鼻道**，**中鼻道**，**下鼻道**と呼び，鼻中隔との間の共通の通路を**総鼻道**と呼ぶ（図Ⅱ-1-3）．また下鼻道の前上方には鼻涙管が開口している．

B 副鼻腔

　副鼻腔は，鼻腔と交通する鼻腔周囲の骨内に存在する空洞であり，**上顎洞**，**前頭洞**，**篩骨洞**，**蝶形骨洞**の4種類が存在する（図Ⅱ-1-3）．副鼻腔粘膜は，鼻粘膜の延長であるが，鼻粘膜と異なり薄く，腺も少ない．副鼻腔の正常粘膜は上皮層，粘膜固有層ともに薄く，洞骨壁の骨膜と一体化をなし，粘骨膜を形成している．上皮層は線毛円柱上皮の粘膜によって覆われ，異物などは線毛運動によって鼻腔と交通する自然口に送られ，排泄される（図Ⅱ-1-3）．

上顎洞は上顎骨内にある逆三角錐体型の空洞で，4つの副鼻腔の中で最も容積が大きく，日本人の成人で平均13〜14 mLである．永久歯がそろう頃までに発育が完成するが，必ずしも左右対称ではなく，多房性のこともある．内側上部には骨のない泉門といわれる部位があり，この部に自然口が存在し中鼻道に開口するが，洞の上方にあるため排泄口としては適しておらず，炎症時に膿汁などがたまりやすい．

　前頭洞は前頭骨内の空洞で，中央の隔壁で左右に分けられているが，非対称のことが多い．前頭洞の自然口は中鼻道の半月裂孔の上方で開口する．前頭洞の発育は生後1〜2年で始まり，思春期頃から急速に発達するが，個人差が多く，女性では発育が少ない．

　篩骨洞は他の副鼻腔と異なり生下時にほぼ原型は完成している．生後2〜3ヵ月で容積を持つようになり，6〜7歳で成人と同じ形態を示す．大小不同の6〜10個の蜂巣からなり，前篩骨洞と後篩骨洞に分けられる．前篩骨洞の自然口は中鼻道の半月裂孔に開口し，後篩骨洞の自然口は上鼻道に開口する．

　蝶形骨洞は蝶形骨内にある空洞で，中央の隔壁で左右に分かれるが，左右非対称である．蝶形骨洞の自然口は上鼻道後端の蝶篩陥凹に開口する．蝶形骨洞の後上壁はトルコ鞍であり，脳下垂体がある．上外側は視神経管があるため，蝶形骨洞の炎症により，急激な片眼性の視力低下（鼻性視神経症）をきたすことがある．

3 ｜ 咽　頭

　咽頭は前方は鼻腔と口腔に通じ，下方は喉頭と食道に通じる器官で，上方は頭蓋底，後方は頸椎と接する．頭蓋底の下部から第6頸椎までおよそ12〜14 cmの長さがあり，上方から上咽頭（鼻部），中咽頭（口部），下咽頭（喉頭部）の3部に分けられる（図Ⅱ-1-4）．

A　上咽頭

　上咽頭は，頭蓋底から硬口蓋，軟口蓋移行部までの高さに位置し，前方には鼻腔がある．天蓋は蝶形骨（蝶形骨洞）で咽頭扁桃が存在する．側壁には耳管咽頭口があり，その周囲は軟骨性の耳管隆起がある．耳管隆起と後壁の間のへこみをローゼンミュラー（Rosenmüller）窩という．上咽頭の知覚は上顎神経，三叉神経二枝支配である．

B　中咽頭

　中咽頭は，硬口蓋，軟口蓋移行部から舌骨上縁または喉頭蓋谷底部の高さに位置し，前壁，側壁，上壁，後壁に分けられる．前壁は舌根と喉頭蓋谷，側壁は口蓋扁桃，口蓋弓および舌扁桃溝，上壁は軟口蓋と口蓋垂で形成される．前口蓋弓と後口蓋弓の間を扁桃窩と呼び，口蓋扁桃が存在する．扁桃は節外性リンパ組織で細菌が気道や消化管に入るのを防いでいる．扁桃は，口蓋扁桃（中咽頭側壁），舌扁桃（中咽頭舌根），咽頭扁桃（上咽頭），耳管扁桃（上咽頭）があり，口腔や鼻腔からの咽

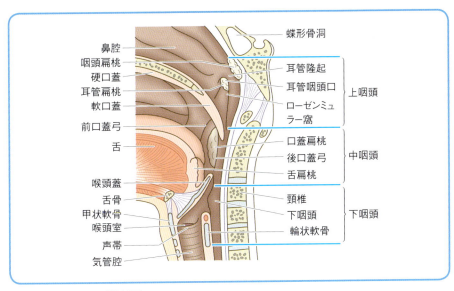

図Ⅱ-1-4　咽頭の縦断面

頭の入口を輪状に取り巻くように分布している．そのため，これらの扁桃組織をまとめて**ワルダイエル**（Waldeyer）**咽頭輪**と呼ぶ．中咽頭の知覚は，舌咽神経支配である．

C　下咽頭

　下咽頭は舌骨上縁または喉頭蓋谷底部の高さから輪状軟骨下縁までの高さに位置し，前方には喉頭があり，下方は食道に通じる．左右の**梨状陥凹**（側壁），輪状後部（前壁），後壁に分けられる．下咽頭の知覚は，上喉頭神経，迷走神経支配である．

> **もう少しくわしく　咽頭扁桃**
>
> 咽頭扁桃は幼小児期から生理的に肥大し，6歳頃にピークに達し，10歳頃には退縮する．小児期に咽頭扁桃が異常に肥大（病的肥大）すると，後鼻孔や耳管咽頭口を塞ぎ，鼻閉，睡眠時無呼吸，滲出性中耳炎などをきたす．咽頭扁桃の病的肥大をアデノイドという．

4　喉　頭

　喉頭は前頸部の正中で喉頭軟骨群やそれらを連結している靱帯に支持されており，第4～6頸椎の高さに位置する長さ約5cmの管状器官である．

A　解　剖

　喉頭を形成している軟骨は，**輪状軟骨**，**披裂軟骨**，**甲状軟骨**，**喉頭蓋軟骨**，**小角軟骨**で，輪状軟骨，甲状軟骨，喉頭蓋軟骨は各1個，披裂軟骨，小角軟骨は左右1

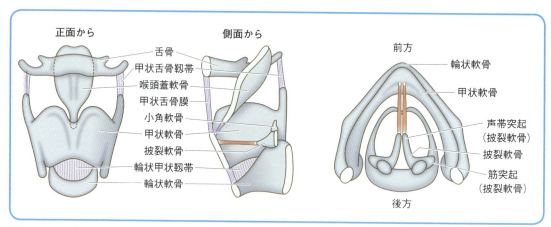

図Ⅱ-1-5　喉頭を形成する軟骨と靱帯

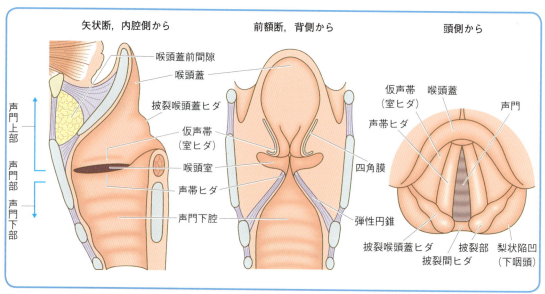

図Ⅱ-1-6　喉頭の内腔

対存在する．喉頭は声帯を中心に3部に分類され，声帯部分を**声門部**，声帯より上方を**声門上部**，声帯より下方から輪状軟骨下縁までを**声門下部**という．声門上部には，披裂部，披裂喉頭蓋ヒダ，喉頭蓋，仮声帯（室ヒダ）が含まれる（図Ⅱ-1-5，図Ⅱ-1-6）．

B　喉頭の生理機能

1）呼吸機能

　呼吸通路としての働きがある．声門は気道の中で最も狭い場所であり，呼吸運動中には，吸気相でやや開大し，呼気相でやや狭くなる運動を繰り返している．とくに深呼吸時に最大の開大を示す．発声時，咳の始まり，いきむときなどに声門は強

第1章 耳鼻咽喉の解剖と機能 127

く閉じ，胸腔内圧，腹腔内圧を高めるように働く．また，このような息こらえは胸郭を強く固定し，上肢の運動（例：ボールを遠くに投げる，重い物を持ち上げる）の支えになる．

2）発声機能

声のエネルギー源は肺から呼出される呼気である．発声の際，外側輪状披裂筋や横披裂筋の収縮により声帯は内転し，声門は閉鎖する．呼気が声門を通過すると声帯が振動して音声となる．声は一種の音響現象であり，高さ，強さ，音質の3要素を持っている．疾患に関しては，この各要素について障害が起こりうるが，音質の障害を一般に嗄声（させい）といい，音声障害として最も高頻度に起こる．

3）嚥下機能

嚥下や嘔吐時に反射的に喉頭が閉じることで，異物が下気道に侵入するのを防いでいる．披裂喉頭蓋レベル，仮声帯レベル，声帯レベルの3つの高さで喉頭腔を閉鎖する作用がある．また，同時に喉頭が反射的に挙上し，喉頭蓋が舌根に押されて喉頭入口部を覆うことによって，喉頭腔の閉鎖を助長する．喉頭内腔に誤って異物が迷入した際，粘膜刺激によって反射性咳嗽が起こり，異物を排除するように働いて下気道の保護に関与している．

第Ⅱ部　耳鼻咽喉疾患

2 耳鼻咽喉の症状と診断・治療

1 難聴

A 難聴とは

音や会話が聞こえにくい状態が難聴である．難聴が自覚されたとき，"聞こえが悪い"，"耳が遠い"，"耳が悪い"と表現される．しかし，必ず本人が難聴を自覚するわけではない．小児や難聴の自覚がない高齢者では周囲が難聴に気づかない場合，注意散漫や認知機能の低下にみえることがある．

音は外耳から入り，中耳，内耳と情報が伝達される．内耳では音を電気信号に変換する．信号は内耳の蝸牛から神経を介して脳幹，聴覚へと伝えられ，ここで初めて音として認識される（**図Ⅱ-2-1**）．この経路のどこに障害があっても難聴となる．

1）分類

難聴は伝達経路の障害部位から，外耳から中耳に障害がある**伝音難聴**と，内耳から中枢側に原因がある**感音難聴**に大別される（**図Ⅱ-2-2**）．感音難聴はさらに，蝸牛内に病変がある**内耳性難聴**と，蝸牛神経以降に障害がある**後迷路性難聴**とに分けられる．伝音難聴と感音難聴が同時に存在する場合を**混合性難聴**という．その他，聴覚の伝導には異常がないのに難聴を訴えるものとして**機能性難聴**（心因性難聴，詐聴）がある．

また，難聴の種類によらず，難聴の程度により，軽度（聴力レベル 25〜40 dB），中等度（40〜70 dB 未満），高度（70〜90 dB 未満），および重度（90 dB 以上）に分類する場合もある．聴力検査結果をみて聴力の評価をする場合，とくに言語帯域の聴力レベルの値に注目する必要がある．

B 考えられる疾患

1）伝音難聴

外耳，中耳の病変により音が伝わらない状態である．伝音難聴は，治療（処置，手術）によって伝音系の改善または再建することにより，ある程度の聴力回復が可能である．純音聴力検査では気導閾値と骨導閾値の差を認める．

①外耳の疾患

- 耳垢塞栓：耳垢によって外耳道が完全に閉塞した状態である．
- 外耳道閉鎖：先天性のものは発生学的に耳小骨の形成異常をきたしていることが多い．後天的なものは外傷，炎症による．

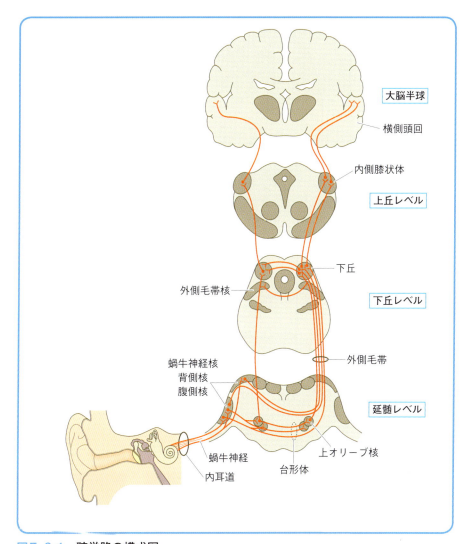

図Ⅱ-2-1　聴覚路の模式図

- 外耳道骨腫：外耳道の骨増殖により外耳道が狭窄する．

②中耳の疾患

- 滲出性中耳炎：小児期にはアデノイドの増殖によって，高齢者では耳管機能の加齢性変化によって中耳の換気が障害され，滲出液が貯留した状態である（図Ⅱ-2-3）．高齢者では上咽頭がんによる場合もあるので，必ず上咽頭の観察が必要である．
- 急性中耳炎：急性の上気道炎から耳管を経由し，中耳腔に炎症が波及したものである．
- 慢性中耳炎：炎症が慢性化したもので，多くは鼓膜に穿孔を有し，耳漏を呈する（図Ⅱ-2-4）．

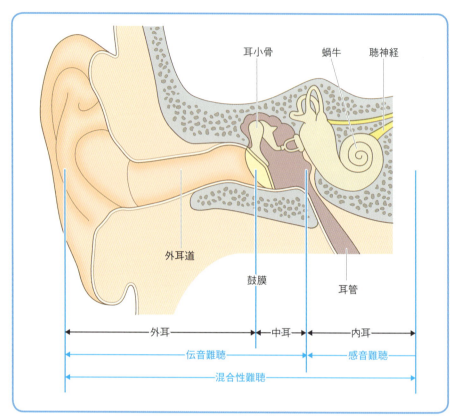

図Ⅱ-2-2　難聴の種類と障害部位

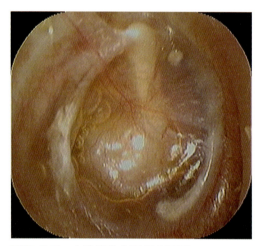

図Ⅱ-2-3　右滲出性中耳炎の鼓膜
鼓膜を通して貯留液と水疱がみえる.

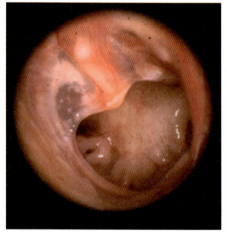

図Ⅱ-2-4　左慢性中耳炎の鼓膜
鼓膜に大きな穿孔がみえる.

- 真珠腫性中耳炎：中耳真珠腫ともいわれる．鼓膜上皮が中耳内に迷入するために起こるとされている．上皮により中耳内の構造物が破壊され，難聴となる．
- 耳硬化症：アブミ骨の底板周囲の骨変性のため，徐々にアブミ骨が動かなくなり難聴となる．両耳が進行性に伝音難聴となった後，次第に感音難聴も加わり，混合性難聴の像を示す．

2) 感音難聴

①内耳性難聴

- 突発性難聴：突然に発症する原因不明の一側性高度難聴である．めまいを伴う場合があるが，症状の反復はない．治療が早ければ，症状改善の可能性がある．
- メニエール（Ménière）病：難聴，耳鳴，めまい発作が反復する疾患である．内リンパ水腫が病因と考えられている．初期は低音部の難聴が特徴的であるが，経過とともに高音部の難聴が進行する．
- 老人性難聴：加齢以外の病因がなく，両側の高音部から徐々に進行する感音難聴である．
- 音響外傷：スピーカーの大音響や爆発音など強い音響によって内耳の有毛細胞が傷害され，難聴をきたす．高音部の低下，または c^5 ディップ型（4,000 Hz の低下）の難聴がみられる．
- 騒音性難聴：騒音下の職場（鉄工所，造船所など）で長年就労し，騒音に曝露されることによって生じる難聴である．高音部の低下，または c^5 ディップ型の難聴がみられる．
- ムンプス難聴：流行性耳下腺炎（おたふく風邪，ムンプス）に罹患した後，ウイルス性内耳炎をきたし高度の難聴をきたすもの．聴力回復は困難である．
- 薬剤性難聴：他の疾患の治療に用いた薬剤で内耳に障害を起こす場合がある．代表的な薬剤は結核治療に使用するストレプトマイシン硫酸塩である．その他，アスピリンや利尿薬であるフロセミド，抗がん薬の一部の薬剤でも内耳障害を起こすことがある．
- 先天性難聴：遺伝子の配列異常が原因の遺伝性難聴，内耳の形成不全（**図Ⅱ-2-5**），妊娠中のウイルス感染（風疹，サイトメガロウイルス，ヘルペスウイルス）や薬剤投与（サリドマイド）によって起こる胎生期難聴，出産時の障害（低酸素状態，重傷黄疸）が原因で起きる周産期難聴がある．
- 外リンパ瘻：くしゃみや外傷をきっかけにして，卵円窓または正円窓が破裂し，内耳からリンパ液が漏れることにより難聴が生じる．

②後迷路性難聴

- 聴神経腫瘍：前庭神経由来の神経鞘腫である．腫瘍の腫大により蝸牛神経が圧迫され，最初に聴覚が障害されることが多い（**図Ⅱ-2-6**）．
- 脳梗塞：延髄の小さな梗塞が内耳性難聴とよく似た経過を示すことがある．

③混合性難聴

感音難聴と伝音難聴が混合している状態．進行した慢性中耳炎に認めることが多い．

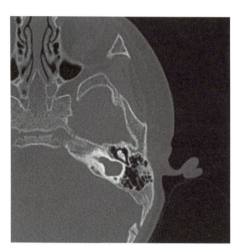

図Ⅱ-2-5　左内耳奇形 CT
蝸牛, 前庭の形成不全を認める.

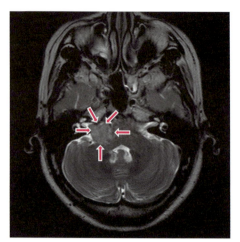

図Ⅱ-2-6　右聴神経腫瘍の MRI
右小脳橋角部に腫瘍を認める.

④機能性難聴
- 心因性難聴：器質的障害がないのに難聴を訴える場合である．若年者に多い．純音聴力検査では高度感音難聴を示すことが多い．聴性脳幹反応（auditory brainstem response：ABR），聴性定常反応（auditory steady-state responce：ASSR）でほぼ診断可能である．
- 詐聴：器質的に障害がないのに難聴を訴えるのは心因性難聴と同様であるが，作為的に難聴を装う悪質なものである．金銭問題が絡むことが多い．

C　診断の進め方

1）問　診
難聴を主訴に耳鼻咽喉科外来を受診した患者には，詳細な問診（**表Ⅱ-2-1**）を行う必要がある．問診のみである程度診断可能な疾患がある．

2）検　査
①視診：肉眼，または内視鏡，顕微鏡を用いて外耳道から鼓膜の状態を詳細に観察する．外耳道閉鎖，耳垢塞栓，急性中耳炎，鼓膜穿孔，真珠腫性中耳炎，癒着性中耳炎などは診断可能である

②聴力検査：難聴の診断には純音聴力検査が最も重要である．難聴の程度，気導聴力と骨導聴力の差の有無により伝音難聴と感音難聴の鑑別が可能になる（**図Ⅱ-2-7**）．また，疾患により特徴的な聴力型がみられる場合がある（メニエール病の低音障害型感音難聴）．純音聴力検査が行えない場合（乳幼児や意識障害があるなど）には，他覚的聴力検査として ABR，ASSR，耳音響反射（otoacoustic emissions：OAE）などを行う．機能性難聴の診断には他覚的検査が必須である．

③画像検査：単純 X 線では乳突蜂巣の発育や混濁を確認するためにシューラー（Schüller）法で撮影する．内耳道の左右差の確認のためにステンバース

表Ⅱ-2-1　問診のポイント

①患側（一側，両側）
②発症時期（先天性，後天性）
③発症の契機（いきみ，ストレス，外傷）
④経過（突発的性，進行性）
⑤程度（軽度〜高度）
⑥随伴症状（耳漏，鼻漏，鼻閉，めまい，耳鳴，頭痛）
⑦家族歴，既往歴，職業歴など（遺伝関係，結核，頭部外傷，騒音）

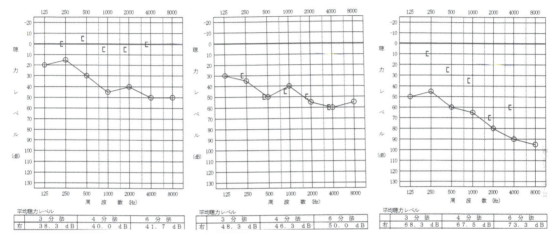

a. 伝音難聴の聴力像　　b. 感音難聴の聴力像　　c. 混合性難聴の聴力像

図Ⅱ-2-7　伝音難聴と感音難聴，混合性難聴の聴力像例（右耳）
a：伝音難聴．気導聴力と骨導聴力に差がみられる．
b：感音難聴．気導聴力と骨導聴力に差がない．
c：混合性難聴．骨導聴力の悪化があり，さらに気骨導差がある．

（Stenvers）法，経眼窩的内耳道撮影を行うことがあるが診断的価値は少ない．CTでは中耳の耳小骨の状態，貯留液，骨破壊の有無などをチェックすることが可能であり，真珠腫性中耳炎の進展の確認には必須である．聴神経腫瘍の診断にはMRIが最も重要である．

D　処置，治療

原疾患の治療となる．

2　耳漏

A　耳漏とは

外耳道から排出される分泌物の総称である．外耳から中耳にかけての疾患で生じる．

表Ⅱ-2-2 耳漏をきたす疾患

外耳疾患	外耳炎，耳癤，外耳道真珠腫，外耳道真菌症，外耳道湿疹，外耳道がん
中耳疾患	急性中耳炎，慢性穿孔性中耳炎，真珠腫性中耳炎，外傷性鼓膜穿孔，結核性中耳炎，中耳がん

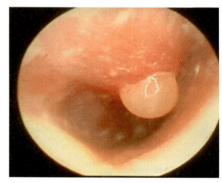

図Ⅱ-2-8 右急性中耳炎による耳漏排出

B 考えられる疾患（表Ⅱ-2-2）

①**耳垢**：非常に軟らかい耳漏を出す体質の人は，耳垢を黄褐色の耳漏と訴えることがある．

②**外耳炎**：漿液性（外耳道湿疹，慢性外耳道炎），膿性（外耳道癤）が多く，粘液性のものは少ない．外耳道の皮膚は傷つきやすく，かゆみのため綿棒や耳かき棒で触りすぎると慢性外耳炎となり，難治性耳漏の原因となる．

③**中耳炎**：炎症の程度，時期により漿液性（急性中耳炎の初期），粘液性（滲出性中耳炎，好酸球性中耳炎），膿性（化膿性中耳炎；図Ⅱ-2-8），血性（外傷，聴器がん）など，様々な症状を呈する．真珠腫性中耳炎では耳漏に悪臭を伴うことがある．小児の耳漏は中耳炎が原因のことが多い．

④**その他**：外耳道真菌症，外耳道がん，耳性髄液漏（側頭骨骨折や頭蓋内手術後に髄液が外耳道に漏れ出してくるもの）などがある．

C 診断の進め方

1）問　診

いつから，どのような性状のものであったのか，一側か両側か，かゆみや痛み，または難聴はあるか，外傷の有無などを詳細に問う．

2）視　診

外耳道内に貯留している分泌物を清拭し，耳漏の原因部位を特定する．外耳道の皮膚の腫脹や発赤の有無，水疱や潰瘍形成の有無などを肉眼，または内視鏡・顕微鏡を用いて確認する．大きな穿孔があれば中耳粘膜の状態を確認する．

3）細菌検査

細菌感染の有無，また起炎菌の検索のため培養検査を行う．慢性炎症の場合はメチシリン耐性黄色ブドウ球菌（methicillin-resistant *Staphylococcus aureus*：MRSA）などの耐性菌の可能性がある．

4）画像検査

1日に何度も清拭しなければならないほど多量の耳漏を認めるときや治療に抵抗する場合，めまいや耳鳴を合併する場合はCTで状態観察を行う必要がある．真珠腫性中耳炎の場合は，中内耳への進展を確認するためCTは必須である．

5）その他

通常の治療で症状の改善がみられない場合，診断がつかない場合は結核や悪性腫瘍を念頭に置き，ツベルクリン反応，胸部 X 線，耳漏の抗酸菌検査，PCR，病理組織検査などを行う.

D 処置，治療

基本は原疾患の治療となる.

3 | 耳 鳴

A 耳鳴とは

耳鳴自体は健常時にもあり，無音の状態，例えば防音室に入ると外界からの音刺激がないのにほとんどすべての人が耳鳴を感じるものである．一般に耳鳴を主訴に医療機関を訪れるのは「気になって不快」という程度の大きさであり，持続的なものが大部分である.

耳鳴には当人だけが聴こえる自覚的耳鳴と，実際に音源が存在し，増幅すれば他人にも聴こえる他覚的耳鳴がある．耳鳴のほとんどは自覚的耳鳴であり，単に耳鳴といった場合にはこの自覚的耳鳴を指す．この耳鳴は自覚的な症状のみなので，様々な検査を組み合わせて評価を行う必要がある.

難聴患者の約半数が耳鳴を訴え，耳鳴患者の約 90％ が何らかの難聴に関係している．感音難聴の耳鳴合併率は 60％ と高く，臨床上の問題となる．耳鳴の音色は難聴で聴こえなくなった音と似ているという特徴がある．高周波の音が聴こえない場合は，"キーン"や"シーン"と表現される耳鳴が生じることが多い.

B 原 因

耳鳴がなぜ起こるかについては，背景となる疾患あるいは特定の原因が分かっている場合もあるが，原因不明のものが多い．耳鳴の原因を，外耳性，中耳性，有毛細胞性，脳幹を含む聴覚中枢性に分類することができる．外耳から中耳までの病変の場合，血流の増加，炎症による蝸牛への刺激などが耳鳴の原因であり，多くは病変の治癒とともに消退する．耳鳴の多くは有毛細胞や聴神経の障害によるもので，それらの異常興奮が耳鳴を引き起こしていると考えられている.

①耳鳴の原因となる内耳疾患：内耳炎，突発性難聴，メニエール病，老人性難聴，薬剤性内耳障害（ストレプトマイシン硫酸塩，キニーネ塩酸塩水和物，フロセミドなど），騒音性難聴，音響外傷などがある.

②後迷路性・中枢性疾患：聴神経腫瘍の初期症状として出現することがあり，注意を要する．内耳孔近傍での前下小脳動脈による蝸牛神経の圧迫（neurovascular compression：NVC）による耳鳴が知られている.

③全身疾患：心血管系障害（高血圧，低血圧，貧血，動脈硬化），血液疾患，糖尿病，甲状腺腫，更年期障害などが考えられる.

④その他：筋の収縮によって耳鳴が生じる筋性耳鳴として，口蓋帆挙筋，鼓膜張筋，アブミ骨筋のミオクローヌスが知られている．

C 診断の進め方

1）問　診

問診票(図Ⅱ-2-9)により自分の耳鳴をどのように感じているか表現してもらう．

2）耳鼻咽喉科的診察

外耳道，鼓膜所見，純音聴力検査，必要に応じて画像検査も実施する．聴神経腫瘍を疑う場合にはMRIは必須である．全身検索として血圧測定や血液検査を行う．

3）耳鳴の評価

①ピッチマッチテスト：どの周波数が耳鳴に似ているかを調べる．

②ラウドネスバランステスト：①で判明した周波数で，どの程度の大きさの音かを調べる．

③遮蔽検査：耳鳴をどの程度の大きさの雑音（バンドノイズ）で遮蔽（マスキング）できるかを調べる．

D 処置，治療

原疾患が明らかな場合はその治療を優先する．原因がはっきりしない，あるいは治療不能な場合は対症療法となる．様々な治療法があるが，確立された治療法はない．

1）内服療法

耳鳴に悪影響を与える状況（疲労，不眠，興奮）を軽減するための薬剤を内服する．ビタミン製剤，代謝改善薬，循環改善薬，抗うつ薬，抗不安薬，睡眠薬などが用いられる．また，最近では漢方薬も用いられることがある．

2）キシロカイン静注療法

局所麻酔液であるキシロカインを静注すると，すぐに耳鳴の減弱や消失がみられる．一定時間で元に戻るが，何回か行うことによって治療効果があるとされている．しかし，副作用の問題もあり，最近では行われなくなっている．

3）鼓室内ステロイド注入療法

ステロイド薬投与の目的は，耳鳴の原疾患に対する治療と器質的な内耳障害に伴う耳鳴の治療である．ステロイド薬の副作用の観点から，全身投与より鼓室内投与は安全と考えられる．

4）音響療法

音響療法は周囲の意味のある音，または背景音を聴くことを促すことにより患者の耳鳴への反応を軽減することが目的である．補聴器または耳鳴をマスキングするノイズを発する機能をあわせ持つ耳鳴対処用補聴器を装用して，周囲の増幅された環境音に注意を向けることにより耳鳴による苛立ちを軽減する．

5）カウンセリング

致死的な疾患ではないことを説明し，耳鳴について患者本人が理解することで耳鳴とうまくつきあう方法を探る．

患者が耳鳴をどのように感じているかを一定の方式で表現させ，その表現によって耳鳴を評価する方法．

【問診項目】
　問診は少なくとも次の 9 項目を含むものとする．

(1) 耳鳴の部位
　　　右耳　　左耳　　両耳　　頭皮上　　頭蓋内

(2) 耳鳴の種類
　　　右耳　　1 種類　　2 種類　　3 種類以上
　　　左耳　　1 種類　　2 種類　　3 種類以上
　　　頭　　　1 種類　　2 種類　　3 種類以上

(3) 耳鳴の音（自発的に表現させる）
　　　キー（ン）　ジー（ン）　ピー（ン）　ザー　シー（ン）　ゴー（ン）　その他（　　　）

(4) 耳鳴音の高低
　　　高い音　　低い音　　どちらともいえない

(5) 耳鳴音の清濁
　　　澄んだ音　　濁った音　　どちらともいえない

(6) 耳鳴の大きさ

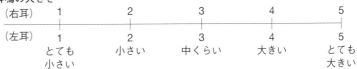

(7) 耳鳴の持続

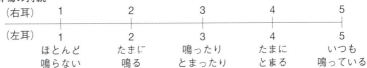

(8) 耳鳴の気になり方

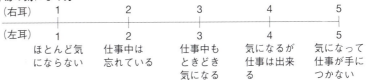

(9) その他の特徴
　　a. 脈打つ　　　　　　　うつことがある　　　うたない
　　b. 音色がかわる　　　　かわることがある　　かわらない
　　c. 大きさがかわる　　　かわることがある　　かわらない
　　d. 耳鳴のために眠れない　眠れないこともある　眠れないことはない

図Ⅱ-2-9　問診票：自覚的表現の検査（標準耳鳴検査法，1993）

［日本聴覚医学会耳鳴研究会より許諾を得て転載］

4 耳痛

A 耳痛とは

耳が痛いと訴える場合，耳疾患が認められる場合と耳疾患を思わせる所見が得られない場合がある．耳は部位によって対応する知覚神経が異なっており，耳が痛いときにはこれらの神経支配領域の検索も必要である．

三叉神経の<u>下顎神経</u>の枝は耳介前上部，外耳道前壁，鼓膜外側に分布している．<u>迷走神経耳介枝</u>〔アーノルド（Arnold）神経〕は耳甲介腔，外耳道後下壁，鼓膜外面に分布し，第3頸神経の枝である<u>大耳介神経</u>は乳突部，耳介の下面に分布している．また，舌咽神経の枝である<u>鼓室神経</u>〔ヤコブソン（Jacobson）神経〕が鼓室岬角に鼓室神経叢を形成している．

B 耳痛の原因と考えられる疾患

1）耳疾患に由来したもの

- 外耳疾患：外耳炎，耳癤，外耳道異物，耳介軟骨膜炎，耳介血腫，耳介ヘルペス（図Ⅱ-2-10），外耳がん
- 中耳疾患：急性中耳炎（図Ⅱ-2-11），乳様突起炎，外傷性鼓膜穿孔，中耳がん
- 口蓋，咽頭扁桃疾患：急性扁桃炎，扁桃周囲膿瘍など（舌咽神経を介した放散痛は嚥下時に激痛をきたす）
- 歯・口腔疾患：歯髄炎，智歯周囲炎など（三叉神経を介した放散痛は咀嚼時に増強）
- 喉頭，咽頭疾患，耳下腺炎：急性喉頭蓋炎，下咽頭がんなど（迷走神経を介した放散痛）
- 頸部の疾患：頸部リンパ節炎，側頸囊胞，甲状腺炎など

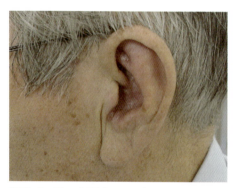

図Ⅱ-2-10　左耳介ヘルペス

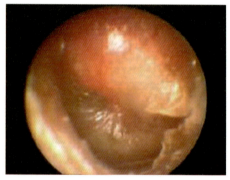

図Ⅱ-2-11　左急性化膿性中耳炎

C 診断の進め方

1) 問 診

以下の点について問診を行う.
①病歴,痛みの性状,持続時間,痛みの誘発因子があるか
②難聴,耳鳴,顔面神経麻痺などの随伴症状の有無
③歯牙,口腔,咽頭領域の疾患の有無

2) 理学的所見

外耳,鼓膜の直接あるいは顕微鏡や内視鏡を使用した視診が重要である.外耳,中耳の疾患が原因であれば,視診のみで診断がつくことが多い.しかし,ヘルペス感染では耳痛出現の数日後に皮疹が出現することがあるため,注意を要する.

歯牙を含めた口腔内,咽頭腔のチェックも原因検索には重要である.

D 処置,治療

基本は原疾患の治療となる.う歯,智歯周囲炎など歯科疾患を疑う場合は歯科にコンサルトする必要がある.

5 めまい

A めまいとは

めまい（眩暈）は"身体の位置や運動に関する異常感覚"であり,異常感覚（周囲が回る,体がフワフワするなど）からくる不快感や不安感といった心理的現象も含んでいる.なお,よく混同されるふらつきは姿勢反射の障害からくる体の動揺や運動異常といった自他覚的な身体現象である.通常,ヒトは無意識に空間を認識し,2足直立の不安定な体で安定したバランスを保つ平衡機能が備わっている.平衡機能は,視覚系,前庭系,自己受容感覚（深部知覚）系からの情報を用いて,眼球運動や骨格筋運動,自律神経活動を引き起こすことで中枢（脳）により制御されている（図Ⅱ-2-12）.この制御システムのどこかに異常が起こると,めまい,ふらつきが出現する.

1) 分 類

めまいは症状から,回転性めまい（周囲がグルグル回る）,浮動性めまい（体がフワフワする）,眼前暗黒感や立ちくらみ（目の前が暗くなる,クラッとする）の3つに大きく分類される.

B 考えられる疾患

めまいは様々な疾患が原因となるが,大きく分けると末梢性（耳性）めまいと中枢性めまいがある.その中でも耳からくるめまい（耳性めまい）が半数以上を占め,脳出血や脳梗塞といった急性脳血管障害などの「危険なめまい」を含めた中枢性めまいは10%以下と頻度は低い.また原因不明のめまい症が10～20%存在する.以下に,耳性めまいを中心に主な疾患を挙げる.

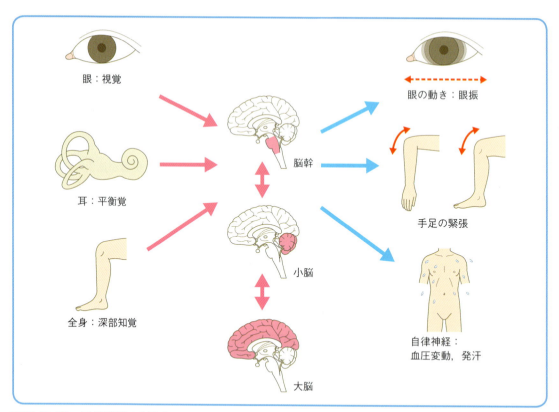

図Ⅱ-2-12　平衡機能の制御システム

①**メニエール病**：蝸牛症状（難聴，耳鳴）を伴い，めまい発作を反復する．めまいの持続時間は10分〜数時間程度である．病態は内リンパ水腫と考えられている．純音聴力検査で低音部の聴力低下を示すのが特徴的である．初回発作時にはめまいを伴う突発性難聴との鑑別がむずかしい．

②**良性発作性頭位めまい症**：めまい疾患の中で最も頻度が高い．起床時や臥床時に自覚することが多く，特定の頭位にて回転性めまいを生じるが，じっとしていると消失する．めまいの持続時間は通常数秒〜2分程度で，頭や体を動かすたびに繰り返す．めまいを繰り返しているうちに症状は減弱し，消失する．蝸牛症状（難聴，耳鳴）は認めない．

③**前庭神経炎**：前庭神経のウイルス性炎症により，突発的に激しい回転性めまいが生じる．回転性めまいの持続時間は数時間で，その後，浮動感が持続する．蝸牛症状（難聴，耳鳴）は伴わない．通常，大発作は1回だけで反復しない．上気道感染が先行する場合がある．

④**遅発性内リンパ水腫**：高度難聴となった数年〜10年後に同側あるいは対側に内リンパ水腫を生じ，メニエール病に類似しためまい発作を繰り返す．

表Ⅱ-2-3 めまい問診のポイント

性状	めまい：①回転性, ②浮動性, ③眼前暗黒感, 立ちくらみ ふらつき：バランスがとれない, 平衡失調
発症	突発性か持続性か, 持続時間（一瞬, 数分, 数時間, 数日）
経過	単発性（初発）か反復性か
誘因	なし or あり（頭位, 頸部捻転, 起立, 歩行, 運動, 入浴, 外傷, 潜水, 乗り物, ストレス, 過労など）
随伴症状	蝸牛症状（難聴, 耳鳴, 耳閉感）, 自律神経症状（悪心・嘔吐, 冷汗）, 中枢神経症状（しびれ, 構音障害, 頭痛, 運動麻痺, 知覚障害, 意識障害, 眼球運動障害, 歩行障害）
既往	高血圧, 糖尿病, 脂質異常症, 心疾患, 不整脈, 中耳炎など
薬剤	アミノ配糖体系抗菌薬（ストレプトマイシン硫酸塩, ゲンタマイシン硫酸塩など）, 抗けいれん薬, 抗がん薬, 利尿薬など

⑤めまいを伴う突発性難聴：突然起こる原因不明の感音難聴である突発性難聴では約40％にめまいを伴う. めまい発作や聴力低下を繰り返すことはない.

⑥外リンパ瘻：潜水や重いものを持つ, 強く鼻をかむなど髄液圧あるいは鼓室圧が急激に変化した後に外リンパ液が内耳窓から漏出し, めまいとともに難聴, 耳鳴, 耳閉感を生じる.

⑦聴神経腫瘍：内耳道内に発生する良性の神経鞘腫である. 進行する一側性の難聴, 耳鳴を主訴とし, めまいは軽度の浮動感で回転性めまいはまれである.

⑧椎骨脳底動脈循環不全：頸部の捻転, 過伸展で誘発され, 回転性めまいが多く, 浮動感, 眼前暗黒感のこともある. 蝸牛症状は通常伴わない. 視覚障害, 意識障害, しびれなどを訴えることがある.

⑨起立性調節障害：起立時の眼前暗黒感, 立ちくらみを生じる. 蝸牛症状を伴わない.

C 診断の進め方

　めまいの診断で最も大切なのは問診である. 診断の60～70％は問診によって決まる. めまいの表現は様々であり抽象的であいまいなことも多いが, 大きく3つの性状（回転性, 浮動性, 眼前暗黒感や立ちくらみ）に分類すると理解しやすくなる. それらのめまいが急に起こったのか繰り返しているのか, 頭位によって増悪するなど誘因があるのかなど詳しく聴取する. また随伴症状の確認も重要で, 蝸牛症状（難聴, 耳鳴, 耳閉感）のほか, 中枢神経症状（しびれ, 構音障害, 頭痛など）を見逃してはならない. さらに高血圧や糖尿病などの既往歴やめまいの原因となる薬剤（アミノ配糖体系抗菌薬など）の服用歴についても把握する必要がある. **表Ⅱ-2-3**に問診のポイントを示す.

　問診からある程度の疾患を念頭に置きながら簡易（スクリーニング）検査を行い, 中枢性めまいか末梢性（耳性）めまいかを判断して次の必要な精密検査へと進める. **表Ⅱ-2-4**に簡易検査と精密検査を示す.

表Ⅱ-2-4　めまい診療に必要な検査

簡易（スクリーニング）検査

- 一般診察：バイタルサイン，貧血の有無，神経学的所見（小脳・脳幹機能異常など）
- 耳鼻咽喉診察（中耳炎の有無など）
- 純音聴力検査（あるいは音叉によるウェーバー検査，リンネ検査）
- 眼振（注視，自発，頭位，頭位変換）検査：フレンツェル眼鏡，赤外線 CCD カメラ
- 耳単純 X 線：シューラー法，ステンバース法，経眼窩法
- 体平衡検査：両脚直立検査（ロンベルグ法），マン検査，単脚直立検査，足踏検査

精密検査

- 平衡機能検査：温度眼振（カロリック）検査，回転検査，視運動性眼振検査，視標追跡検査，急速眼球運動検査，重心動揺検査
- 聴覚検査：蝸電図，耳音響放射，聴性脳幹反応（ABR）
- 画像検査：CT, MRI, MRA

表Ⅱ-2-5　急性めまいの代表的な治療薬

補液	維持液を原則とし，電解質バランスに異常があれば適宜補正する
7% 炭酸水素ナトリウム（メイロン®）	抗めまい作用は明らかにはなっていないが，内耳血流増加作用，内耳の局所アシドーシス改善作用，虚血に対する抵抗性増加作用，メニエール病における内リンパ水腫軽減作用などによる効果が推定されている
抗ヒスタミン薬	ジフェンヒドラミン塩酸塩 / ジプロフィリン（トラベルミン®），ジメンヒドリナート（ドラマミン®），プロメタジン塩酸塩（ピレチア®，ヒベルナ®），ヒドロキシジン塩酸塩（アタラックス -P®）
抗めまい薬	ベタヒスチンメシル酸塩（メリスロン®），ジフェニドール塩酸塩（セファドール®）
抗不安薬	ジアゼパム（セルシン®，ホリゾン®），ロラゼパム（ワイパックス®）
制吐薬	ドンペリドン（ナウゼリン®），メトクロプラミド（プリンペラン®）
内耳循環改善薬	アデノシン三リン酸二ナトリウム水和物（アデホスコーワ®），トコフェロール酢酸エステル（ユベラ®），カリジノゲナーゼ（カルナクリン®）

D　処置，治療

　めまいの急性期には，激しいめまい感や悪心・嘔吐のために十分な問診が困難な場合もある．その際には，まず心身の安静を保ち，血圧，呼吸，意識状態などのバイタルサインを確認し，維持液を用いて血管を確保しながら採血（血算，生化学検査）を行う．神経学的所見や眼振所見などから中枢性めまい（とくに小脳や脳幹の急性脳血管障害：脳出血，脳梗塞）が疑われる場合には，速やかに画像検査（CT や MRI）を行う．脳出血では CT が，急性期脳梗塞では MRI 拡散強調画像が診断に有用である．急性脳血管障害などの"危険なめまい"が否定されれば，急性めまいへの対症療法を行いながらめまい診断を進めていく．急性めまいの対症療法に用いられる治療薬を**表Ⅱ-2-5**に示す．

> **臨床で役立つ知識　神経症状は遅く出ることもある**
>
> 急性脳血管障害などの"危険なめまい"でも，初期には神経症状を認めないことがある．とくに高齢者で既往に高血圧，糖尿病，脂質異常症，心疾患など血管障害の危険因子がある場合には注意が必要である．経過観察を始めた1～2時間は症状の変化に十分な注意を払い，バイタルサインや神経所見に異常を認めれば頭部画像検査をためらわずに施行する．

6　顔面神経麻痺

A　顔面神経麻痺とは

　顔面神経は12本ある脳神経の7番目の神経で，運動神経，分泌副交感神経，知覚神経によって構成されている．神経走行は，脳幹橋部の顔面神経核より始まり，側頭骨の中を通り，茎乳突孔から側頭骨を出て耳下腺の中を通り，顔面の表情筋に分布し，顔面の動きを司っている（図Ⅱ-2-13）．この顔面神経の異常で起こる表情筋の麻痺を顔面神経麻痺といい，主な症状は顔が動かなくなる（表情を作れない）ことだが，涙液・唾液分泌障害，味覚障害，聴覚過敏，聴力低下などの症状を伴うこともある．

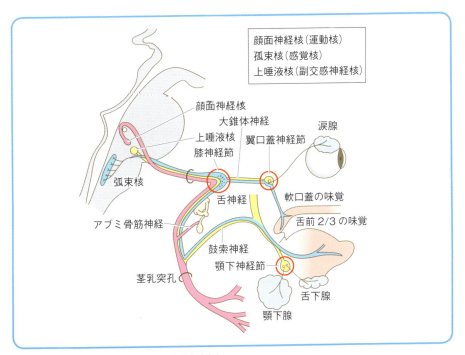

図Ⅱ-2-13　顔面神経の構成線維と働き

表Ⅱ-2-6　顔面神経麻痺の原因別分類

- ●中枢性（脳梗塞，脳腫瘍など）
- ●末梢性
  - ●ベル（Bell）麻痺（特発性顔面神経麻痺）
  - ●ハント（Hunt）症候群
  - ●外傷性（頭部外傷，側頭骨骨折）
  - ●腫瘍性（脳腫瘍，聴神経腫瘍，顔面神経鞘腫，耳下腺腫瘍）
  - ●耳炎性（真珠腫性中耳炎，急性・慢性中耳炎）
  - ●手術損傷性（耳下腺腫瘍，脳腫瘍，中耳手術などに伴うもの）
  - ●その他［糖尿病，サルコイドーシス，先天性，多発性硬化症，ギラン・バレー（Guillain-Barré）症候群などに伴うもの］

B　考えられる疾患

　多彩な原因で生じ，大きく中枢性と末梢性に大別される．顔面神経核から末梢の麻痺を総称して末梢性顔面神経麻痺といい，走行が長いため原因は**表Ⅱ-2-6**のように多彩である．

　麻痺側の顔面表情筋麻痺による顔面非対称（表情を作れない），口角よりの水漏れ，麻痺性兎眼による乾燥性角膜炎，角膜潰瘍，唾液分泌障害，味覚障害，聴覚過敏（音が響く）などの症状が生じる．麻痺側の動きのまったくないものを完全麻痺，麻痺側の動きが弱いものを不完全麻痺と分類している．

C　診断の進め方

　原因は多彩であるが，問診と視診で多くは鑑別が可能である．

　前頭筋を観察し麻痺側の前頭部が動く場合は中枢性を疑う．耳介の発赤，疱疹を認めるため，ハント症候群の診断は容易であるが，めまい，低音部の聴力低下をきたす症例も多く注意が必要である．確定診断には水痘帯状疱疹ウイルス（VZV）IgG（EIA法）で2～3週間後のペア血清で2倍以上の上昇を認める例や，初診時にIgGが40以上と上昇を認めているものを陽性としている．事故，外傷の既往がある場合は外傷性（頭部外傷，側頭骨骨折）を，難聴，めまいを伴う麻痺は聴神経腫瘍を，同側麻痺を反復して生じる場合は顔面神経鞘腫を疑い，造影MRIなどの画像検査を行う．耳下腺部の触診も行い，腫瘍による麻痺の除外も行う．耳内を観察し，真珠腫や中耳炎が疑われれば聴力検査，中耳CTを行う．顔面神経走行領域に手術侵襲が加わっていないか手術の既往を聴くことも大事である．以上のすべてを除外し，原因が特定できないものをベル麻痺と診断する．

D　処置，治療

　治療は原疾患によって異なるが，一般には神経浮腫を軽減させる目的でステロイド薬，抗ウイルス薬，循環改善薬，末梢神経の代謝改善目的でビタミン製剤を用いる．ステロイド薬が使用できない症例では血液循環改善薬（プロスタグランジンE_1製剤）を使用する．麻痺性兎眼による乾燥性角膜炎，角膜潰瘍に対しては点眼薬（ヒアルロン酸ナトリウム点眼）を使用する．

E 治療経過・予後

　ベル麻痺の自然治癒率は70％で，ステロイド薬併用で予後90％と予後良好である．ハント症候群の自然治癒は30％で，ステロイド薬，抗ウイルス薬併用でも治癒率は60〜70％と予後不良である．ベル麻痺，ハント症候群とも予後は神経変性が進行する1〜2週間で決まるので，可能な限り早期治療開始が望ましい．表情筋スコア，電気生理学的検査［神経興奮性検査（NET），electroneuronography（ENoG）］，アブミ骨筋反射などにより，大きく3つのタイプ（①1〜2ヵ月で完全回復するタイプ，②6〜12ヵ月で回復し軽度の後遺症を残すタイプ，③1年以上経過しても不完全回復で後遺症を残すタイプ）に分けられる．

　後遺症としては，口を動かしたときに目が閉じる，眼を閉じると口元が動くなどの不随意な顔面運動（**病的共同運動**，synkinesis），顔の引きつれなどの**顔面拘縮**，麻痺によりまぶたが垂れ下がる**眼瞼下垂**，**顔面けいれん**，麻痺後の異常神経支配により食事中に涙が出る"**ワニの目の涙**"などがある．

7 　鼻汁，鼻閉，くしゃみ

A 鼻汁（びじゅう），鼻閉（びへい），くしゃみとは

　鼻腔および副鼻腔粘膜からは分泌物（粘液）が1日約1L分泌され，加温・加湿，除塵などの役割を果たす．**鼻汁**は，この量が過剰になり，鼻腔外に漏出してくるもので，"鼻水""鼻漏"ともいう．喉の奥（上咽頭）に流れる鼻汁を後鼻漏（こうびろう）という．

　鼻閉はいわゆる"鼻づまり"のことで，様々な鼻疾患に現れる症状である．単純に鼻腔の物理的な狭窄・通過障害による通気性の低下によるだけでなく，温度や心理面なども関与する．

　くしゃみは，鼻腔内の三叉神経知覚枝の刺激によって発生する反射運動である．水様性鼻汁を伴うことが多い．病原体や異物などにより鼻粘膜が刺激され，水様性鼻汁とともにそれらを排出させるための防御機構である．

B 考えられる疾患

　最も一般的な鼻症状である鼻汁，鼻閉，くしゃみを生じる疾患は多岐にわたる．これらの症状は併存することが多く，それら症状の性状，併存の有無が疾患の鑑別になる．それぞれの症状について考えられる疾患を挙げる．

1）鼻汁（図Ⅱ-2-14）

　鼻汁は，その性状により水様性（サラサラ），粘性（ネバネバ），膿性，血性などの種類に分けられる．一般に炎症の初期は水様性で次第に粘性に変化し，細菌感染などを伴うと膿性に変化する．鼻汁の原因となる主な疾患を**表Ⅱ-2-7**に挙げる．

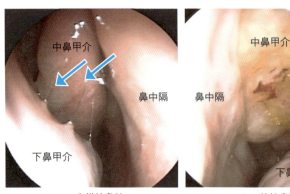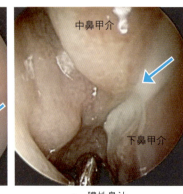

a. 水様性鼻汁　　　　b. 粘性鼻汁　　　　c. 膿性鼻汁

図Ⅱ-2-14　鼻汁の種類
a：右水様性鼻汁．中・下鼻甲介に水様性鼻汁の付着を認める（➡）．
b：左粘性鼻汁．上顎洞からの白色粘性鼻汁を認める（➡）．
c：左膿性鼻汁．中鼻道に膿性鼻汁の付着を認める（➡）．

表Ⅱ-2-7　鼻汁をきたす主な疾患

水様性鼻汁	アレルギー性鼻炎，急性鼻炎，急性副鼻腔炎の初期
粘性鼻汁	慢性鼻炎，急性副鼻腔炎，慢性副鼻腔炎（好酸球性副鼻腔炎）
膿性鼻汁	急性副鼻腔炎，慢性副鼻腔炎，鼻副鼻腔腫瘍
血性鼻汁	鼻副鼻腔腫瘍，急性鼻炎

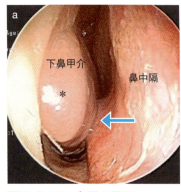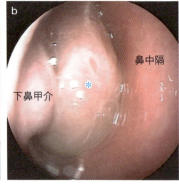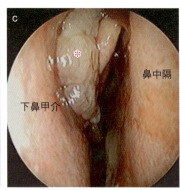

図Ⅱ-2-15　鼻閉の原因
a：右下鼻甲介の腫脹（＊）と鼻中隔の弯曲（➡）
b：右鼻腔ポリープ（鼻茸；＊）の充満
c：右中鼻道から鼻腔後方へかけての鼻副鼻腔腫瘍（乳頭腫；＊）の充満

2）鼻閉（図Ⅱ-2-15）

　鼻閉の出現が，①変動性（一過性）か固定性か，②片側性か両側性かがポイントになる．例え何らかの鼻閉の原因があっても，長期間普通に生活してきた人は，その状態に慣れているため鼻閉を訴えない場合や，逆に鼻閉の原因がなく心理的に鼻

表Ⅱ-2-8　鼻閉をきたす主な疾患

変動性（一過性）鼻閉
- 過敏症：アレルギー性鼻炎，血管運動性鼻炎
- 炎症性：急性鼻炎，急性副鼻腔炎
- 薬物性：点鼻薬の乱用

固定性鼻閉
- 炎症性：慢性副鼻腔炎，鼻茸
- 解剖学的要因：鼻中隔弯曲症
- 鼻副鼻腔腫瘍
- 上咽頭疾患：アデノイド増殖症，上咽頭腫瘍

表Ⅱ-2-9　くしゃみをきたす主な疾患

- 過敏症：アレルギー性鼻炎
- 炎症性：急性鼻炎
- 軽い機械的な刺激，ガス（タバコの煙），刺激臭，気温の急激な変化，光が目に入る

閉を感じるなど，鼻内所見（閉塞の度合い）と鼻閉症状が一致しないことも多い．鼻閉の原因となる主な疾患を**表Ⅱ-2-8**に挙げる．

3）くしゃみ

鼻腔内の三叉神経の反射運動であるため，病的な原因がないことも多い．くしゃみの主な原因を**表Ⅱ-2-9**に挙げる．

C　診断の進め方

問診で，症状の種類・程度，鼻汁・鼻閉・くしゃみなどの性状および併存の有無，発熱の有無，疼痛の有無，発症時期，合併症，既往歴，家族歴などを詳しく調査する．

①**鼻鏡検査**：鼻汁の性状や鼻粘膜の色調・腫脹，鼻中隔弯曲の有無，腫瘍性病変の有無を確認し，炎症性・アレルギー性・腫瘍性疾患，または解剖学的異常を鑑別する．咽頭を観察し，咽頭の発赤の有無なども参考にする．

D　処置，治療

一般的な鼻症状の処置としては，通院での鼻処置（鼻汁の吸引・排膿），抗菌薬やステロイド薬をエアロゾル化した蒸気を吸入する鼻ネブライザー療法，自宅でのセルフケアとして生理食塩液での鼻洗浄が効果が高い．

その他の治療は，基本的に原疾患の治療となる．

臨床で役立つ知識　抗ヒスタミン薬の眠気

鼻汁，鼻閉の鼻炎症状に対して多く処方される抗ヒスタミン薬の副作用として"眠気"がある．抗ヒスタミン薬は，アレルギー症状を引き起こす化学伝達物質であるヒスタミンの受容体への結合をブロックする形でアレルギー症状を抑制する薬である．このヒスタミンには脳を活性化するという重要な役割があり，抗ヒスタミン薬は脳の活性化までを阻害してしまうため，眠気が生じる．眠気の症状を自覚しなくても，自覚がないままに脳の作業効率を低下させ（"**インペアード・パフォーマンス**"という），精密作業や自動車の運転などに支障をきたす可能性があり，注意が必要である．この課題を克服するため，様々な新しい抗ヒスタミン薬が開発されている．

8 鼻出血

A 鼻出血とは

鼻出血は，鼻腔からの出血，いわゆる"鼻血"のことである．鼻粘膜は柔らかく弱い粘膜で傷つきやすく，とくに鼻中隔前方には毛細血管が集合するキーゼルバッハ（Kiesselbach）部位があり，血流に富んでいるため少しの刺激でも出血をきたしやすい．

B 考えられる疾患

多くは特発性（明らかな原因が不明）の鼻出血で，鼻をほじったり，触ったりの物理的な刺激であったり，感冒やアレルギー性鼻炎で鼻をよくかむ，くしゃみや咳をする，便をいきむなどの一過性の脈圧の上昇が出血の原因となる．また，様々な疾患による症候性の鼻出血がある（表Ⅱ-2-10）．

C 診断の進め方

診察時にはすでに止血している場合も多く，明らかな出血点が確認できないこともある．出血点を推定するために，問診で出血側を確認する．出血量が多ければ，後鼻を回って両側から出血があるようにみえるが，鼻出血は基本的には片側性であり，最初にどちらから出血があったかを確認することで出血側を推定できる．最も可能性の高いキーゼルバッハ部位は前鼻鏡で確認できる．鼻中隔粘膜に露出血管や粘膜裂傷がみられることが多い（図Ⅱ-2-16）．前鼻鏡で出血点が明らかでなければ鼻腔ファイバースコープで鼻腔前方から順に後方を観察する．鼻中隔弯曲症があると鼻腔ファイバースコープが通らず，十分な観察が困難な場合もあるが，血管収縮薬を浸潤させ，鼻腔粘膜を収縮させて，できる限りスペースを確保する．

表Ⅱ-2-10 鼻出血の分類

特発性鼻出血	鼻をほじる，鼻をかむ，くしゃみをする，便をいきむ
症候性鼻出血	鼻副鼻腔腫瘍，外傷（鼻骨骨折，顔面骨折），循環器疾患（高血圧，オスラー病，抗凝固薬），血液疾患［白血病，播種性血管内凝固症候群（DIC）］

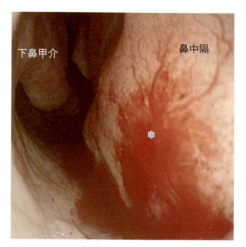

図Ⅱ-2-16 鼻出血
右キーゼルバッハ部（＊）からの出血を認める．

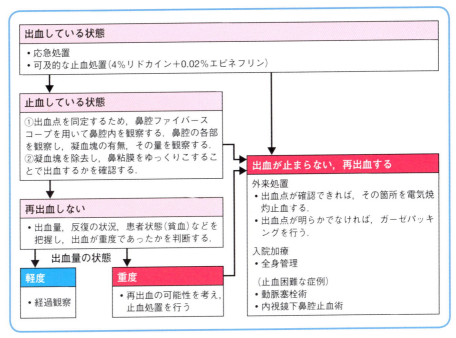

図Ⅱ-2-17 診断・治療のアルゴリズム
[Yukitatsu Y, et al：Clinical study of 1,515 patients presenting with epistaxis over the last 6 years. ORL J Otorhinolaryngol Relat Spec 78：232-240, 2016 より作成]

D 処置，治療

　応急処置として，出血が喉に落ちると嘔吐，誤嚥，窒息の原因になるため，座位で前傾姿勢をとり，喉に流れてくる出血は吐き出させるようにする．鼻翼を強くつまみ，20分ほど圧迫する．キーゼルバッハ部位の出血ならばひとまずの止血は得られる．鼻内に繊維の粗いティッシュなどを詰めると，余計に粘膜を傷つけるため，何も詰めずに圧迫すればよい．
　診断・治療のアルゴリズムを図Ⅱ-2-17に示す．

9 嗅覚障害

A 嗅覚障害とは

　嗅覚障害とは，においを感じにくくなる量的障害の**嗅覚減退**や**嗅覚脱失**，においを他のものに感じてしまうような質的障害として**異嗅症**，**嗅覚過敏**などがある．ある特定のにおいのみ分からない状態を**嗅盲**と呼び，青酸などのアーモンド臭を感じない人が10%ほど存在するといわれている[1]．嗅覚は，五感の一つであり，障害されると，食事のにおいなどが感じなくなりQOLが著明に障害される．また，腐ったにおいや焦げたにおいも分かりにくくなり危険を察知することができない．

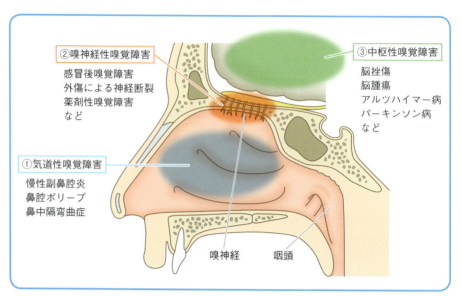

図Ⅱ-2-18　障害部位による分類

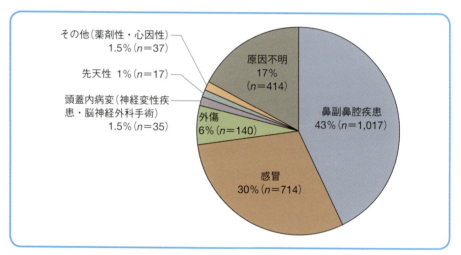

図Ⅱ-2-19　嗅覚障害の原因の頻度例
［都築建三ほか：嗅覚障害をきたす慢性副鼻腔炎の診断と治療．兵医大医会誌 39：81-90, 2015 より作成］

障害部位により，嗅裂が機械的に塞がれてしまいにおい物質が届かない①気道性嗅覚障害，嗅覚に関連する細胞・神経が障害される②嗅神経性嗅覚障害，頭蓋内の嗅覚路が障害される③中枢性嗅覚障害に分類される（図Ⅱ-2-18）．

B 考えられる疾患

嗅覚障害で嗅覚外来に受診する患者の疾患内訳は図Ⅱ-2-19の通りである．
①鼻副鼻腔炎による嗅覚障害：最も多い疾患は，鼻副鼻腔炎によるもので約43%を占める．ポリープなどによる気道性嗅覚障害や，炎症による嗅神経性嗅覚障害を引き起こすとされる．

②感冒後嗅覚障害：ウイルスの嗅粘膜への感染により嗅神経性嗅覚障害が引き起こされるとされている．女性に多く男性の約4倍といわれている．

③外傷性嗅覚障害：外傷性嗅覚障害は，頭部外傷による嗅神経の断裂による嗅神経性嗅覚障害や中枢性嗅覚障害を引き起こし，難治性である．

④薬剤性嗅覚障害：薬剤性嗅覚障害は様々な薬剤が原因となるが，テガフール（抗がん薬）が有名な薬剤である．

⑤その他：加齢による嗅覚障害も有名で，65歳以上のうち50%以上が嗅覚障害者という報告もある[1]．生まれつき嗅覚を感じない先天性嗅覚障害［カルマン（Kallmann）症候群など］や，パーキンソン病やアルツハイマー病などの中枢性病変も原因となり注目されている．また，いまだに原因不明例も多数ある．

C　診断の進め方

鼻漏や鼻閉の有無，感冒の罹患，外傷歴，薬剤の内服などをしっかり問診することが重要である．また嗅覚検査により，嗅覚障害の程度や状態を把握する．鼻内の観察，副鼻腔のX線撮影などを行い，最も多い副鼻腔炎の診断も行う必要がある．MRIによる頭部精査は，中枢性病変の検索，嗅球の評価も行うことができる．

D　処置，治療

副鼻腔炎に対しては副鼻腔炎に準じた治療を行い，それに加えてステロイド薬の内服や局所治療が必要である．感冒後嗅覚障害にはエビデンスが高い治療法は2019年現在ないが，当帰芍薬散による漢方薬治療が注目されている．外傷後嗅覚障害には，残念ながら改善する治療法は存在しない．嗅覚障害といっても多数の疾患があり，それに応じた治療が必要である．

●引用文献

1) Niimura Y：Olfactory receptor multigene family in vertebrates：from the viewpoint of evolutionary genomics, Curr Genomics **13**：103-114, 2012

10　いびき，睡眠時無呼吸

A　いびき，睡眠時無呼吸とは

いびきとは，睡眠時における咽頭から発生する雑音（上気道の狭窄音）であり，睡眠時の無呼吸と大きく関係する．睡眠時無呼吸症候群の定義は，平均で1時間に何回無呼吸，低呼吸があるかの指標である無呼吸低呼吸指数（apnea-hypopnea index：AHI）が5以上であり，無呼吸に関連する症状があることとされる．睡眠時無呼吸症候群は，日中の眠気，集中力の低下，頭痛なども引き起こし，QOLが大きく低下することが知られ，それだけでなく，高血圧や糖尿病，心不全や心筋梗塞，脳梗塞のリスクを上昇させることも注目されている．睡眠時無呼吸症候群は，咽頭狭窄や，舌根沈下，鼻閉，呼吸中枢の機能低下などが原因となる（図Ⅱ-2-20）．

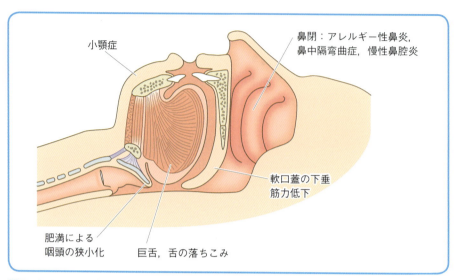

図Ⅱ-2-20　いびき，睡眠時無呼吸の原因

B　考えられる疾患

　小児の場合，ほとんどが口蓋扁桃，咽頭扁桃（アデノイド）の肥大による咽頭狭窄が原因となる．

　成人の場合は，肥満による咽頭狭窄，年齢や疾患による筋力低下による舌根や軟口蓋沈下，小顎症，巨舌，アレルギー性鼻炎や鼻中隔弯曲症などによる鼻閉も原因となる．また，アルコールやタバコも一因となることが報告されている．

C　診断の進め方

　まずは問診が重要であり，日中の眠気の程度などの症状，高血圧や糖尿病などの疾患の有無，あるいは職業も問診しておかなければならない．身長・体重を測定し，体重のこれまでの増減も確認する．鼻腔・咽頭の診察を行い，鼻腔や咽頭の狭窄を診断する．

　睡眠時無呼吸の程度を知るためにまず，自宅で行える簡易アプノモニター検査を行う．簡易アプノモニター検査は携帯装置を用いて自宅で検査を行い，鼻口の気流，いびき，SpO_2 などを測定することによりAHIも判定できるため有用である．さらに詳しく調べる検査として，終夜睡眠ポリソムノグラフィ（polysomnography：PSG）がある．入院して検査する方法で，簡易アプノモニター検査に加えて脳波や心電図，筋電図，眼電図などで睡眠深度やその他の異常を検査することができる．簡易アプノモニター検査やPSGにより，5≦AHI＜15を軽症，15≦AHI＜30を中等症，30≦AHIを重症と判定する．

D　処置，治療

　小児の場合は，上述の通り口蓋扁桃やアデノイド肥大が原因となるため口蓋扁桃摘出術やアデノイド切除術などの手術療法が選択される場合が多い．

第2章　耳鼻咽喉の症状と診断・治療　153

　成人においては，肥満があれば減量が大変重要な治療法であり，食事・運動療法の指導が重要となる．AHI≧20で症状を認める患者は，経鼻的持続陽圧呼吸療法（continuous positive airway pressure：CPAP）の治療適応となるが，装着の違和感や手間により装着できない患者も多い．また，歯科においてマウスピース（スリープスプリント）による治療があり，下顎を少し前方に固定することにより気道を拡大することができる．成人の手術療法においては，鼻閉があれば鼻内手術，咽頭狭窄があれば口蓋垂軟口蓋咽頭形成術（uvulopalatopharyngoplasty：UPPP）が適応となる場合がある．

11 ｜ 咽頭痛

A 咽頭痛とは

　咽頭痛とは，耳鼻咽喉科領域ではよく外来で患者から訴えのある症状であるが，その原因となる疾患は多岐にわたるため，診断を的確に行い治療する必要がある．
　咽頭はリンパ組織が豊富なため炎症を起こしやすく，種々の痛みが生じる．痛みの性質により，安静時にも痛みがある自発痛や，嚥下時に咽頭の収縮が起こり痛みが増強する嚥下痛，同一神経が支配する他の部位にまで痛みが伝わる放散痛に分けられる．

B 考えられる疾患（表Ⅱ-2-11）

①炎症性：多くが急性咽喉頭炎，急性扁桃炎であり，咽頭痛でまず疑われる．診察にて炎症部位の発赤や腫脹を認めることが多い．特殊な例として，亜急性甲状腺炎による咽頭痛がある．

②外傷性，熱傷，異物：外傷性では出血の有無や傷の深さなどを確認する必要がある．熱傷では浮腫をきたすことが多いため，気道狭窄を起こしていないかの判断と経過観察が重要である．異物は魚骨が最多であり，口蓋扁桃や舌根に存在していることが多い．金属製の異物（義歯，針など）が疑われる際にはCTなどでの確認も考慮する．

③腫瘍性：咽頭痛をきたす腫瘍はがんが大多数であり，中でも咽頭がん，喉頭がんが多い．咽頭がん，喉頭がんは喫煙と飲酒と関係が深いので，嗜好歴で飲酒喫煙

表Ⅱ-2-11　咽頭痛をきたす主な疾患

①**炎症性**：急性咽頭炎，急性扁桃炎，扁桃周囲炎，扁桃周囲膿瘍，急性喉頭蓋炎，慢性咽頭炎，亜急性甲状腺炎
②**外傷性，熱傷，異物**：咽頭外傷，熱傷，咽頭異物
③**腫瘍性**：咽頭がん，喉頭がん
④**神経性**：三叉神経痛，舌咽神経痛
⑤**心因性**：うつ病，ノイローゼ
⑥**その他**：過長茎状突起，舌骨症候群

があれば常にがんを念頭に置いて診察する必要がある.

④**神経性**：舌咽神経や三叉神経が痛みの原因となっていることが多い.他の疾患が除外された際には考慮する必要があるが,頻度は高くない.

⑤**心因性**：うつ病やノイローゼから咽頭痛を訴えることもあるので,他の疾患が除外された際には問診などから疑う必要がある.

⑥**その他**：特殊な例として,咽頭痛の原因として過長茎状突起,舌骨症候群がある.

C 診断の進め方

まず問診にて思い当たる原因の有無を確認する.外傷や熱傷,異物によるものであれば,ここで有益な情報が得られることが多い.明らかな原因の申告がなければ咽頭痛のある期間を確認し,急性病変か慢性病変かを判断,さらに自発痛や嚥下痛の有無を確認し,咽頭痛の部位も確認する.急性病変であれば第一に炎症性疾患を考える.慢性病変であれば腫瘍性や神経性,心因性などを考えつつ診療に当たる.また,酒やタバコなどの嗜好歴も確認する.

次に,咽頭痛のある部位を視診にて診察するが,経口からの診察で患部が十分に観察できない際には,間接喉頭鏡や咽喉頭内視鏡を用いてしっかりと患部を観察し,問診で得られた情報と総合して診断する.咽喉頭の診察にて明らかな病変が確認できない際にはCTなどの画像検査を行い,原因を検索しても異常を認めない場合は神経性や心因性を考慮する.

D 処置,治療

原疾患の治療を行う.

---

12 味覚異常

A 味覚異常とは

近年,日本では食生活の欧米化,ストレス社会の影響,生活習慣病の増加,超高齢化社会を背景とし,またquality of life（QOL）が重要視されるようになり,味覚障害を主訴に耳鼻咽喉科を受診する患者は年々増加している[1-3].2003年の日本口腔・咽頭科学会のアンケート調査で,耳鼻咽喉科を受診する味覚障害患者は年間24万人と推測されている[4].患者は50～60歳代に多く,男女比については約2：3で女性が多いと報告されている[5].味覚異常は直接生命に影響する症状ではないが,食欲不振が影響し,全身状態の悪化につながることもある.そのため,的確な診断と治療が必要である.

味覚は,塩味,酸味,甘味,苦味,旨味の5種類が定義されている.これらの味覚は主に舌の**有郭乳頭**,**葉状乳頭**,**茸状乳頭**や,口蓋,咽頭に存在する**味蕾**で感知されている.味蕾の中には味細胞が存在し,この味細胞が味の成分に対して味覚受容体を介して中枢神経系に伝達する.

表Ⅱ-2-12　味覚異常の症状

- **味覚減退**：食物の味が薄くなった.
- **味覚脱失**：味がまったく分からなくなった.
- **自発性異常味覚**：実際は何もないのに口の中で特定の味が持続する. 苦味が最も多い.
- **乖離性味覚障害**：ある特定の味質だけが分からない.
- **異味症**：ある特定の食物の味が, 本来の味と異なった味になる.
- **悪味症**：食物がなんとも表現できないいやな味になる. うつ病患者に多い.

表Ⅱ-2-13　味覚異常の原因

- **特発性**：原因不明で血清亜鉛値が正常範囲内にある.
- **亜鉛欠乏性**：血清亜鉛値の低下がみられる. 他に異常所見がない.
- **鉄欠乏性**
- **薬剤性**：特定の薬剤の服用が原因である. とくに高齢者に多い.
- **全身疾患性**：肝障害, 腎障害, 糖尿病, 消化器疾患（消化管切除後, 炎症性腸疾患）など
- **心因性**：うつ病, 神経症, 転換性障害など
- **感冒後**
- **医原性**：中耳手術後, 扁桃摘出術後, 喉頭微細手術後, 放射線治療後など
- **頭部外傷後**

　味覚異常には**表Ⅱ-2-12**のような様々な症状がある. 味覚減退, 味覚脱失が最も多く, これらが約 70% を占めている.

　患者が訴える味覚異常に対して味覚検査を施行し, 病態を把握することで味覚障害と診断される.

B　考えられる疾患

　味覚障害を引き起こす原因は**表Ⅱ-2-13**のように多様である.

C　診断の進め方

1）問　診

- 病悩期間：症状の経過が短い例は比較的予後良好であるが, 長い例は治療が効きにくいといわれている.
- 発症のきっかけ：感冒, 歯科治療, 頭部外傷, 薬剤服用, 心理的ストレスなど
- 併存疾患の有無：肝障害, 腎障害, 糖尿病, 消化器疾患, 胃・十二指腸切除の既往, シェーグレン症候群など.
- 薬剤服用の有無：薬剤の種類, 服用期間, 味覚障害発症前の服用など.
- 嗅覚障害：嗅覚障害を味覚障害と誤って受診することがある（風味障害）.

2）局所の視診

　舌炎, 舌苔, 口腔内乾燥などの口腔内病変の有無をみる. 舌炎では悪性貧血や鉄欠乏性で, 赤い平らな舌がみられる. 嗅覚障害を疑う場合, 鼻腔内の視診を行う.

3）一般臨床検査

　血液一般検査, 尿一般検査, 肝機能検査, 腎機能検査, 血糖値, 亜鉛, 鉄, 銅の血清微量金属を測定する. 血清亜鉛値が 70 μg/dL 未満の場合, 低亜鉛血症と評価される.

4）味覚機能検査

一般的に行われている味覚検査は自覚的味覚検査であり，よく用いられるのは電気味覚検査と濾紙ディスク検査である．

5）心理テスト

うつ病，心気症，ヒステリーなど心因性の関与が疑われる例で原因診断に有用である．SDS（Self-rating Depression Scale），CMI（Cornel Medical Index）などの質問紙法がある．

6）唾液分泌検査

安静時は3mL以下が唾液分泌低下とされる．ガムを10分間嚙ませて唾液量を測定するガムテストがよく行われる．10mL未満が分泌低下とされる．

7）画像検査（頭部CT，MRI）

味覚機能検査で左右差が著しい場合，頭蓋内腫瘍，脳血管障害，真珠腫性中耳炎などの慢性中耳炎による味覚障害を考え，行うことがある．

D　処置，治療

治療の主体は亜鉛製剤内服治療であるが，味覚障害の原因・病態により異なる．亜鉛製剤としてはポラプレジンク（プロマック®），または硫酸亜鉛カプセルが一般的に使用されている．治療の有効性をみるためには少なくとも3ヵ月間は継続する必要がある．

全身疾患性味覚障害の場合，原疾患への治療が優先される．しかし，亜鉛欠乏の関与が疑われる症例には亜鉛製剤内服が行われる．鉄欠乏性の場合，鉄剤の投与を行う．心因性味覚障害の場合，心療内科などにコンサルトすることも有用である．薬剤性味覚障害では，原疾患の治療上可能であれば疑わしい薬剤の変更や中止が望まれる．抗生物質，抗真菌薬，抗がん薬などが原因している場合，投与終了後に症状が改善することが多い．その他，症状に応じた漢方薬が使用されることもある．

●引用文献

1）冨田　寛：味覚障害診療の現況．JOHNS **18**：871-877, 2002
2）池田　稔：味覚障害の治療．JOHNS **18**：977-980, 2002
3）Tomita H, et al：Basis and practice of clinical taste examination. Auris Nasus Larynx **13**：1-15, 1986
4）Ikeda M, et al：Taste disorders：a survey of the examination methods and treatments used in Japan. Acta Otolaryngol **125**：1203-1210, 2005
5）Henkin RI, et al：A double blind study of the effects of zinc sulfate on taste and smell dysfunction. Am J Med Sci **272**：285-299, 1976

表Ⅱ-2-14　嗄声の原疾患

器質的疾患	喉頭炎，喉頭蓋炎，声帯結節，声帯ポリープ，喉頭肉芽腫，喉頭がんなど
運動麻痺 （声帯麻痺）	悪性腫瘍による迷走・反回神経浸潤，頭蓋内疾患，胸部大動脈瘤，水痘帯状疱疹ウイルス，気管挿管後など
機能的障害	心因性発声障害，変声障害，ホルモン音声障害など

13 嗄声

A 嗄声とは

　正常な発声では，左右の声帯が正中で閉じ規則的な振動をするが，その際に様々な原因で声のかすれが起こる．声のかすれを正式には嗄声という．声には4つの属性（高さ，強さ，長さ，音質）があり，嗄声は音質の障害である．

　耳で聞いた感じで，無力性（弱い，力のない声），気息性（乾いた，かさかさした声），粗造性（大きい，湿ったがらがら声），努力性（力んだ声）などに分類される．

B 考えられる疾患

　実際に嗄声をきたす疾患としては，声帯の器質的疾患や運動麻痺が主体だが，機能的な障害も考えられる．嗄声をきたす疾患には表Ⅱ-2-14のようなものがある．

C 診断の進め方

　問診による生活環境や生活習慣などの把握は非常に重要で，喫煙歴や飲酒歴，声の濫用の程度などを必ず聴取する．また胸やけ感など逆流性食道炎（gastroesophageal reflux disease：GERD）に伴う症状や頸胸部の手術歴などの問診が重要である．

　次に間接喉頭鏡もしくは喉頭ファイバースコープなどを用いて声帯の評価を行う．嗄声には急性発症と慢性発症があり，急性発症は数日から1週間以内，慢性発症は1週間〜数ヵ月である．急性発症の嗄声に関しては，急性喉頭蓋炎などの炎症疾患を念頭に置いた上での局所の炎症評価が必要である．慢性では悪性腫瘍の評価が重要であり，声帯に悪性を疑う腫瘍性病変を認めた場合は生検が必要である．声帯麻痺などが認められる場合は必要に応じてCT，MRI，上部内視鏡などの画像評価も必要となる．

D 処置，治療

　原因が腫瘍性病変による場合は，そちらの治療を優先的に行う．感冒後の嗄声に対してはステロイド薬の吸入や抗菌薬の投与を行う．保育士や教師など声をよく使う職業の患者の声帯ポリープや声帯結節，喫煙によるポリープ様声帯の場合は吸入とともに発声の安静や禁煙などの指導が重要である．改善がなければ手術を行うこともある．GERDや喉頭肉芽腫に関してはプロトンポンプ阻害薬（PPI）の内服が有用である．また機能的疾患による嗄声は音声リハビリテーションなどが必要になることもあり，改善までにかなりの時間を要することがある．

3 耳鼻咽喉科の検査

1 聴力検査

A 検査の目的
　音は空気などの媒体の振動を伝達して鼓膜に達し，これが耳小骨を伝わって蝸牛で電気信号に変換され，大脳皮質で音を認識する．聴力検査はこの伝音経路のどこが障害されているか，またどのくらいの音の大きさで聴こえているのかを判別する．

B 検査の種類
　聴力検査には大きく分けて**自覚的聴力検査**と**他覚的聴力検査**がある．自覚的聴力検査とは，患者に音を聴かせて，音が聴こえたところでボタンを押すなどの反応をみる検査である．一方，他覚的聴力検査は患者の意識とは関係なく音刺激に対する脳の電気的反応を記録することで，おおよその聴力を推測するものである．

1）標準純音聴力検査
　最も一般的な聴力検査で，通常，防音施設の中でヘッドホンから聴こえる純音を患者に聴かせ，聴こえたところでボタンを押してもらう（**図Ⅱ-3-1**）．音の高低である周波数ごとに音の強弱を聴力レベルとしてプロットする．高い音は周波数が大

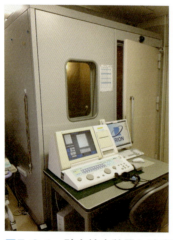 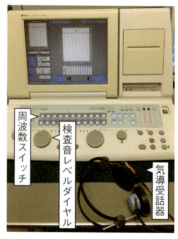

図Ⅱ-3-1　聴力検査装置と防音室
ヘッドホンを装着し，スイッチで周波数を選択した後にダイヤルを回すと提示音が調整できる．

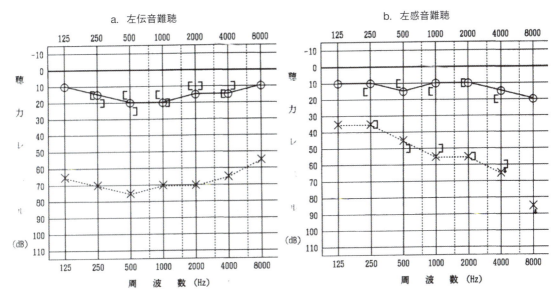

図Ⅱ-3-2　標準純音聴力検査
［：右骨導聴力，］：左骨導聴力，○：右気導聴力，×：左気導聴力，↓：測定不能（スケールアウト）

きく，低い音は周波数が小さいが，この検査では125～8,000 Hzの周波数を検査する．気導聴力は右耳を○，左耳を×で表し骨導聴力は右耳を［，左耳を］で表す（**図Ⅱ-3-2**）．測定不能な場合（スケールアウト）には下向き矢印（↓）を当該周波数に記載する．

2）標準語音聴力検査

純音のような単一周波数ではなく普段の生活で用いる語音を使用して検査を行う．語音聴力検査には最小可聴閾値に相当する語音了解閾値を測定する検査（speech recognition threshold test；SRT）と，閾値上のレベルで行う語音弁別検査（speech discrimination test；SDT）がある．日常生活における聴力に密接に関係するため，補聴器の調整や身体障害者申請，人工内耳埋めこみ手術の後のリハビリテーションの評価などにも使用される．

3）幼児聴力検査

3歳以下の小児は大人と違って純音聴力検査を正確に行うことがむずかしいので，標準純音聴力検査ではなく音に対する子供の聴性行動反応を指標とする聴覚検査を行う．月齢によって条件詮索反応聴力検査やピープショウ検査，遊戯聴力検査などを使い分ける．

4）聴性脳幹反応（auditory brainstem response：ABR）

代表的な他覚的聴力検査で，クリック音に対する蝸牛神経と脳幹部の聴覚伝導路の反応を記録するものである．本人の意識とは関係なく波形が出現するため，乳幼児のスクリーニング検査や機能性難聴の判別などで使用される．音刺激によって認められる5～7つの波形を加算し，一番大きいⅤ波の閾値で判断する．

C 検査の準備と注意点

- 骨導聴力測定の際に骨導受話器はレシーバーを乳突部に装着し頭蓋骨を振動させるが，この際に振動面と装着部の間に毛髪が挟まらないように注意する．
- 片側の難聴の際には大きな検査音が反対の健常側から聴こえてしまうことがある．この場合は健常側を聴こえない状態にする必要があり，これをマスキングという．左右の気導聴力に差がある場合（40 dB 程度以上）にはマスキングをする必要がある．
- 骨導聴力測定では頭蓋骨を通じて容易に反対側に提示音が伝わるため，常に反対側にマスキングが必要である．
- ABR は 2〜4 kHz の聴力レベルを反映するため，低音部の聴力は残存していることもある．そのため難聴の有無は総合的に判断する必要がある．
- ABR は電気反応を利用する検査であるため，検査室の防音と電気シールドが必要である．また，電極にしっかりとペーストを塗って電気抵抗をなるべく少なくする必要がある．
- 乳幼児の ABR の場合には筋電位の混入をなくすために鎮静，睡眠下で検査を行う．

D 検査の方法，手技

1）気導聴力

患者にヘッドホンを装着し，ボタンを持たせて検査側から音が聴こえればボタンを押すように指示する．まず患者が聴こえると予測される程度の大きさの音であらかじめ提示音を認識させ，ダイヤルを回して小さい音から徐々に提示する音を大きくする（図Ⅱ-3-1）．患者がボタンを押して反応した聴力レベル周辺を繰り返し検査することで検査の正確性が向上する．各周波数で同様の手順を行い 125〜8,000 Hz を測定する．

2）骨導聴力

左右の気導聴力を測定した後に骨導聴力を測定する．まず，非検査耳の耳後部の骨部分に骨導受話器を装着し，マスキングなしで骨導聴力を測定する．次に非検査耳に 10 dB のノイズを聴かせて骨導レベルが変化しないなら，これが検査耳の骨導レベルである．ここで骨導レベルが 10 dB 以上増加するようであれば，マスキングなしの骨導聴力は非検査耳のものなので，ノイズをさらに 5〜10 dB ずつ増やしていき，骨導レベルが変化しなくなる値を求める．

E 検査結果の評価

気骨導差があれば伝音難聴，気骨導差がなく骨導の低下を伴えば感音難聴，気導と骨導がともに低下している場合には混合性難聴と診断する．気骨導差があれば手術などの治療によって改善できる場合があるが，感音難聴では人工内耳などを除いて手術による難聴の改善はむずかしい．伝音難聴の場合は，その障害がどのようなものであるのかを検討するためにティンパノメトリーや耳小骨筋反射検査を追加する．

2 耳鏡検査

A 検査の目的
　耳鏡検査は外耳道および鼓膜の観察に必要な基本的検査である．外耳道は長さ約3 cm，太さ1.0～1.5 cm の筒状の構造物であるので，耳鏡を外耳道に挿入することにより集光作用と良好な視野を得ることができ，鼓膜の状態を確認しやすくなる．

B 検査の種類
　耳鏡には様々な種類があり，〇〇式耳鏡などの名前がつけられている．サイズは小児用の非常に小さいものから成人用の大きなものがある．形状も様々で，とっくり状，円錐形，朝顔型などがある．素材は鋼性のものが多いが，プラスチック製のものを拡大電子耳鏡（**図Ⅱ-3-3**）と組み合わせて使用することもある．

C 検査の準備と注意点
　外耳道の大きさは年齢によらず様々である．外来診療の場合には種類，大きさをそろえて並べておくと診察する際に便利である．耳鏡の挿入は浅い軟骨部の外耳道に留める．骨部外耳道に耳鏡が当たると疼痛を訴える場合がある．

D 検査の方法・手技
　耳鏡を外耳道に挿入した後に裸眼，拡大電子耳鏡，顕微鏡などを使用して鼓膜を確認する．切れこみのついている耳鏡（**図Ⅱ-3-4**）は回転させることで，耳内の毛を圧排することができる．外耳道は直線ではなく屈曲しているため，耳介を後上方に引っぱることで外耳道が直線に近づき見やすくなる．

E 検査結果の評価
　鼓膜には中耳や乳突洞の炎症，耳管機能が反映されるので鼓膜の評価は非常に重

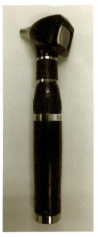

図Ⅱ-3-3 拡大電子耳鏡（ウェルチ・アレン社）

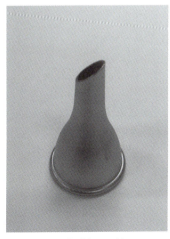

図Ⅱ-3-4 鋼製の耳鏡
挿入部分が斜めになっている．

要である．滲出性中耳炎であれば鼓膜を通して貯留液が確認できる場合があり，急性中耳炎では発赤や水疱が確認できる．

3 鼻鏡検査

A 検査の目的
鼻腔内の観察の最も基本となる検査である．鼻入口部および鼻腔内，鼻中隔などの形状，粘膜・分泌物の性状，出血・腫瘍性病変の有無を評価する．

B 検査の種類
外鼻側から鼻腔の前方を観察する前鼻鏡検査と，口腔側から後鼻鏡を用いて鼻腔後方を観察する後鼻鏡検査とがある．いずれも直視下での観察であるため，十分な観察には限界がある．詳細な観察が必要なときは軟性ファイバースコープや硬性内視鏡を用いる．

C 検査の準備と注意点
鼻腔内の乱暴な操作は痛みを伴い，出血を招くため，ていねいな操作を心がける．必要に応じて局所麻酔の鼻内噴霧などを行い患者の負担を軽減させ，血管収縮薬を用いて鼻腔粘膜を収縮させ十分な観察を行う．

D 検査の方法・手技
①前鼻鏡検査（図Ⅱ-3-5）：鼻鏡を左手で軽く保持し，鼻腔内にゆっくり挿入する．額帯鏡（がくたいきょう）やヘッドライトで鼻腔内を十分に照らし，検者あるいは患者の頭の角度を変えながら，下方の下鼻甲介，下鼻道，総鼻道，鼻中隔，さらに上方の中鼻甲介，

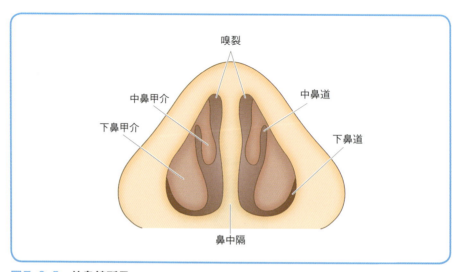

図Ⅱ-3-5　前鼻鏡所見
中鼻甲介の後上方に位置する上鼻甲介は，一般的には前鼻鏡（肉眼）では観察できない．

中鼻道，嗅裂を観察する．

②後鼻鏡検査：口腔内から後鼻鏡を用いて，上咽頭および鼻腔後方を観察する．

E 検査結果の評価

鼻汁の性状，鼻粘膜の色調・腫脹，腫瘍性病変の有無，鼻中隔の形状などを観察し，総合的に鼻副鼻腔疾患の診断を進める（p145 参照）．

F 検査後の注意点

局所麻酔や血管収縮薬の刺激で検査後一過性（数日間）に鼻汁が増えることがある．事前に患者に説明しておくとよい．

4 平衡機能検査

A 検査の目的

平衡機能検査は身体のバランスを保つための機構である平衡機能の異常を他覚的に判定する検査である．検査結果から障害の程度や障害部位の推定，疾患の診断に使用される．また治療の選択や治療効果の判定にも用いられる．

B 検査の種類

平衡機能検査を，基本的な平衡機能やバランスの偏倚を検査する体幹の平衡機能検査，眼振や外眼筋麻痺など異常眼球運動を検査する眼振検査，眼球の動きを定量的に検査する電気眼振図に分けて解説する（表Ⅱ-3-1）．

4-1 体幹の平衡機能検査

直立検査は体幹の平衡維持に重要な姿勢反射のうち，立位姿勢の維持に重要な立ち直り反射をみる検査である．足踏検査では下肢や体幹の筋緊張の左右差によって生じる偏倚を調べる．

A 検査の準備と注意点

検査中に被検者が転倒する可能があるため，もしものときは支える旨を告げて患者の不安を取る．また，いつでも被検者を支えられるように両腕を被検者の肩の高さに挙げて近くに立つ．

B 検査の方法・手技

1）両脚直立検査

被検者は開眼で，手は側面に添え，足をそろえて直立姿勢をとる．その後，閉眼して1分間直立姿勢を続ける（図Ⅱ-3-6a）．

2）マン（Mann）検査

被検者は開眼で，手は側面に添え，一直線上に両足を前後に配置して立ち（継ぎ足立ち），その状態を30秒維持する．次に姿勢はそのままとし，閉眼で30秒維持する．その後，前後の足を入れ替えて再度検査を行う（図Ⅱ-3-6b）．

表Ⅱ-3-1 平衡機能検査

体幹の平衡機能検査	直立検査（両脚直立検査，マン検査，単脚直立検査），足踏検査
眼振検査	注視眼振検査，頭位眼振検査，頭位変換眼振検査
電気眼振図	指標追跡検査，視運動性眼振検査，温度眼振検査

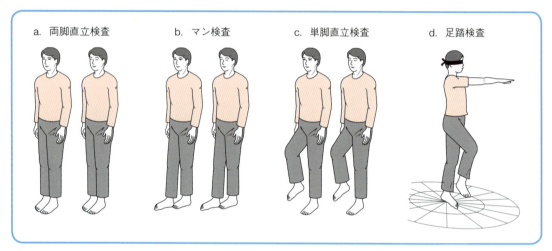

図Ⅱ-3-6 体幹の平衡機能検査

3）単脚直立検査

被検者は開眼で，単脚で立位をとり，他側の大腿をほぼ水平にして姿勢を正し，その状態を30秒維持する．次に同じ姿勢で，閉眼で30秒維持する．その後，左右の足を入れ替えて再度検査を行う（図Ⅱ-3-6c）．

4）足踏検査

両上肢を水平に挙上したまま閉眼もしくは遮眼にて100歩足踏みを行う．足踏み後の回転角が90°を超える場合，異常とする（図Ⅱ-3-6d）．

C 検査結果の評価

両脚直立検査では身体の動揺や転倒がある場合を異常とする．また，開眼時と比較し，閉眼時の動揺が強くなる場合をロンベルグ（Romberg）徴候陽性とする．マン検査では開眼・閉眼ともに30秒以内の転倒傾向がある場合を異常とする．単脚直立検査では挙上した脚が30秒以内に開眼で1回以上，閉眼で3回以上接床した場合を異常とする．

4-2 眼振検査

眼振とは**眼球振盪**の略で，不随意で規則的な眼球の運動を指す．中枢や内耳に障害が及んだ場合，眼振が出現することがある．眼振は**衝動性眼振**と**振子様眼振**に分

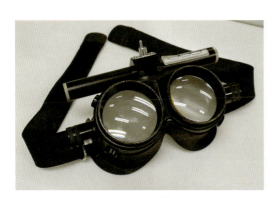
図Ⅱ-3-7　フレンツェル眼鏡

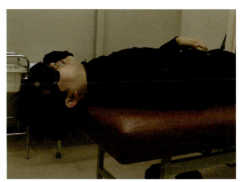
図Ⅱ-3-8　頭位変換眼振検査（懸垂頭位）

けられ，衝動性眼振ではゆっくりとした眼の動きである緩徐相と，反対方向への速い動きである急速相を伴う．振子様眼振は緩徐相と急速相がはっきりとしないものを指し，一般的に眼振とは衝動性眼振のことを指す．

A 検査の準備と注意点

注視眼振検査では指標（ボールペンの先や指先）を用いて検査する．頭位眼振検査や頭位変換眼振検査では検査中に頸部を回旋や屈曲させるため，あらかじめ頸部に異常がないかを確認しておく必要がある．また眼振の確認にはフレンツェル（Frenzel）眼鏡（図Ⅱ-3-7）や赤外線 CCD カメラなどが必要となる．

B 検査の方法・手技

1）注視眼振検査

被検者は座位で目の前 50 cm にある指標を注視する．検者は被検者に注視をさせたまま，その指標を正面，左 30°，右 30°，上 30°，下 30°に動かし，その間の被検者の眼の動きを確認する．

2）頭位眼振検査

被検者の頭位を正面から，右下，左下，前屈，後屈させてそれぞれの眼振を検査する．またその後，仰臥位にて頭位を正面から，右回旋，左回旋させてそれぞれの眼振を検査する．

3）頭位変換眼振検査

被検者の頭位を座位から懸垂頭位へ変換し眼振を観察する．その後，懸垂頭位から再び座位に戻し眼振を確認する．この方法をステンガー（Stenger）法と呼ぶ．

被検者の頭位を右 45°に傾けて，座位から右懸垂頭位に変換させ，眼振を観察する．その後，右懸垂頭位から再び座位に戻し眼振を確認する．次に頭位を左 45°にし，右側と同様の手順を踏む．この方法をディックス・ホールパイク（Dix-Hallpike）法と呼ぶ（図Ⅱ-3-8）．

C 検査結果の評価

注視眼振検査では眼振を認める場合や外眼筋麻痺がある場合を異常とする．眼振は中枢性の障害による場合は増強し，末梢性の障害の場合は減弱する特徴がある．

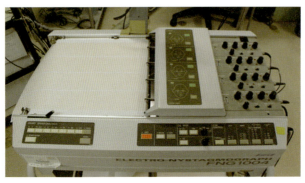

図Ⅱ-3-9　電気眼振計（第一医科社）

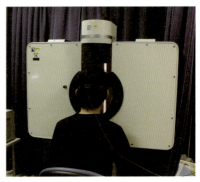

図Ⅱ-3-10　電気眼振計の周辺機器（永島医科器械社）

　頭位眼振検査，頭位変換眼振検査では眼振を認める場合を異常とする．良性発作性頭位めまい症では，頭位の変換にあわせて潜時を伴い次第に増悪し，その後，減弱ないし消失する眼振を認める．

D 検査後の注意点
　検査後にめまい症状が持続している場合があるため注意する．

4-3　電気眼振図（electronystagmography：ENG）

　眼球は角膜がプラスに，網膜がマイナスに荷電しており，眼球の動きによって電位の変化が起こる．その電位の変化を**電気眼振計**（図Ⅱ-3-9）を用いて記録したものが ENG である．

A 検査の準備と注意点
　電気眼振図では電位の変化を読み取るために電極を貼る．水平の動きを読み取る際は眼の横に，垂直の動きを検出する際は眼の上下に貼る．その後，電気眼振計が眼の動きにあわせてきちんと作動するか確認する．
　指標追跡検査や視運動性眼振検査ではコンピュータによって制御された指標や縞模様を目で追うことによって定量的に眼の動きを検査することができる（図Ⅱ-3-10）．

B 検査の方法・手技
1）指標追跡検査
　左右にゆっくりと移動する視標を目で追うことで，滑らかな眼の動きである滑動性眼球運動を調べる．

2）視運動性眼振検査
　眼前で回転するように動く縞模様を眼で追うことで，滑動性眼球運動と素早い眼の動きである衝動性眼球運動を調べる．縞模様の回転上昇にあわせて眼振が十分に出ていない場合，異常とする．

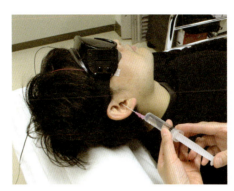

図Ⅱ-3-11 温度眼振検査

3）温度眼振検査

①冷温交互法：枕などで頭部を30°挙上した仰臥位の被検者に対し，外耳道から30°の冷水と44°の温水を流すことで，温度刺激によって誘発された眼振を検査する（図Ⅱ-3-11）．誘発した眼振の最大緩徐相速度から半規管麻痺（canal paresis：CP）の計算を行う*．

②少量注水法：20℃の冷水5 mLを20秒で外耳道から注入し，誘発された眼振の最大緩徐相速度を確認する．

C 検査結果の評価

冷温交互法ではCP 20％以上をCPあり（反応が弱い側の反応低下）とする．少量注水法では最大緩徐速度が20 deg/秒以上を正常，10 deg/秒以上20 deg/秒未満をCP疑い，10 deg/秒未満で明らかな反応のあるものを中等度CP，無反応のものを高度CPとする．

D 検査後の注意点

めまい症状の誘発や増悪がしばしばあるため注意が必要である．

> **臨床で役立つ知識　最新の平衡機能検査**
>
> 以前は内耳前庭器の機能検査としては温度眼振検査が主流であったが，現在ではそれに加えて前庭誘発筋電位検査（vestibular evoked myogenic potential：VEMP）によってより詳細に内耳機能を調べることができるようになっている．また，最近ではブイヒット（Video Head Impulse Test：vHIT）によって三半規管の詳細な機能検査ができるようになると期待されている．

---

*CPの計算：$CP(\%) = \dfrac{(|(RC+RW)-(LC+LW)|)}{(RC+RW+LC+LW)} \times 100$

RC：右耳冷水刺激時の眼振速度，RW：右耳温水刺激時の眼振速度，LC：左耳冷水刺激時の眼振速度，LW：左耳温水刺激時の眼振速度

5 顔面神経の検査

A 検査の目的

顔面神経麻痺の検査には，①原因診断，②障害部位診断，③障害程度・予後評価のための検査があるが，ここでは②，③について述べる．

B 障害部位診断のための検査（図Ⅱ-3-12）

顔面神経は側頭骨内で大錐体神経，アブミ骨筋神経，鼓索神経などが分枝する．これらの機能を調べることによって図Ⅱ-3-12のように障害部位を診断できる．

1）流涙検査

顔面神経から分枝した大錐体神経の機能（涙液分泌能）を調べる検査である．シルマー（Schirmer）試験Ⅰ法（p255参照）を用い，濾紙を下まぶたにかけ，5分間に涙で濡れた長さを測定する．濾紙の濡れが5 mm以下，健側の1/2以下であれば分泌能の低下と判断する．

2）アブミ骨筋反射（stapedial reflex：SR）（図Ⅱ-3-13）

顔面神経本幹から分枝したアブミ骨筋神経は，強大音に対して反射的に収縮し内耳を保護する．麻痺が進行した症例ではSRは消失する．SR陽性例の回復予後がよいため，回復過程を示すよい指標となると考えられている．

3）唾液腺機能検査

顎下腺唾液流量を調べる検査で健側の40％以下を異常とする．

4）電気味覚検査（electrogustometry：EGM）

顔面神経から分枝した鼓索神経の機能を調べる検査である（p172参照）．

C 障害程度・予後評価のための検査

1）顔面表情運動の評価

柳原法（40点法）により顔面表情運動を部位別に数値化し，評価を行う（図Ⅱ-3-14）．安静時の左右非対称性と9種の表情運動を，4点（正常），2点（部分麻痺），

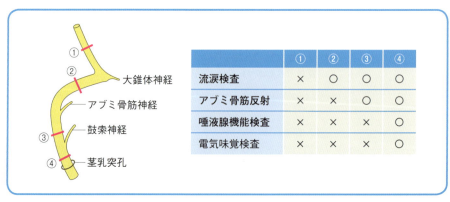

図Ⅱ-3-12 障害部位診断

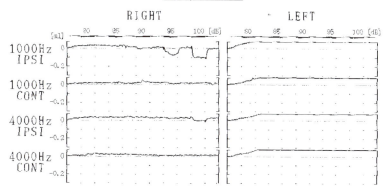

図Ⅱ-3-13　アブミ骨筋反射

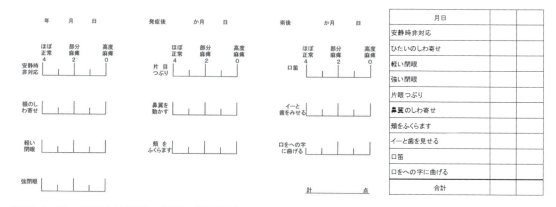

図Ⅱ-3-14　顔面表情運動の評価（柳原法）

［柳原尚明ほか：顔面神経麻痺程度の判定基準に関する研究．日耳鼻会報 80：799-805, 1977 より引用］

0点（高度麻痺）の3段階で評価する．40点中20点以上を軽症，10～12点を中等症，8点以下を重症としている．点数を経時的に記録することにより，麻痺の重症度・経過評価に非常に適している．

2）電気生理学的検査

①神経興奮性検査（nerve excitability test：NET）（図Ⅱ-3-15）：顔面神経本幹双極刺激電極を耳垂下に置き，電流を徐々に増強し，筋収縮をきたす最小閾値を健側・患側で比較する．左右差が3.5 mA以上であると予後不良とされる．検査機械が簡便かつ携帯性もよいため日常診療で頻用されている．

② electroneuronography（ENoG）：茎乳突孔顔面神経の閾値上最大刺激によって得られる最大振幅を記録し，患側振幅／健側振幅を百分率で表記する．ENoG値10%以下は予後不良と判断される．

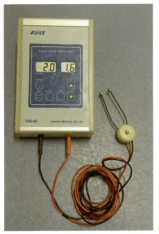
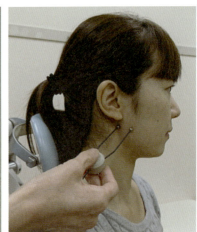

図Ⅱ-3-15　神経興奮性検査

6 嗅覚検査

A 検査の目的

嗅覚検査を行うことで嗅覚障害の程度を数値として捉えることができる．

B 検査の種類

わが国で，保険収載されている検査として，基準嗅力検査（T＆Tオルファクトメーター，第一薬品産業社）と静脈性嗅覚検査（アリナミン®テスト）がある．他には，マイクロカプセルに嗅素を封入した検査としてオープンエッセンスなどがあるが，欧米においては様々な検査法が報告されている．本項目では，基準嗅力検査と静脈性嗅覚検査について説明する．

1）基準嗅力検査（T＆Tオルファクトメーター）（図Ⅱ-3-16）

8段階の濃度（－2～5）にした5種類（A～E）のにおい（嗅素）を嗅いでもらうことにより評価する方法である．

①検査の準備と注意点：基準嗅力検査は，実際に嗅素を用いた検査であるため，20～25℃の個室で行い，換気・脱臭装置が必須である．

②検査の方法・手技：上記の嗅素はビンに入っており，それぞれ7×140 mmの細長い紙の先端10 mmに液をつけ，被検者に嗅いでもらい判定する．順序はAから始めてB，C，D，Eの順で，－2の濃度から嗅いでもらい，徐々に濃度を上昇させ，においを感じたときに検知域値として○，においが判別できたときには認知域値として×の印を－2～5（5のにおいを感じないものは↓と記す）の項目に記入する．

③検査結果の評価：5嗅素の検知域値，認知域値の平均値を出し判定する．主に平均認知域値を用いて評価する．

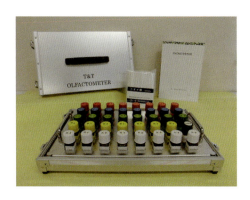

平均認知域値	
～1.0	正常
1.2～2.4	軽度低下
2.6～4.0	中等度低下
4.2～5.4	高度低下
5.6～	脱失

A（β-phenylethyl alcohol）：花のにおい
B（methyl cyclopentenolone）：焦げたカラメルのにおい
C（iso-valeric acid）：腐敗臭
D（γ-undecalactone）：桃の缶詰のようなにおい
E（skatole）：ゴミのにおい

図Ⅱ-3-16　基準嗅力検査（Ｔ＆Ｔオルファクトメーター）

［左写真提供：第一薬品産業株式会社］

2）静脈性嗅覚検査（アリナミン®テスト）

アリナミン®（フルスルチアミン）注射液を血中に投与し，肺胞から呼気に移行した嗅素を感じるかどうかを調べる検査である．脱臭装置などが必要なく簡便で広く施行されている．

①検査の準備と注意点：静注による検査となるため，患者のアレルギー歴の聴取や注射に対する不安を取り除くことが重要である．あらかじめ患者に方法を伝えて，においを感じたとき，においがしなかったときに伝えるように説明を行う．注射の準備の他にストップウォッチも必要となる．

②検査の方法・手技：アリナミン®10 mL 注射液 2 mL を 20 秒間かけて左肘正中皮静脈に注入する．注射開始から患者がにおい（ニンニクや玉ねぎのようなにおい）を感じるまでの時間を潜伏時間，その後，消失するまでの時間を持続時間として記録する．

③検査結果の評価：健常者の測定値は，潜伏時間が平均 8 秒，持続時間が平均 70 秒であり，嗅覚が低下すると潜伏時間が延長し，持続時間が短縮する．検査においてまったく反応を認めない場合は，嗅覚予後が悪いとされるが，改善する場合もあるので説明に注意する．

④検査後の注意点：まれにアナフィラキシーショックを引き起こすため観察が必要である．注射の漏れや，血管部痛を訴えられることも多い．

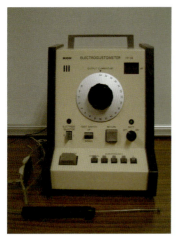

図Ⅱ-3-17 電気味覚計（TR-06®, リオン社）

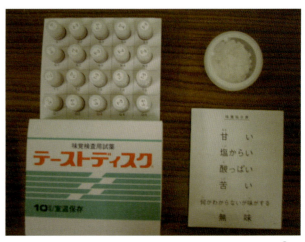

図Ⅱ-3-18 濾紙ディスク検査（テーストディスク®, 三和化学研究所）

7 味覚検査

A 検査の目的
味覚障害を訴える患者に対し，問診や血液検査（血清鉄値，亜鉛値，銅値など）の他に，味覚検査を用いて味覚障害の程度や病態を評価する．

B 検査の種類
一般的に行われているのは自覚的味覚検査であり，わが国では電気味覚検査と濾紙ディスク法が保険適用となっている．電気味覚検査は定量的な評価を行う検査法である．単一の味のため味質による違いなどは把握できないが，支配神経別の障害判断や，細かい味覚閾値の決定ができる．濾紙ディスク法は定性的な検査法で，甘味（ショ糖），塩味（食塩），酸味（酒石酸），苦味（塩酸キニーネ）の基本4味質を評価する．神経支配別に障害されている味質を特定できる．

C 検査の準備と注意点
1) 電気味覚検査（electrogustometry：EGM）
電気味覚計（図Ⅱ-3-17）を使用する．検査をスムーズに進行するために，被検者に事前に電気味覚はスプーンなどの金属を舐めたような味であることを説明し，強めの刺激であらかじめ味を経験させておく．ペースメーカや人工内耳装用者には使用できないので事前に確認を行う．

2) 濾紙ディスク法
テーストディスク®（図Ⅱ-3-18），ピンセット（攝子）4本，うがい用の紙コップを用意する．味質を変えるときは水で含嗽してもらい，ピンセットを交換することが望ましい．苦味は後味が長く残るので，検査の順序を最後にする．

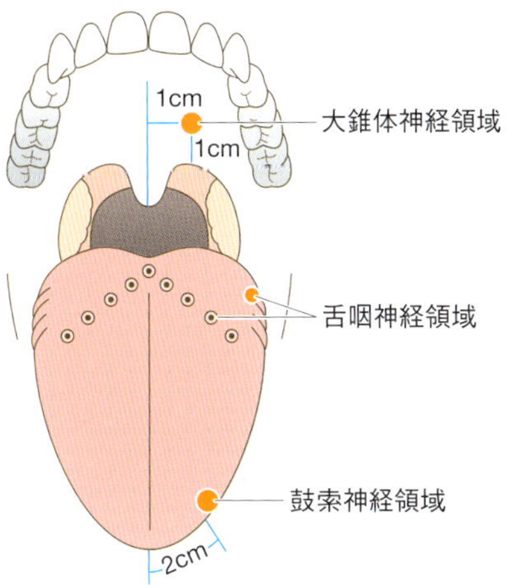

図Ⅱ-3-19　味覚検査の測定部位

D　検査の方法・手技

1）電気味覚検査

　電気味覚計（**図Ⅱ-3-17**）を使用する．被検者の頸部に不感電極を装着し，直径5 mmのプローブを検査部位に当てて通電し，味を感じたらボタンを押してもらう．左右の鼓索神経，舌咽神経，大錐体神経領域の6ヵ所を刺激する（**図Ⅱ-3-19**）．低電流より刺激を開始し，上昇法で測定する．味を感じる最小電流量を測定値とする．

2）濾紙ディスク法

　テーストディスク®（**図Ⅱ-3-18**）を使用する．直径5 mmの円盤状濾紙に味溶液を浸して測定部位に置き，味質指示票を被検者にみせて感じた味を指差してもらう．咽頭反射が強い場合は大錐体神経領域を省略してもよい．上昇法で行い，何らかの味を感じる最小濃度（検知閾値）と味質を正しく判断できる最小濃度（認知閾値）を記録する．

E　検査結果の評価

　電気味覚検査の基準値は鼓索神経≦8 dB，舌咽神経≦14 dB，大錐体神経≦22 dBである．左右差は6 dB以内が正常範囲である．ただし60歳以上では加齢の影響で10 dB程度閾値が上昇するので年齢を加味して判断する．

　濾紙ディスク法は基本4味質をそれぞれ5段階の濃度で評価する．舌では濃度2を健常者の中央値，濃度3を上限とし，4以上を味覚減退とする．60歳以上では4を正常上限とする．

F　検査後の注意点

　濾紙ディスク法では苦味が長時間残る可能性があるので注意する．味覚低下を訴えるが検査上正常の場合，嗅覚障害の可能性も検討する．

4 耳鼻咽喉疾患各論

1 外耳炎

A 外耳炎とは

　外耳炎には，外耳道全体が炎症を起こす**びまん性外耳炎**（図Ⅱ-4-1）と，"癤(お
でき)"のように外耳道の一部が隆起する**限局性外耳炎**とがある．いずれも気温が高
く，湿度の高い夏期に多くみられ，耳かきによる傷，水泳，入浴がきっかけとなり
生じることの多い疾患である．**耳痛**が主な症状であるが，腫れがひどくなり耳の穴
が狭くなると軽い難聴や耳閉塞感を訴えることがある．さらに進むと**耳漏**や出血を
起こすこともある．もともと耳垢には外耳道の皮膚を酸性に保ち，脂質で覆って細
菌感染から外耳道を守る働きがある．したがって，あまり熱心に耳垢を取りすぎた
り，頻回の水泳で耳垢が洗い流されたりすると，この保護作用が失われて外耳炎を
起こしやすくなる．

B 診断の進め方

　診断には視診が最も重要で，耳鏡所見での外耳道皮膚の発赤・腫脹を確認する．
その他，耳介牽引痛，耳珠や耳介付着部周囲の圧痛なども重要な所見である．聴力
は外耳道が閉塞されない限り侵されないが，閉塞がなくても耳閉感を訴えることも
ある．

C 主な治療法

　まずは誘因を取り除き，痛みに関しては鎮痛薬の内服や冷罨法を行う．強いかゆ
みがある場合には抗ヒスタミン薬の内服なども有効である．誘因の除去に関して

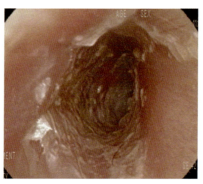

図Ⅱ-4-1　右外耳炎

は，耳かきの習慣を禁止することや，局所所見が改善するまで水泳や入浴時に耳内に水が入らないように注意することも必要である．また，局所処置は患者に行わせるとかえって外耳道皮膚を傷害することも考えられるため，こまめに受診してもらい医師が処置することが望ましい．薬剤は抗菌薬やステロイド薬の点耳剤が有効である．また外耳道の腫脹が強い場合は，薬剤を浸したガーゼを挿入し圧迫することで改善を促す．

D 治療経過・予後

難治性の場合は緑膿菌感染や真菌感染の場合もあることから，細菌検査を行い起炎菌の同定が必要である．それとともに適切な薬剤に変更することが重要である．外耳炎の多くは耳の掻破が悪循環の原因であることを説明し，耳を触りすぎないように指導することが重要である．

2 | 急性中耳炎，滲出性中耳炎

A 急性中耳炎，滲出性中耳炎とは

急性中耳炎とは風邪などのウイルス感染に伴って鼻や喉などで増殖した細菌が，耳管という耳と鼻をつなぐ管を通じて感染することで生じる．一方，**滲出性中耳炎**は急性中耳炎の後に鼓膜の奥に貯まった液が抜けずにそのまま残って慢性化したものである．

液貯留が改善しにくい理由としては，耳の後ろにある**乳突蜂巣**と耳管が関係している．乳突蜂巣は通常3～4歳頃までに旺盛に発育するといわれているが，その間に急性中耳炎に繰り返しかかると発育が悪くなり，滲出性中耳炎が治りにくくなり，慢性中耳炎へ移行することもあるため，しっかりとした治療が必要である．

症状の違いは，急性中耳炎はその名の通り急性炎症であるため，痛みが強く発熱を伴うことが多い．それに対して滲出性中耳炎は通常痛みはなく，耳漏などのはっきりとした症状がないことが多い．鼓膜の奥に貯留液があるため聴こえが悪くなり耳閉感などを訴えることがあるが，小児の場合は自分で症状を訴えることは少ないため，呼んでも振り返らない，テレビの音が大きい，言葉の発達が遅いなどで気づかれることもある．

B 診断の進め方

診断は耳鏡所見が最も重要で，急性中耳炎は鼓膜の発赤・膨隆，鼓室内貯留液の黄白色混濁（**図Ⅱ-4-2**），穿孔例では耳漏がみられる．滲出性中耳炎の場合は，鼓膜陥凹していることが多いものの，逆に膨隆していることもある．鼓膜を観察する際に中耳貯留液を直接観察することができ，その色調は黄色・茶褐色・暗黒色と様々である（**図Ⅱ-4-3**）．

次に両疾患に共通する検査としては純音聴力検査，ティンパノメトリーがある．純音聴力検査で軽度から中等度の伝音難聴を示し，ティンパノメトリーで多くはB

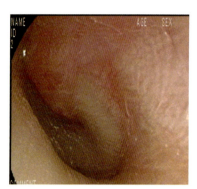
図Ⅱ-4-2　左急性中耳炎

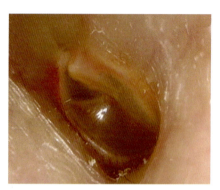
図Ⅱ-4-3　左滲出性中耳炎

型を示す．また，著明なアデノイド増殖が耳管咽頭口を閉鎖し滲出性中耳炎をきたしている場合もあることから，X線やファイバースコープでの観察が必要である．

C　主な治療法

膿汁の充満する急性中耳炎では鼓膜切開を行う．その際，排出された耳漏や鼻咽頭拭い液を細菌検査に提出することも重要である．切開のみで鎮痛・解熱し，改善することもあるが，多くの場合は抗菌薬の投与が必要となる．抗菌薬の第一選択はペニシリン系薬である．細菌検査で起炎菌が同定されれば，臨床経過をみながら最適な薬剤を選択する．内服薬に反応せず高度の耐性菌が起炎菌と判明した場合は，抗菌薬の点滴静注が必要となる．

滲出性中耳炎ではまず保存療法を行うのが一般的である．保存療法には鼻咽頭の治療が重要で，鼻処置や鼻ネブライザーを併用して行う．また，耳管通気を施行することもある．耳管通気は持続的な効果は望めないものの，貯留液が少ない場合などには有効である．薬物療法としては粘膜修復薬（カルボシステイン）が用いられ，鼻副鼻腔炎合併時にはマクロライド療法（クラリスロマイシン少量長期投与療法），アレルギー性鼻炎合併例には抗ヒスタミン薬を併用する．滲出性中耳炎も急性中耳炎と同じく，保存療法で3ヵ月以上遷延する場合などは，鼓膜切開を施行する．鼓膜切開を繰り返し行っても改善がない場合や，鼓膜の癒着傾向が強い場合などは鼓膜留置チューブを挿入することもあり，アデノイド増殖が強い場合はアデノイド切除術も施行する．

D　治療経過・予後

急性中耳炎は急性炎症であるため経過は早い．鼓膜が自然に破れて排膿することもあり，炎症が治まり耳管から膿汁が排泄されると痛みは消えて治癒する．鼓膜切開をしてもほとんどの場合その穿孔は数日内で閉鎖する．急性中耳炎のほとんどは正常に回復するが，慢性化・遷延化因子が働くと滲出性中耳炎に移行する．滲出性中耳炎の発症には耳管機能不全や乳突蜂巣のガス交換障害が関係していると考えられており，癒着性中耳炎や真珠腫性中耳炎に移行することもあるため，治療に対する意識を高めることも重要である．

3 | 慢性中耳炎，真珠腫性中耳炎

A 慢性中耳炎，真珠腫性中耳炎とは

慢性中耳炎と真珠腫性中耳炎はいずれも慢性に経過する疾患であるが，真珠腫性中耳炎は進行すると骨を破壊するため合併症が出現する危険性が高く，早期の手術が必要になることが多い．

1）慢性中耳炎

慢性中耳炎は急性中耳炎の炎症が完治せず，慢性の化膿巣が残存した状態である．その原因としては，患者の抵抗力と細菌の薬剤抵抗性が重要である．前者としては患者の基礎疾患，ステロイド薬や免疫抑制薬の使用などが問題となり，後者としてはメチシリン耐性黄色ブドウ球菌（methicillin-resistant *Staphylococcus aureus*：MRSA）や緑膿菌など多剤耐性菌の感染に要注意である．しかし，わが国では急性中耳炎に対する適切な治療が普及しており，慢性中耳炎は減少し軽症化しつつある．

慢性中耳炎の3主徴は，鼓膜穿孔，耳漏，難聴である．耳漏は継続的に認めるため，穿孔は自然に閉鎖しにくい．最初は伝音難聴であるが，経過が長いと内耳にも影響し，混合性難聴や感音難聴になることもある．

2）真珠腫性中耳炎

真珠腫性中耳炎では鼓膜由来の上皮細胞が何らかの原因で中耳腔に侵入し，周囲の骨を破壊しながら無秩序に徐々に増大する．この塊を真珠腫といい，上皮とその落屑物からなる．"何らかの原因"としては，中耳腔の陰圧による鼓膜の内陥が重視されており，その原因として，①耳管が狭窄している場合と，②耳管が開放気味で鼻すすり癖があると中耳腔が陰圧になる場合がある．

症状として，炎症が活動性のときは悪臭を伴う耳漏の排出を認める．また，骨破壊の部位によって様々な症状が出現する．耳小骨が破壊されると伝音難聴，骨迷路が破壊されるとめまいや感音難聴をきたす．顔面神経管が破壊されると顔面神経麻痺をきたし，頭蓋底の骨が破壊されて炎症が頭蓋内に波及すると，髄膜炎や脳膿瘍などの頭蓋内合併症をきたすこともある．

B 診断の進め方

耳鏡を用いて肉眼あるいは顕微鏡で鼓膜を観察する．慢性中耳炎では穿孔を認めるが，真珠腫性中耳炎は穿孔がある場合とない場合がある．真珠腫性中耳炎では鼓膜が陥凹している部分に落屑物や痂皮の貯留を認める（図Ⅱ-4-4，図Ⅱ-4-5）．

純音聴力検査では伝音難聴が多いが，ときに混合性難聴や感音難聴がみられる．X線検査では，慢性中耳炎は乳突蜂巣の発育不良と含気不良による骨硬化像であるのに対し，真珠腫性中耳炎は骨欠損によって乳突蜂巣の透明化像がみられることが多い．側頭骨CTでは乳突蜂巣や鼓室内の炎症，骨破壊の状態を詳細に調べることが可能である．

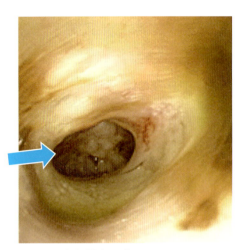

図Ⅱ-4-4 右慢性中耳炎
右鼓膜の前下象限に穿孔を認める（➡）．鼓膜は肥厚し，表面に膿性耳漏の付着を認める．

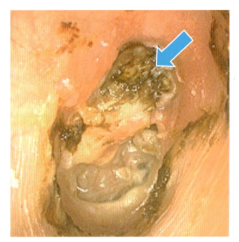

図Ⅱ-4-5 右真珠腫性中耳炎
右鼓膜は陥凹しており，弛緩部に落屑物の貯留を認める（➡）．

C 主な治療法

　慢性中耳炎に対してはまずは保存療法で消炎と耳漏の停止を試みる．抗菌薬やステロイド薬の内服や点耳を行う．鼓膜に穿孔があり耳漏停止が困難な場合や，聴力改善を図る場合は手術となる．真珠腫性中耳炎に対しては，真珠腫が増大すると様々な合併症が出現する危険性があるため，早期に手術を考えることが多い．手術は鼓室形成術で，炎症や真珠腫などの病変を除去した後，中耳伝音系を再建し，鼓膜形成を行う．

D 治療経過・予後

　術後はめまいや耳鳴といった内耳障害の症状に注意が必要である．内耳障害に対してはステロイド薬の点滴を行う．回転性めまいは2〜3日続いて，約1週間で改善することが多い．耳鳴が大きい場合は骨導聴力が悪化していることがあり，早期にステロイド薬の点滴を行わなければ聴力が改善しない場合があるので注意が必要である．また，術後は耳内が乾燥するまで，耳に水が入らないように注意が必要である．

　長期的な予後に関しては，真珠腫性中耳炎は5年で15％，10年で25％再発するという報告があり，最低5年間は外来での経過観察が必要である．

4 耳硬化症

A 耳硬化症とは

耳硬化症はアブミ骨底が固着する変性疾患で，日本人はまれであるが欧米人には多く，女性の方が多い．はっきりした原因は不明である．症状は難聴と耳鳴である．両側または一側の伝音難聴で，発症後，徐々に難聴が進行する．

B 診断の進め方

鼓膜所見は正常である．純音聴力検査では伝音難聴，進行すれば混合性難聴となる．とくに 2,000 Hz の骨導聴力が悪化しやすく，これをカーハルト（Carhart）の凹みと呼ぶ（図Ⅱ-4-6）．ティンパノメトリーではピークの低い As 型を呈することが多い．アブミ骨筋反射は出ないか，上向きに反応が出る．側頭骨 CT で蝸牛に骨吸収像がみられることがある．

C 主な治療法

アブミ骨手術が聴力改善の唯一の方法である．アブミ骨手術では，アブミ骨の上部構造を除去し，固着した底板に小さな穴を開けて人工アブミ骨を差し入れ，反対側をキヌタ骨にはめこみ固定する（図Ⅱ-4-7）．

D 治療経過・予後

内耳を開窓するため術後はめまいや耳鳴といった内耳障害の症状に注意が必要である．とくにめまいが起こることが多い．中長期的には聴力の改善は良好で，長期的には人工アブミ骨の問題で難聴が再発する場合がある．

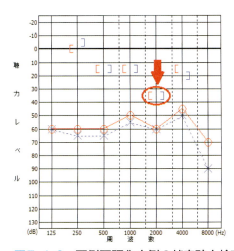

図Ⅱ-4-6　両側耳硬化症例の純音聴力検査
両側伝音難聴で，2,000 Hz にカーハルトの凹みを認める（⬇）．

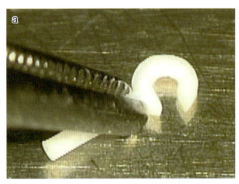
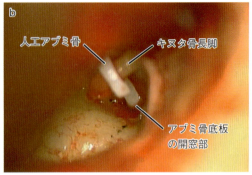

図Ⅱ-4-7 アブミ骨手術
a：人工アブミ骨の一例（径 0.6 ×長 4.0 mm のテフロンピストン）
b：人工アブミ骨を左耳のキヌタ骨長脚にはめこむ．

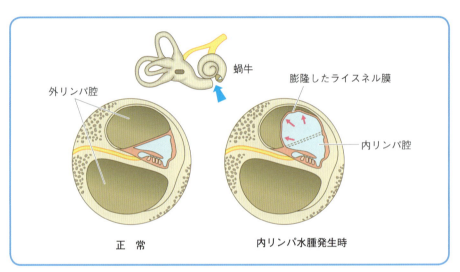

図Ⅱ-4-8 蝸牛の内リンパ水腫所見
ライスネル膜が膨隆して内リンパ水腫を形成している．

5 メニエール病

A メニエール（Ménière）病とは

メニエール病は，難聴や耳鳴，耳閉感などの蝸牛症状に伴い回転性めまいを反復する末梢性めまい疾患であり，病態は内リンパ水腫（図Ⅱ-4-8）である．

B 診断の進め方

めまいは回転性めまいであることが多く，10分から数時間程度持続する．めまい発作時には患側向きの水平回旋混合性眼振を認める．難聴や耳鳴，耳閉感などの蝸牛症状は，めまい発作に伴って悪化する．初期には純音聴力検査にて変動する低音障害型感音難聴を示すのが特徴的である．

表Ⅱ-4-1　メニエール病の診断基準（簡易版）

Ⅰ．メニエール病確実例
難聴，耳鳴，耳閉感などの聴覚症状を伴うめまい発作を反復する．
Ⅱ．メニエール病非定型例
下記の症候を示す症例をメニエール病非定型例と診断する．
①メニエール病非定型例（蝸牛型）
　聴覚症状の増悪・軽快を反復するが，めまい発作を伴わない．
②メニエール病非定型例（前庭型）
　メニエール病確実例に類似しためまい発作を反復する．一側または両側の難聴などの聴覚症状を合併している場合があるが，この聴覚症状は固定性で，めまい発作に関連して変動することはない．
　この病型の診断には，めまい発作の反復の状況を慎重に評価し，内リンパ水腫による反復性めまいの可能性が高いと判断された場合にメニエール病非定型例（前庭型）と診断すべきである．

［厚生労働省難治性疾患克服研究事業　前庭機能異常に関する調査研究班（2008～2010年度）：メニエール病診療ガイドライン，金原出版，東京，2011より抜粋して転載］

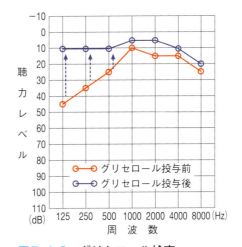

図Ⅱ-4-9　グリセロール検査
グリセロール投与により低音部の聴力改善を認める．

　現在，診断には厚生労働省のメニエール病の診断基準（**表Ⅱ-4-1**）が広く用いられている．診断基準では，グリセロール検査（**図Ⅱ-4-9**），蝸電図検査，フロセミド検査などの内リンパ水腫推定検査を行うことが推奨されている．

C　主な治療法

　メニエール病の治療は，発作急性期と発作間欠期に分けられる．急性期の治療は，ほかのめまい疾患と同様にめまいの軽減，悪心や嘔吐などの前庭自律神経反射症状の軽減である（p139参照）．一方，発作間欠期には，めまい発作の予防により難聴や前庭機能障害の進行を防止することを目的とする．まず，保存療法から開始して，次に侵襲の高い治療を考慮していく．

1）保存療法

①**生活指導**：ストレスや過労・睡眠不足などの回避，有酸素運動

②**薬物療法**：浸透圧利尿薬であるイソソルビド（イソバイド®），抗めまい薬として
ジフェニドール塩酸塩（セファドール®），ベタヒスチンメシル酸塩（メリスロ
ン®），内耳循環改善薬としてアデノシン三リン酸ナトリウム（アデホスコー
ワ®），カリジノゲナーゼ（カルナクリン®）を用いる．また漢方薬では，抗浮腫
作用やステロイド類似作用を持つ柴苓湯が使われる．

2）中耳加圧療法

　保存療法と手術療法の中間に位置する治療である．鼓膜に換気チューブを留置
し，専用の小型中耳加圧装置［メニエット（Meniett）®］を用いて陽圧パルス刺激
を加える．日本では医療機器として未承認である．

3）内リンパ嚢開放術

　内リンパ嚢外側壁を切開し，内リンパ腔の減圧を図ることにより内リンパ水腫を
軽減させる手術法である．

4）選択的前庭機能破壊法（術）

　耳毒性のあるゲンタマイシン硫酸塩の鼓室内注入法と前庭神経切断術の2つがあ
る．一側末梢前庭機能を廃絶させ，中枢前庭代償によりめまいを軽減させる方法で
ある．ただし，前庭代償が不完全でふらつきが持続してしまう症例もあり，適応に
は注意が必要である．

D　治療経過・予後

　メニエール病の初期では，保存療法により間欠期には無症状となるが，進行期に
なると増悪した難聴が戻らなくなる．内リンパ嚢開放術や選択的前庭機能破壊法に
よる発作予防の有効性は報告されているが，効果は限定的である．罹病歴が長期化
するに従い難聴や前庭機能障害がともに高度となる．また，メニエール病の10〜
30%が長期化に伴い両側化して，両耳の難聴が進行する．難聴や前庭機能障害の進
行を防止するために，できる限り軽症のうちから発作予防を行うことが重要である．

6 ｜ 良性発作性頭位めまい症

A　良性発作性頭位めまい症とは

　良性発作性頭位めまい症（benign paroxysmal positional vertigo：BPPV）は，特
定の頭位で誘発される**回転性（ときに浮動性）のめまい**を主訴とする最も頻度の高
い**末梢性めまい疾患**である．病態としては，耳石器から剥離した耳石が三半規管内
へ迷入することで起こる（**図Ⅱ-4-10**）．耳石が迷入した半規管によって最も多い後
半規管型と外側（水平）半規管型（まれに前半規管型）に分類される．また，耳石
の位置により，耳石が半規管内で移動して内リンパ流動を起こす半規管結石症と，
耳石が半規管膨大部のクプラに付着して起こるクプラ結石症に細分化される．

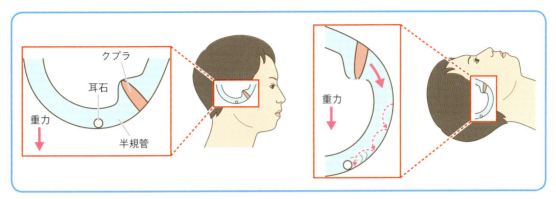

図Ⅱ-4-10　BPPVの病態

B　診断の進め方

BPPVに特徴的な以下の症状を確認する．

- 起床時や起き上がったとき，寝転がったとき，上下を向いたとき，寝返りしたときなどにめまいが誘発される．
- めまい出現まで頭位変換後に若干の潜時があり，めまいの持続時間は数秒から2分程度である．じっとしているとめまいは治まる．
- 同じ頭位を繰り返しているとめまいは減弱・消失する（疲労現象）．
- 蝸牛症状やその他の神経症状を伴わない．

症状によりBPPVが疑われた場合には，フレンツェル眼鏡や赤外線CCDカメラを用いた頭位・頭位変換眼振検査を施行し，特徴的な眼振所見を確認する．

①後半規管型BPPV：頭位変換眼振検査のうちディックス・ホールパイク（Dix-Hallpike）法にて，患側懸垂頭位で患側方向への回旋性眼振を認める．眼振には若干の潜時があり，通常1分以内に眼振は減弱・消失する．また，懸垂頭位から座位へ頭位変換を行うと眼振が反転する（図Ⅱ-4-11）．

②外側（水平）半規管型BPPV（半規管結石症の場合）：頭位眼振検査にて，方向交代性下向性眼振を認める．患側頭位で眼振が強く出現する．眼振には若干の潜時があり，通常1分以内に眼振は減弱・消失する（図Ⅱ-4-12左）．

③外側（水平）半規管型BPPV（クプラ結石症の場合）：頭位眼振検査にて，方向交代性上向性眼振を認める．健側頭位で眼振が強く出現する．眼振の潜時は短く，持続時間は半規管結石症よりも長い（図Ⅱ-4-12右）．

C　主な治療法

BPPVは自然治癒することも多いが，治癒期間を短縮するために理学療法（浮遊耳石置換法）を施行することが望ましい．後半規管型BPPVには，エプリー（Epley）法やセモン（Semont）法を，外側半規管型BPPV半規管結石症にはレンパート（Lempert）法を用いる．その他に非特異的理学療法としてブラント・ダロフ（Brandt-Daroff）法などがある．薬物療法としては，抗めまい薬や内耳循環改善薬をめまい症状を緩和する目的で使用する．

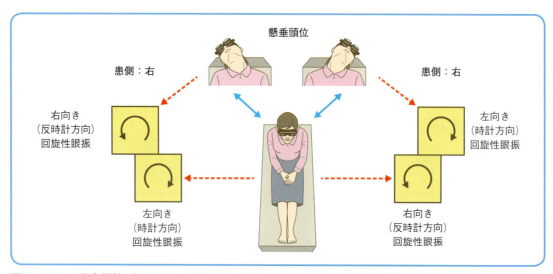

図Ⅱ-4-11　後半規管型BPPVの眼振所見（ディックス・ホールパイク法）

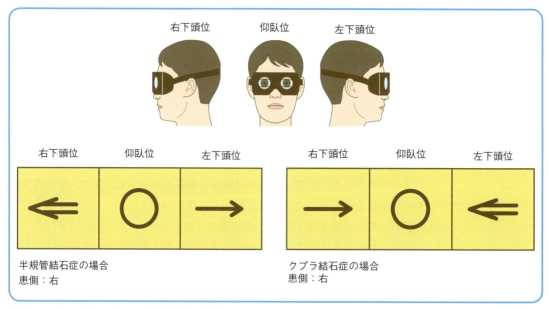

図Ⅱ-4-12　外側（水平）半規管型BPPV

D　治療経過・予後

　BPPV発症1ヵ月後の治癒率は90%以上であるが，理学療法を施行すると治癒までの期間を大幅に短縮できる．また，治癒後の再発率は施設によって様々だが20～50%である．治癒後に非特異的理学療法などを継続すると再発を予防する効果があるといわれている．

> **臨床で役立つ知識** **方向交代性頭位眼振**
>
> 方向交代性頭位眼振は，小脳や脳幹などの中枢性障害や椎骨脳底動脈系の異常でも認められることがある．そのため，外側（水平）半規管型 BPPV の診断においては常に中枢性疾患の可能性を考慮する必要がある．

7 | 突発性難聴

A 突発性難聴とは

突発性難聴とは，原因不明であり，基本的に突然発症する感音難聴の総称である．まれに，数日かけて聴力悪化する例もあるが，大多数は即時的な難聴を発症する．ほとんどが一側性であるが，まれに両側性のこともある．

1）病 態

原因不明である．原因として，内耳循環障害やウイルス感染，自己免疫，酸化ストレスなどが推測されているが，明らかになっていない．原因が明らかな難聴は突発性難聴から除外されるので，あくまで原因不明に感音難聴が起きた疾患群が突発性難聴である．

2）症 状

患者は，「何時何分に突然聴こえなくなった」など具体的にいつ始まったか説明できるほど，突然の難聴を訴えることが多い．耳閉感や耳鳴を生じることがある．重症例ではめまい，悪心・嘔吐を訴える．

3）疫 学

男女比に差はない．小児から高齢者まで幅広くどの年代も発症するが，好発年齢は，50～60 歳代である．厚生労働省による 2001 年の調査では，国内で年間約 35,000 名が発症している．

B 診断の進め方

2012 年に厚生労働省が定めた診断基準を**表Ⅱ-4-2** に示す．難聴を感じたのはいつからなのか，聴力変動（一日のうちで聴こえやすくなったり，聴こえにくくなったり）はあるのか，耳鳴の有無，めまいの有無，最近の生活でのストレスの有無などを詳細に問診する．純音聴力検査で感音難聴を示す．鼓膜所見，画像所見（X 線，CT，MRI など），ティンパノメトリーで異常を認めない．鑑別診断としては，心因性難聴や聴神経腫瘍などがある．心因性難聴を疑う場合は，聴性脳幹反応（ABR）などの他覚的聴力検査が追加される．聴神経腫瘍はMRIにて腫瘍陰影があり鑑別される．

第Ⅱ部 耳鼻咽喉疾患

表Ⅱ-4-2 突発性難聴の診断基準

主症状

1. 突然発症
2. 高度感音難聴
3. 原因不明

参考事項

1. 難聴（純音聴力検査での隣り合う3周波数で各30 dB以上の難聴が72時間以内に生じた）
   - （1）急性低音障害型感音難聴と診断される例を除外する
   - （2）他覚的聴力検査またはそれに相当する検査で機能性難聴を除外する
   - （3）文字どおり即時的な難聴，または朝，目が覚めて気づくような難聴が多いが，数日をかけて悪化する例もある
   - （4）難聴の改善・悪化の繰り返しはない
   - （5）一側性の場合が多いが，両側性に同時罹患する例もある
2. 耳鳴：難聴の発生と前後して耳鳴を生ずることがある
3. めまい，および吐気・嘔吐：難聴の発生と前後してめまい，および吐気・嘔吐を伴うことがあるが，めまい発作を繰り返すことはない
4. 第8脳神経以外に顕著な神経症状を伴うことはない

診断の基準：主症状の全事項を満たすもの

［厚生労働省難治性聴覚障害に関する研究班，2015年改訂より転載］

表Ⅱ-4-3 突発性難聴・聴力回復の判定基準

1) 治癒（全治）
   ① 0.25，0.5，1，2，4 kHzの聴力が20 dB以内にもどったもの
   ② 健側聴力が安定と考えられれば，患側がそれと同程度まで改善したとき
2) 著明回復
   上記5周波数の算術平均値が30 dB以上改善したとき
3) 回復（軽度回復）
   上記5周波数の算術平均値が10～30 dB未満改善したとき
4) 不変
   上記5周波数の値が10 dB未満の変化

［厚生省特定疾患突発性難聴研究班，1984年より転載］

C 主な治療法

まず静かな環境で安静に過ごすことを勧める．生活に精神的ストレスがある場合は，ストレスを取り除くために生活環境の工夫が必要な場合もある．薬物療法としては，ステロイド薬，循環改善薬，ビタミン製剤などを点滴または経口にて投与する．星状神経節ブロック，高気圧酸素療法が有効との報告もあり，行っている施設もある．これらの治療は，できる限り早期（発症2週間以内）に開始することが望ましい．しかし，突発性難聴自体が原因不明であるため，完全に確立された治療法はないのが現状である．また，無治療でも自然回復することがある．

D 治療経過・予後

厚生労働省が定めた聴力回復基準を**表Ⅱ-4-3**に示す．1993年の厚生省による全国調査では，治癒したものが約4割，著明回復と回復を合わせて約4割，不変が約

2割であった．発症後1ヵ月以内に回復しない場合，また，めまいを伴った場合は回復困難なことが多い．聴力予後不良因子として，高齢，治療開始までの期間が長いこと，めまい，高血圧，糖尿病の合併などが知られている．治療後も難聴が残存し，日常生活に支障をきたす場合は補聴器装用を勧める．

8 小児難聴

A 小児難聴とは

小児期（新生児から16歳未満）に発見される難聴，つまり音や話し声が聴こえにくい状態のことである．

> **もう少しくわしく　新生児聴覚スクリーニング検査の重要性**
>
> 以前は，2〜3歳になってやっと，言葉が出ないなどで難聴が発見されていた．言語発達のためには，0歳から脳への言語入力が必要であるため，難聴の早期発見が必要である．日本では，新生児聴覚スクリーニング検査が2001年から導入されたが，任意検査のため約70%の新生児が受けているにすぎない．新生児聴覚スクリーニング検査の受検率向上が望まれる．

1) 分　類

①先天性難聴，②周産期の問題による難聴，③後天性難聴がある．

2) 病　態

①**先天性難聴**：生下時から難聴があるもの．半数以上は難聴遺伝子変異が原因といわれているが，原因不明のものもある．難聴以外の症状を伴う症候性難聴と難聴以外の症状のない非症候性難聴がある．症候性難聴の例を**表Ⅱ-4-4**に示す．先天性難聴は新生児1,000人のうち1〜2人といわれ，他の先天性疾患に比べ非常に頻度が高い．

表Ⅱ-4-4　**主な遺伝性症候性難聴における難聴以外の症状**

ペンドレッド（Pendred）症候群	甲状腺腫，内耳奇形
アッシャー（Usher）症候群	網膜色素変性症，前庭機能障害
ワールデンブルグ（Waardenburg）症候群	毛髪，肌，虹彩の色素異常，内眼角乖離，幅広く高い鼻根部
鰓弓耳腎（branchio-oto-renal：BOR）症候群	耳瘻孔や頸部瘻孔，腎形成不全，多様な内耳・中耳・外耳奇形
アルポート（Alport）症候群	腎機能障害，白内障
トリーチャー・コリンズ（Treacher Collins）症候群	内側下眼瞼の欠損，外耳奇形，下顎低形成，口蓋裂

②周産期の問題による難聴：妊娠中に，母体がサイトメガロウイルスや風疹ウイルスなどに感染すると，胎児にもウイルス感染が起こり（胎内感染），児に難聴を引き起こす．また，低出生体重児や出生直後の低酸素状態，新生児仮死なども難聴のリスクが高くなる．

③後天性難聴：生後の何らかの問題により難聴を生じたもの．出生後のムンプスウイルス感染（流行性耳下腺炎，いわゆるおたふく風邪）や細菌性髄膜炎，滲出性中耳炎，内耳毒性のある薬剤使用，外傷などによって引き起こされた難聴が含まれる．

もう少しくわしく　ムンプスワクチン

ムンプス難聴（おたふく風邪の合併症による難聴）は，ムンプスワクチン接種によって発症率を下げられることが分かっている．現在日本では，任意接種のためムンプスワクチンの接種率が低迷している．今後，ムンプスワクチンの接種率向上が望まれる．

B　診断の進め方

妊娠，出産，生後の経過，難聴の家族歴を問診し，難聴の原因になりそうなものはないか確認する．耳，頭部を中心に身体に異常がないかも確認する．成人と同じ聴力検査はむずかしいことがあるので，各発達段階に応じた乳幼児聴力検査を行う．他覚的聴力検査とし聴性脳幹反応（ABR）や聴性定常反応（ASSR）も併用する．画像検査（CT，MRIなど）にて耳小骨奇形や内耳道狭窄など中内耳奇形がないか調べる．言語発達の遅れがないか，言語発達検査を行うこともある．

C　主な治療法

基本的には，補聴器装用を勧める．補聴効果が不十分であれば，人工内耳を埋めこむこともある．滲出性中耳炎や耳小骨奇形などの伝音難聴は，投薬や手術によって直接的に原因を取り除いて聴力改善できることもある．言語発達に遅れがあれば，補聴器装用の上で言語聴覚士による言語訓練を行う．言語発達を促す目的で，家族と児の関わり方を指導することもある．

臨床で役立つ知識　新生児聴覚スクリーニング検査結果の伝え方

新生児聴覚スクリーニング検査は，主に出生した病院で，おおむね生後3日以内に自動聴性脳幹反応（automated ABR）もしくは，スクリーニング用耳音響放射（otoacoustic emission：OAE）という機器を使って行われる．「要再検」との結果を伝えると，家族は非常に不安に思うが，「要再検」児の中には，正常聴力児も含まれる．聴力の精密検査が必要な児を選ぶ（スクリーニング）ための検査であり，難聴を診断する検査ではないということを伝える．

D 治療経過・予後

治療可能な伝音難聴を除いて，小児難聴の大半は治療による聴力回復がむずかしい．しかし近年，補聴器や人工内耳の性能向上により，高度～重度難聴であっても，補聴器または人工内耳を利用することで良好な言語発達が期待できるようになった．ただし，音を聴こえるようにするだけでは言語発達につながらず，補聴後の適切な言語訓練が重要である．

9 ベル麻痺，ハント症候群

9-1 ベル麻痺

A ベル（Bell）麻痺とは

ベル麻痺とは特発性顔面神経麻痺（原因不明の末梢性顔面神経麻痺）の総称で，顔面神経麻痺の60～70％を占める．末梢性顔面神経麻痺の中で最も発生頻度が高く，人口10万人に対し20～30人の発生率である．近年，単純疱疹ウイルスⅠ型（HSV-1）の再活性化が原因であると指摘されている．

B 診断の進め方

特発性顔面神経麻痺であるため，除外診断が必要である．臨床的にベル麻痺と診断された症例のうち10～15％近くに無疱疹性帯状疱疹（zoster sine herpate：ZSH）が含まれており，麻痺早期にベル麻痺，ハント症候群，ZSHとを鑑別し治療方針を決定することは非常に重要となる．

C 主な治療法

治療は経口ステロイド薬内服，ステロイド薬点滴静注，抗ウイルス薬が中心とな

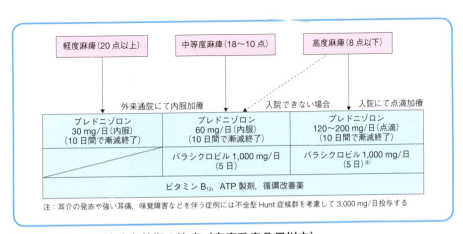

図Ⅱ-4-13 ベル麻痺急性期の治療（麻痺発症7日以内）
［日本顔面神経研究会（編）：顔面神経麻痺診療の手引―Bell麻痺とHunt症候群（2011年版），金原出版，東京，p57, 2011より許諾を得て転載］

る．水痘帯状疱疹ウイルス（VZV）とHSV-1では必要とされる抗ウイルス薬の容量が異なり，ベル麻痺に対してはバラシクロビル塩酸塩を中等症，重症例に使用する．軽症例でも経過中に悪化が認められた症例は，すみやかに中等症，重症の治療に変更する．治療のプロトコルを図Ⅱ-4-13に示す．

D 治療・経過予後

自然治癒70%は，ステロイド薬による治癒率90%と予後良好である．後遺症としては，口を動かしたときに目が閉じる，眼を閉じると口元が動くなどの不随意な顔面運動（病的共同運動，synkinesis），顔の引きつれなどの顔面拘縮，麻痺によりまぶたが垂れ下がる眼瞼下垂，顔面けいれん，麻痺後の異常神経支配により食事中に涙が出るワニの目の涙などがある．

9-2 ハント症候群

A ハント（Hunt）症候群とは

ハント症候群は末梢性顔面神経麻痺の10〜15%を占め，ベル麻痺に次いで頻度が多い．膝神経節に潜伏感染したVZVの再活性化により生じ，顔面神経麻痺，耳介の帯状疱疹，難聴，耳鳴，めまいなどの第8脳神経症状を伴う一連疾患群である．

B 診断の進め方

顔面神経麻痺，耳介の帯状疱疹（図Ⅱ-4-14），第8脳神経症状（めまい，難聴，耳鳴）を3主徴とする．耳介の帯状疱疹を伴えば診断は容易であるが，帯状疱疹の表れないZSHもあるため，聴力平衡機能検査，眼振検査，ウイルス抗体値測定を行い，臨床症状の強い症例や耳介の痛みを訴える症例は聴力の閾値上昇や眼振を認める症例では，ハント症候群に準じて治療開始する必要がある．後遺症を残す頻度も高いため，柳原法による顔面表情運動の評価，電気生理学的検査（NET，ENoG）を行い，麻痺の推移に十分に注意する必要がある．

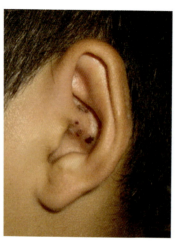

図Ⅱ-4-14　左耳介の帯状疱疹

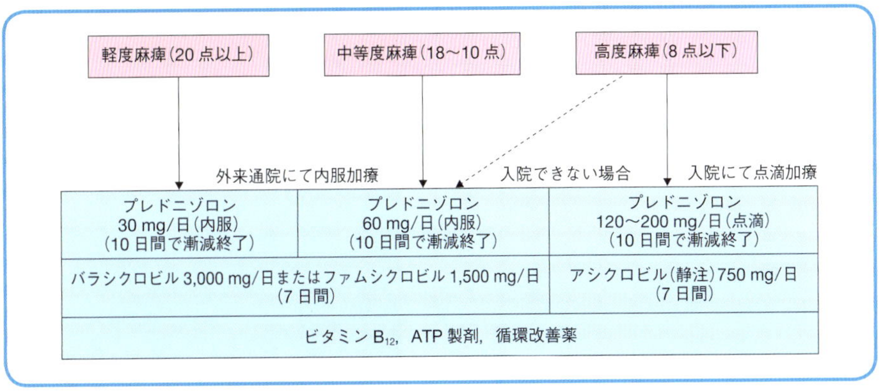

図Ⅱ-4-15　ハント症候群急性期の治療（麻痺発症 7 日以内）
［日本顔面神経研究会（編）：顔面神経麻痺診療の手引— Bell 麻痺と Hunt 症候群（2011 年版），金原出版，
東京，p58, 2011 より許諾を得て転載］

C　主な治療法

　ハント症候群はベル麻痺と比較して予後不良例が多いため，軽傷例でもステロイ
ド薬，抗ウイルス薬の併用療法を行う．VZV では必要とされる抗ウイルス薬はバラ
シクロビル塩酸塩やファムシクロビルとなる．治療は経口ステロイド薬内服，抗ウ
イルス薬，ステロイド薬点滴静注が中心となる．治療のプロトコルを**図Ⅱ-4-15**に
示す．

D　治療経過・予後

　自然治癒率は約 30% 以下で，ステロイド薬，抗ウイルス薬併用でも治癒率は 60
〜70% と，ベル麻痺と比較し重症例が多く予後不良である．ベル麻痺と同様早期治
療が重要で，発症 3 日以内にステロイド薬と抗ウイルス薬の併用療法を行うと治癒
率が 75% であったのに対し，4〜7 日以内に治療を開始した場合は 48%，8 日以降で
は 30% と低下することが報告されている．回復パターンはベル麻痺と同様であるが
後遺症を残す症例も多く，メンタルケアや病的共同運動を生じる症例ではバイオ
フィードバックによるリハビリテーション，顔面拘縮，眼瞼下垂，顔面けいれん，
ワニの目の涙などに対し形成外科的な手術療法が必要な症例もある．

10 │ 慢性副鼻腔炎

A　慢性副鼻腔炎とは

　副鼻腔は，鼻呼吸をする鼻腔と交通する空洞で，上顎洞，篩骨洞，前頭洞，蝶形
骨洞より形成される．**慢性副鼻腔炎**の機序は，細菌感染やアレルギーによる副鼻腔
の炎症により粘膜の線毛運動が障害され膿汁などの排出能力が低下することや，鼻
腔との排出路が粘膜腫脹により閉塞することで，副鼻腔内に粘液や膿が貯まること

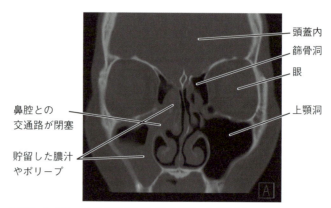

図Ⅱ-4-16　慢性副鼻腔炎 CT 画像（冠状断）

により引き起こされる．また，膿が貯まることにより副鼻腔の炎症が悪化し，上述した炎症の悪循環に陥ることにより，慢性的な副鼻腔の炎症を引き起こす．また，真菌により引き起こされる真菌性副鼻腔炎や，歯が原因で起こる歯性副鼻腔炎がある．近年，喘息やアスピリン不耐症などを合併する好酸球性副鼻腔炎が注目されている．

臨床上，副鼻腔の炎症により鼻閉，鼻漏，後鼻漏，咳嗽といった呼吸器症状が1週以上続く慢性炎症疾患と定義されている[1]．

B 診断の進め方

鼻内観察を行い，粘膜の腫脹や膿汁の流出がないか確認する．しかし慢性副鼻腔炎は，鼻内の観察だけでは診断がむずかしい場合が多く，副鼻腔の X 線や CT 撮影を施行し副鼻腔内の陰影を確認する必要がある（図Ⅱ-4-16）．

C 主な治療法

慢性副鼻腔炎に対して，14 員環マクロライド系抗菌薬の長期投与や，カルボシステイン系去痰薬による治療が行われる．また，鼻処置やネブライザー治療などの局所治療も重要である．保存療法に抵抗性のものは，内視鏡下鼻副鼻腔手術が必要となる．

好酸球性副鼻腔炎においては，マクロライド系抗菌薬は無効であり，ステロイド薬治療が主に行われる．

D 治療経過・予後

一般的に，抗菌薬治療や手術療法により一時的に改善するが再発しやすく，長期間の治療が必要な疾患である．

●引用文献

1）日本鼻科学会：副鼻腔炎診療の手引き，金原出版，東京，p1-86, 2007

11 アレルギー性鼻炎，花粉症

A アレルギー性鼻炎とは

アレルギー性鼻炎は発作性くしゃみ，水様性鼻汁，鼻閉を3主徴とする鼻粘膜のⅠ型アレルギー性疾患である．原因抗原の大部分は吸入性抗原で，代表的なものとして室内塵（ハウスダスト），ヒョウヒダニ（ハウスダスト中の主要抗原）やスギ，ヒノキ，カモガヤ，ブタクサなど（花粉が病因抗原であるため"花粉症"と呼ぶ）があり，これら抗原を吸入・曝露されることでアレルギー症状が出現する．ハウスダスト，ダニなどによるものは一年中抗原に曝露される可能性があるので"通年性アレルギー性鼻炎"と呼び，スギ，ヒノキなど花粉の飛散する時期のみ症状が出現するものを"季節性アレルギー性鼻炎"と呼ぶ．

アレルギー性鼻炎の患者数は先進国を中心に増加の一途にある[1]．日本でも，国民の39.4％がアレルギー性鼻炎に罹患していて，花粉症の有病率も3割近くにのぼる．年代別の有病率をみると，10〜20歳代は通年性アレルギー性鼻炎が36％以上と最も多く，30〜50歳代は33〜39％でスギ花粉症が最も多い（図Ⅱ-4-17）．

B 診断の進め方

まず①鼻炎症状がアレルギーによるものかどうかを判断し，次に②原因抗原の同定を進める．

①アレルギー性鼻炎と感染性鼻炎・副鼻腔炎との鑑別
- 問診：症状の種類・経過，発症時期，随伴症状，アレルギー既往歴，家族歴などを詳しく問診する．
- 鼻鏡検査：鼻汁の性状，鼻粘膜の色調や腫脹の程度などを観察する（図Ⅱ-4-18）．

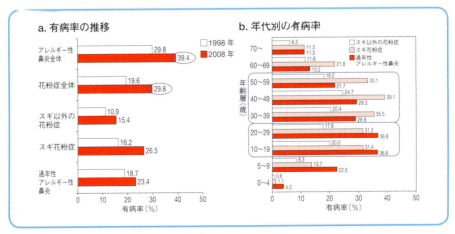

図Ⅱ-4-17　アレルギー性鼻炎の疫学
［鼻アレルギー診療ガイドライン作成委員会（編）：鼻アレルギー診療ガイドライン—通年性鼻炎と花粉症—2016年版（改訂第8版），ライフ・サイエンス，東京，p10, 2016 より許諾を得て転載］

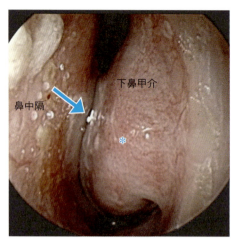

図Ⅱ-4-18 アレルギー性鼻炎
左下鼻甲介粘膜の腫脹(＊)と水様性鼻汁の付着(➡).

- 鼻汁好酸球検査：アレルギー性鼻炎ではアレルギー反応によって好酸球が産生され，鼻汁中の好酸球増加を認める．

②原因抗原の同定

アレルギー性鼻炎が疑われれば，皮膚テスト，誘発テスト，血清特異的IgE抗体検査などで原因抗原を同定する．

C 主な治療法

1）原因抗原の除去・回避

原因抗原を除去・回避することが，最も基本かつ重要になる．完全な除去・回避は不可能でも，できる限り減量に努めるよう指導をする．

2）薬物療法

第2世代抗ヒスタミン薬，ケミカルメディエーター遊離抑制薬，抗ロイコトリエン受容体拮抗薬，Th2サイトカイン阻害薬，漢方薬などの内服，ステロイド薬（鼻噴霧用，経口用），点鼻用血管収縮薬などを，重症度にあわせて併用する．花粉飛散予測日の1週間前または症状が現れた時点で内服を開始する初期療法が，鼻症状の重症化を抑制するのに有効である[2]．

3）手術療法

保存療法のみでは症状が改善しない高度な鼻閉・鼻汁に手術療法を施行する．鼻閉の改善を目的として，下鼻甲介粘膜の電気凝固，超音波メス凝固，レーザー手術，下鼻甲介粘膜切除術，下鼻甲介粘膜切除術などがある．鼻汁の改善を目的として後鼻神経切断術などがある．

4）アレルゲン免疫療法

アレルギーの原因となっている抗原を繰り返し投与することにより，体を原因抗原に慣らし（免疫をつけ），症状を和らげる治療法である．薬物療法とは異なり，長

期寛解を得ることや新規感作の抑制が期待できる．以前から施行されてきた皮下免疫療法に加え，2014年から舌下免疫療法が保険適用になった．局所の副作用（口腔の浮腫など）は皮下免疫療法より多いが，全身的な副作用（アナフィラキシー）は皮下免疫療法より少なく安全性も高い．

D 治療経過・予後

治癒または長期寛解を期待できる治療法はアレルゲン免疫療法のみである．薬物療法・手術療法は発作予防および対症療法であり，根治療法というわけではない．治療の目標は患者を持続的に症状がないあるいは軽度な状態で安定させ，日常生活に支障のない状態にもっていくことである．

●引用文献

1) 鼻アレルギー診療ガイドライン作成委員会：鼻アレルギー診療ガイドライン—通年性鼻炎と花粉症—2016年版（改訂第8版），ライフ・サイエンス社，東京，p8-13, 2016
2) 奥田　稔ほか：スギ花粉症に対するケトチフェン季節前投与の予防効果．耳鼻展望 **29**（補3）：277-293, 1986

12 | 扁桃炎，扁桃周囲膿瘍

A 扁桃炎，扁桃周囲膿瘍とは？

1）扁桃炎

一般的には口蓋扁桃の炎症を指し，急性と慢性に分けられる．

①急性扁桃炎（図Ⅱ-4-19）：原因はブドウ球菌，連鎖球菌，肺炎球菌などによる感染であることが多い．症状は咽頭痛（自発痛，嚥下痛，放散痛），発熱，全身倦怠感，頸部リンパ節の圧痛など．

②慢性扁桃炎：原因は急性扁桃炎と同様に常在菌の感染であることが多い．症状は急性増悪時では急性扁桃炎と同様であるが，それ以外では無症状のことが多く，あっても微熱や軽い咽頭痛程度である．慢性扁桃炎が遠隔臓器の病変（IgA腎症，掌蹠膿疱症，胸骨鎖骨過形成症など）の原因となることもあり，病巣感染という．

2）扁桃周囲膿瘍（図Ⅱ-4-20）

急性扁桃炎に続発して起こるものが大部分であり，起炎菌も同様のことが多いが，嫌気性菌も多い．通常は一側性であり，症状は急性扁桃炎と同様であるが，開口障害や気道狭窄による呼吸困難を訴えることもある．

B 診断の進め方

一般に自覚症状や局所所見から急性扁桃炎の診断は容易である．自覚症状は問診で前述した咽頭痛，発熱などを訴え，診察にて発赤・膨隆した口蓋扁桃，扁桃陰窩に膿栓の付着などを認めれば第一に急性扁桃炎を疑う．扁桃周囲膿瘍は上記に加えて，前口蓋弓の発赤と膨隆，患側の軟口蓋の下垂，口蓋垂の浮腫などを呈する．扁桃周囲膿瘍を疑った際には，腫脹している扁桃前面の前口蓋弓に試験穿刺を行い

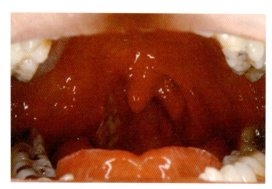
図Ⅱ-4-19 急性扁桃炎

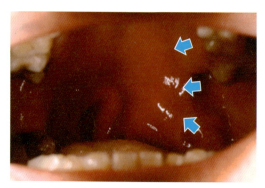
図Ⅱ-4-20 左扁桃周囲膿瘍

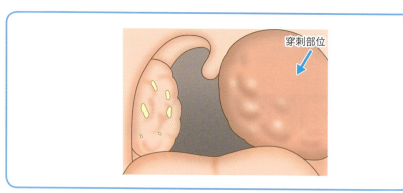
図Ⅱ-4-21 左扁桃周囲膿瘍を疑った際の試験穿刺部位

（図Ⅱ-4-21），膿汁が吸引されれば確定診断となる．慢性扁桃炎は無症状のことが多く，視診上も急性増悪時以外は正常の扁桃であることが多いため，病巣感染の有無などで総合的に判断する．

C 主な治療法

急性扁桃炎，扁桃周囲膿瘍，慢性扁桃炎急性増悪時ではまず抗菌薬を投与する．嚥下痛により水分摂取量が低下している状況に高熱が合併し，脱水を呈していることが多いため，経口摂取が可能であれば十分な水分摂取を促す．経口摂取が困難な症例では，点滴で脱水の治療を行う．また，咽頭痛や高熱を認める場合には抗炎症鎮痛薬を投与する．

さらに扁桃周囲膿瘍であれば，上記に加えて膿瘍を形成している部位を試験穿刺もしくはCTなどの画像検査で特定した後，穿刺での排膿や外科的に切開・排膿を行う．

慢性扁桃炎での治療法は口蓋扁桃摘出手術であり，適応基準は急性増悪を繰り返す場合や病巣感染が疑われる場合，扁桃周囲膿瘍の再発予防の場合などである．

D 治療経過・予後

急性扁桃炎，慢性扁桃炎急性増悪は上記治療を行えば，通常1週間ほどで改善する．慢性扁桃炎やそれに伴う病巣感染は口蓋扁桃摘出術で改善することが多い．扁桃周囲膿瘍は，適切な治療を行わなければ，気道狭窄からの呼吸困難や，膿瘍が尾側に下降し深頸部膿瘍や縦隔膿瘍を併発する可能性があるため注意が必要である．

13 喉頭炎，喉頭蓋炎

A 喉頭炎，喉頭蓋炎とは

喉頭炎は喉頭粘膜の表在性炎症であり，大多数が感冒後に発症する．ウイルス感染が原因となることが多く，咳嗽や嗄声，喉の乾燥感などを伴うことがある．慢性の場合は声の酷使や喫煙，胃酸の逆流や後鼻漏が原因となることもある．

喉頭蓋炎とは喉頭炎の特異的なもので，喉頭蓋に限局した炎症である．急性喉頭蓋炎は喉頭蓋の炎症性腫脹により，浮腫状になった喉頭蓋が気道を覆うことで**呼吸困難**や**窒息**をきたすことがある緊急性の疾患である（図Ⅱ-4-22）．症状としては，強い咽頭痛や嚥下痛，呼吸困難感や含み声といった症状を呈する．欧米では小児に多いが，わが国では成人に多いといわれている．起炎菌として細菌感染が多く，インフルエンザ菌が主体であるが，β型溶血連鎖球菌や黄色ブドウ球菌などが原因となることもある．

B 診断の進め方

まず咽頭や頸部所見を観察し，患者の呼吸状態などを確認する．喘鳴などが認められる場合は慎重に検査を進める．次に間接喉頭鏡や喉頭ファイバースコープを用いて喉頭所見を観察する．喉頭炎は声帯を中心とし，周囲に発赤・腫脹を認める．また，強い咽頭痛や嚥下痛を訴えるが咽頭所見に乏しい場合，喉頭蓋炎を疑うことが必要である．喉頭蓋炎は喉頭蓋の発赤を伴った浮腫状変化を認めれば診断は容易である．呼吸困難を呈している場合，喉頭ファイバースコープの接触刺激で呼吸困難を助長することがあり，間接喉頭鏡を優先するなど慎重に行わなければならな

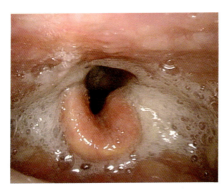

図Ⅱ-4-22 急性喉頭蓋炎
喉頭蓋は著明に腫脹し，唾液の貯留を多く認める．

い．血液検査では白血球やCRPの増加が炎症反応として認められる．ステロイド薬を使用することや重症化の指標として血糖値やHbA1cを調べておくことが望ましい．炎症反応が高値である場合や頸部の発赤・腫脹を伴う場合，喉頭蓋周囲の膿瘍形成を認める場合は造影CTを施行し，周囲への膿瘍の有無を確認する．CT前に一定時間の仰臥位が可能かどうかも確認しておく．

C　主な治療法

　喉頭炎と診断がつけば抗菌薬の投与やステロイド薬の吸入で安静加療とすることが望ましい．また，十分な水分摂取・睡眠をとることも必要である．慢性の場合は声の安静や禁煙の指導を行い，胃酸逆流を疑う場合はプロトンポンプ阻害薬（PPI）の内服を行う．また，後鼻漏を認める場合は副鼻腔炎などに対する治療を行う．

　喉頭蓋炎と診断がつけば軽症でない限りは入院による治療が望ましい．治療としては抗菌薬・ステロイド薬の点滴を行う．口腔内や咽喉頭周囲に唾液の貯留などを認め，嚥下困難な場合は，絶飲食とし補液もしくは経管栄養を行う．ただし，喉頭蓋や披裂部の浮腫が著明な場合は経管チューブ挿入で呼吸困難を悪化させる恐れがあるため，一時的に控えた方がよい．

　喉頭蓋周囲の腫脹が強く呼吸困難を呈している場合は，**気道確保**が最優先される．その際，経口挿管による気道確保は困難であるため，気管切開を行う．また，喉頭蓋周囲の膿瘍形成を認める場合や悪化時に迅速な気道確保が困難と考えられる場合，中等度の気道狭窄でも気管切開を行う場合がある．十分な頸部伸展下での気管切開は困難であることが多く，十分な経験を持った医師が施行することが望ましい．進行が急速な場合は輪状甲状間膜切開などの緊急気管切開が必要になることもある．

D　治療経過・予後

　基本的に急性喉頭炎は1〜2週間で症状は改善することが多い．慢性の場合は，生活習慣の改善が必要であり，数ヵ月を必要とする．また再燃することも多く認められる．

　喉頭蓋炎は軽症例であれば，1週間程度で改善していくことが多い．ただし再燃することがあるため，炎症反応の陰性化や喉頭蓋の正常化を確認できるまでしっかりと治療することが重要である．軽症であっても気道狭窄が進行した場合，気道の確保（気管切開の可能性）が必要となる旨を必ず説明しておく．高齢者や既往に肥満，糖尿病などの合併症を認める場合は重篤化しやすいので十分な注意が必要である．

　喉頭蓋炎は耳鼻咽喉科領域の緊急疾患であり，不適切な治療では生命に関わることがある疾患であり，適切に重症度を把握することが非常に重要である．病態が進行する可能性を念頭に置き，点滴などの治療に抵抗性である場合は漫然と治療を続けず，重篤化する前に速やかに手術療法を行い，外科的な対応が困難な場合は可能な施設に早急に搬送することが重要である．

14 | 声帯麻痺

A 声帯麻痺とは

声帯麻痺とは，一側もしくは両側の声帯の運動障害により声帯が固定することである．症状としては嗄声や嚥下時のむせを生じるが，両側声帯麻痺の場合は呼吸困難や吸気性喘鳴を生じる．声帯運動を司る反回神経の障害によって起こることが多いが，反回神経は迷走神経から分枝した運動神経であり，声帯麻痺はどの部位で障害されても発症する．

頭蓋内から頸・胸部の外傷・損傷や疾患によって生じ，主な原因は以下のようなものがある．

①神経の外傷・損傷によるもの：事故や自傷による頭部〜胸部外傷，気管挿管を含めた手術による損傷（声帯脱臼など）

②神経の圧迫・浸潤によるもの：肺がん，甲状腺がん，食道がん，縦郭腫瘍，脳血管障害，胸部大動脈瘤など

③原因不明のもの：ウイルス性［水痘帯状疱疹ウイルス（VZV）など］，特発性

B 診断の進め方

間接喉頭鏡または喉頭ファイバースコープを用いて声帯の麻痺の状態（一側もしくは両側）を確認する．その際，咽喉頭に腫瘍性病変がないか慎重に観察する．麻痺があった場合は，麻痺側を意識しながら頸部の触診を行い，甲状腺腫瘍や頸部腫瘍・リンパ節腫大の有無を検索する．また，原因検索のため，既往歴（手術歴，全身麻酔の既往，外傷の有無）を必ず聴取する．頸部〜胸部までのCTを行うことが望ましい．原因がはっきりしない場合や複数の麻痺症状を合併している場合は頭部MRIを行う．

C 主な治療法

麻痺自体の治療を行う前に腫瘍など原因がはっきりしている場合は，まず優先的に原疾患の治療を行う．外傷直後の麻痺や挿管性麻痺（脱臼などがない場合），術後性麻痺（神経損傷の可能性がない場合）などは早期にステロイド薬投与を開始する．またビタミン B_{12} 製剤などの神経賦活薬，末梢循環改善薬の内服なども使用する．VZV感染などの場合は抗ウイルス薬を使用する．両側声帯麻痺は気道閉塞する可能性があり，緊急気管切開の適応になることがある．

D 治療経過・予後

腫瘍の浸潤が原因の声帯麻痺は基本的に改善することは困難である．神経の圧排などによるものは圧迫を解除し，保存療法を行うことで数ヵ月程度で改善することがある．気管挿管による麻痺は数週間から数ヵ月で改善することが多い．ただし，声帯脱臼などをきたしている場合は処置が必要となる．またビタミン製剤などの服用は3〜6ヵ月ほどを目途として行い，漫然と続けるべきではない．治療後，経過をみて音声改善手術を行うことがある．

15 喉頭がん

A 喉頭がんとは

　喉頭がんは頭頸部領域に発生する悪性腫瘍の中で最も頻度が高い疾患である．喫煙が危険因子となり，喉頭がん患者の多くに喫煙歴がある．病理組織学的には扁平上皮がんが大半を占める．自覚症状としては嗄声，血痰，嚥下痛，喘鳴，頸部腫脹などを訴える．発声部位により声帯に発生する声門がん，声帯より頭側に発生する声門上がん，声帯より尾側に発生する声門下がんに分類される．

　発生頻度としては声門がんが最も多く，次いで声門上がん，声門下がんの順となる．声門部はリンパ管網が乏しいため，声門がんではリンパ節転移の頻度は低く，転移があっても一側性のことが多い．これに対して声門上がんではリンパ節転移の頻度が高く，両側に転移することも珍しくない．

B 診断の進め方

①問診：喫煙歴の有無や喫煙期間，喫煙量の問診が重要である．声門がんでは早期より嗄声を生じるが，声門上がん，声門下がんでは早期からは嗄声を生じないため注意を要する．

②間接喉頭鏡：比較的簡易に行うことができ，声帯の観察に有用な検査方法であるが，咽頭反射が強い場合や，咽頭・喉頭の構造（個人差がある）によってはとくに声帯前方が観察しにくいことがある．

③喉頭ファイバースコープ：経鼻的にファイバースコープを挿入し，喉頭を観察する（図Ⅱ-4-23，図Ⅱ-4-24）．喉頭病変の観察には最もよく使用されている方法であり，喉頭がんの診断にも非常に有用である．喉頭に表面が不整な腫瘍や易出血性腫瘍を認めた場合は喉頭がんを疑う．喉頭がんを診断する際には，声帯運動が保たれているかもがんの進行度を評価する上で重要な評価項目となる．

④頸部触診：頸部リンパ節への転移がないか，頸部の触診を行い確認する．

⑤病理組織検査：間接喉頭鏡や喉頭ファイバースコープを行い，悪性を疑う所見を認める場合には病理組織検査を行う．進行がんで気道狭窄を認める場合は病理組織を採取した際に出血などにより気道閉塞を起こす危険性があるため，あらかじめ腫瘍存在部位よりも尾側で気管切開を行い，気道確保を行ってから組織を採取することがある．

⑥画像検査：CTやMRIで腫瘍の大きさや進展範囲，転移の有無を評価する（図Ⅱ-4-25）．喉頭がんが転移する場所として多いのが頸部リンパ節と肺である．全身への転移や重複がんの有無を評価するのにPET（positron emission tomography）/CTも有用である．

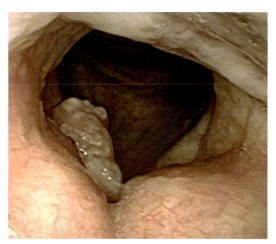

図Ⅱ-4-23　早期の声門がん
右声帯に表面が不整な腫瘤を認める.

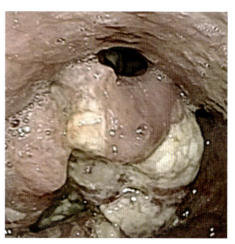

図Ⅱ-4-24　進行した声門上がん
腫瘍により気道狭窄を認める.

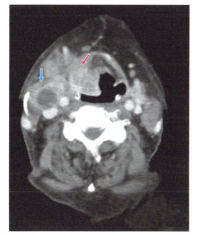

図Ⅱ-4-25　頸部造影 CT
喉頭外に進展した喉頭がんの原発巣（➡）と右頸部リンパ節転移（➡）.

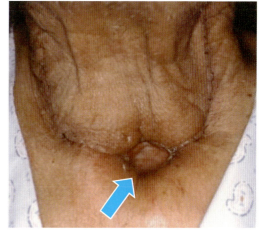

図Ⅱ-4-26　喉頭全摘出術後の永久気管孔（➡）

1）鑑別診断

以下に鑑別疾患とその鑑別ポイントを述べる.

- 声帯白板症：前がん病変として知られている.
- 声帯結節：多くの場合，両側の声帯に対称性に生じる小さな結節状の隆起性病変．声の濫用が原因となり生じる.
- ポリープ様声帯：声帯全体が喫煙などによる慢性的な刺激により浮腫状に肥厚した状態である.
- 声帯囊胞：類表皮囊胞と貯留囊胞がある．多くは片側性で，表面は整.

- 喉頭肉芽腫：胃酸逆流により生じる.
- 喉頭結核　など

C　主な治療法

　喉頭がんの根治治療で軸となるのは外科的切除と放射線療法である. 薬物療法は放射線療法との併用や, 手術前後の補助療法として用いられることはあるが, 単独での根治はむずかしい. また, 喉頭を温存した治療ができるかどうかは治療後の患者の生活の質に大きな影響を与えるため, 腫瘍の進展範囲や患者の全身状態を考慮し, 慎重に治療方針を決定しなければならない.

1) 声門がん

　早期の声門がんでは放射線療法単独で制御できることが多いため, 第一選択は放射線療法となる. 施設によってはレーザー治療を行う場合もある. 放射線療法後に残存・再発した場合には喉頭垂直部分切除術や喉頭全摘出術などの外科的な治療が選択される. 進行がんでは放射線療法単独での根治が困難なため, 喉頭全摘出術を中心とした手術療法が行われることが多い. 喉頭温存を目的とした化学放射線療法（分子標的薬を含む）も選択肢の一つである.

2) 声門上がん

　早期の声門上がんに対しては声門がんと同様に放射線療法を中心とした治療を行う場合が多い. 声門上がんは声門がんと比較してリンパ節転移の頻度が高いため, これを念頭に置き治療を行う必要がある. 進行がんに対しては喉頭全摘出術を中心とした手術療法や, 症例により化学放射線療法（分子標的薬を含む）が選択肢になる. 放射線療法後の残存・再発に対しては喉頭水平部分切除術や喉頭全摘出術などを行う.

D　治療経過・予後

　声門がんは頸部リンパ節転移や遠隔転移の頻度が低く, 声門上がんと比較し予後は良好である. 遠隔転移を認めた症例に対しては薬物療法を行うが, 遠隔転移陽性例の予後はいまだ不良である. 喉頭全摘出術を行った症例では喉頭摘出による失声が問題となる. 電気式人工喉頭や食道発声, タピアの笛, 気管食道シャントなどで代用音声の獲得を目指し, 生活の質の向上に努めることが重要である. また, 永久気管孔（図Ⅱ-4-26）よりの呼吸となるため, 乾燥による気管粘膜の障害を予防する必要があり, できる限り頻回にネブライザーなどで加湿を行うように指導する.

16 ｜ 咽頭がん

　咽頭は解剖学的に上咽頭, 中咽頭, 下咽頭に分類される. 部位により発生するがんの特徴も異なる.

16-1 上咽頭がん

A 上咽頭がんとは

上咽頭がんは約3：1の割合で**男性**に多く発生する．発症には**エプスタイン・バー**（Epstein-Barr）**ウイルス**（EBV）の感染が関与していることが示唆されている．病理組織学的には分化度の低い**扁平上皮がん**（低分化型扁平上皮がん）が多い．

B 診断の進め方

上咽頭がんが早期で発見されることは少ない．腫瘍による耳管閉塞に伴う片側性の滲出性中耳炎，鼻出血などは上咽頭がん発見の手がかりになるため，これらの症状を認めた場合には常に上咽頭がんの可能性を念頭に置いておく必要がある．上咽頭がんが進行すると腫瘍が頭蓋内に浸潤し，多彩な脳神経症状を呈することになる（海綿静脈洞内に浸潤し，三叉神経や外転神経麻痺をきたすことが多い）．頸部リンパ節転移の頻度も高く，頸部リンパ節腫脹より最終的に上咽頭がんと診断に至ることもまれではない．上咽頭がんを疑う症例では鼻咽腔ファイバースコープにて腫瘍性病変を確認（**図Ⅱ-4-27**）後，生検を行い確定診断する．また，上咽頭がんではEBV抗体価が高頻度で上昇するため，抗体測定も診断の一助となる．

画像検査では頸部CTやMRIで腫瘍の大きさや進展範囲，頸部リンパ節転移の有無を評価する．また，肺転移，肝転移，骨転移など遠隔転移も起こりやすいため，胸腹部CTやPET/ CTなどを行い遠隔転移についても評価することが重要である．

C 主な治療法

上咽頭がんは分化度が低い腫瘍で放射線療法や化学療法の感受性が高いこと，解剖学的に手術が困難な部位であることから，初回根治治療としては化学放射線療法が選択されることが多い．遠隔転移をきたした症例に対しては全身状態に合わせた薬物療法を行う．初回治療で頸部リンパ節転移が残存した場合には頸部郭清術を追加する．原発巣の残存，再発に対して手術を行う場合もあるが適応は限られている．

D 治療経過・予後

上咽頭がん全体の5年相対生存率は60％前後であるが，遠隔転移をきたした症例の予後は不良である．

16-2 中咽頭がん

A 中咽頭がんとは

中咽頭がんは**男性**に多く発生し，**飲酒・喫煙**が発がんの危険因子となることが以前から知られているが，近年**ヒトパピローマウイルス**（human papilloma virus：HPV）感染が関連する中咽頭がんが増加している．HPV関連のがんでは喫煙・飲酒の嗜好歴がないものも多い．中咽頭がんは口蓋扁桃周囲より発生する側壁型，舌根，喉頭蓋谷から発生する前壁型，軟口蓋，口蓋垂から発生する上壁型，後壁型に分類される．病理組織学的には**扁平上皮がん**が多い．

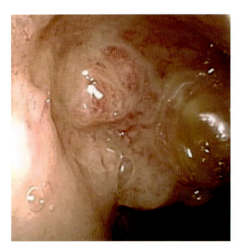
図Ⅱ-4-27　ファイバースコープでみた右上咽頭がん

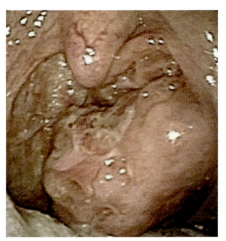
図Ⅱ-4-28　左口蓋扁桃原発の中咽頭がん

B　診断の進め方

中咽頭がん（図Ⅱ-4-28）の自覚症状として多いのは咽頭痛や咽頭違和感である．進行すれば開口障害も認めるようになる．頸部リンパ節転移の頻度も高い．中咽頭がんを疑う腫瘍性病変を認めた場合，生検を行い確定診断する．病変の広がりを評価するためにCTやMRI，PET/CTを行う．また，中咽頭がんでは食道を中心に重複がんの頻度も高く，上部消化管内視鏡検査は必須であると考えられる．

C　主な治療法

中咽頭がんに対しては治療後の嚥下機能なども考慮の上，治療方針を決定する．側壁型や上壁型の早期がんでは口内法で切除できる場合が多く，治療後の後遺症も少ない．進行がんに対して手術を行う場合は，腫瘍摘出後の欠損が大きくなるため，遊離皮弁や有茎皮弁を用いた欠損部の再建を行う必要がある．頸部リンパ節転移に対して外科療法を選択する場合には頸部郭清術を行う．初回治療として化学放射線療法（分子標的薬を含む）が選択される場合も多い．術後治療として放射線療法を行うこともあり，症例ごとの判断が必要である．遠隔転移を認める症例については全身状態にあわせた薬物療法を行う．

D　治療経過・予後

HPV関連がんの予後は非関連がんと比較して良好である．初回治療後の再発・転移に対する救済治療は容易ではなく，機能温存を考慮しつつも，初回治療で根治性の高い治療ができるかどうかが治療の鍵となる．

16-3 下咽頭がん

A 下咽頭がんとは

下咽頭がんは**男性**に多く，発生する部位により，梨状陥凹がん，後壁がん，輪状後部がんに分類される．梨状陥凹がん，後壁がんでは飲酒・喫煙が発がんの主な危険因子として挙げられる．輪状後部がんではプラマー・ヴィンソン（Plummer-Vinson）症候群（鉄欠乏性貧血，舌炎，嚥下障害）が関係する場合がある．病理組織学的には**扁平上皮がん**が主である．

B 診断の進め方

下咽頭がんの自覚症状として多いのは咽頭痛，嚥下痛，咽頭閉塞感であるが，頸部リンパ節転移が増大し頸部腫脹から発見される場合もある．間接喉頭鏡や咽喉頭ファイバースコープで下咽頭がんを疑う腫瘍性病変を認めた場合（**図Ⅱ-4-29**），生検を行い確定診断する．病変の広がりを評価するためにCTやMRI，PET/CTを行う．食道を中心に重複がんの頻度も高いため，これらの検査に加えて上部消化管内視鏡検査が必須である．

C 主な治療法

早期がんに対しては喉頭温存を目的とした化学放射線療法（分子標的薬を含む）や経口的下咽頭部分切除術，外切開による下咽頭部分切除術を選択することが多い．進行がんに対して手術を行う場合，下咽頭・喉頭全摘出術が主な術式となる．下咽頭・喉頭全摘出術後の咽頭再建法は遊離空腸再建が一般的である．頸部リンパ節転移に対して外科療法を選択する場合には頸部郭清術を行う．進行がんに対しては術後に放射線療法を追加する場合もある．遠隔転移をきたした症例については全身状態にあわせた薬物療法を行う．

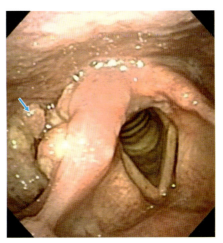

図Ⅱ-4-29　右梨状陥凹原発の下咽頭がん（➡）

D 治療経過・予後

頸部リンパ節転移は予後因子と考えられ，頸部リンパ節転移が多い症例の予後は一般的に不良である．また，遠隔転移の頻度も高く，頭頸部がんの中でもとくに予後が不良な疾患である．

17 上顎洞がん

A 上顎洞がんとは

副鼻腔に発生するがんとしては**上顎洞がん**が最多である．慢性副鼻腔炎に伴う炎症の反復ががんの発生要因の一つと考えられている．病理学的には**扁平上皮がん**が主であるが，分化度の低いがんも多い．

B 診断の進め方

1) 症　状

初期では自覚症状がない場合がほとんどである．鼻出血や疼痛，悪臭を伴う鼻汁がないかなどを問診する．腫瘍が上方へ進展し，眼窩内に浸潤すると眼球突出や複視，視力障害をきたすようになる．また，頭蓋内に浸潤する場合もある．前方に進展した場合は頬部腫脹，後方進展では開口障害，内側進展では鼻涙管閉塞による流涙や鼻閉，下方進展では歯痛などの症状が起こってくる．

2) 病理検査

必要に応じて内視鏡を用いるなどして腫瘍を明視下に置き，生検する．犬歯窩に粘膜切開を置き，口腔から生検を行うこともある．

3) 画像検査

CT や MRI で腫瘍の大きさや進展範囲，転移の有無を評価する（図Ⅱ-4-30）．

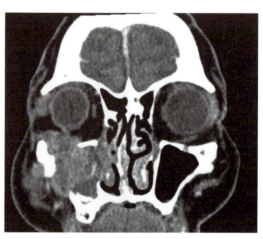

図Ⅱ-4-30　副鼻腔造影 CT（冠状断）
眼窩内に浸潤した右上顎洞がん．

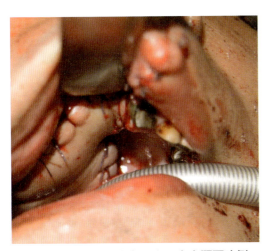

図Ⅱ-4-31　腹直筋皮弁による右上顎再建例

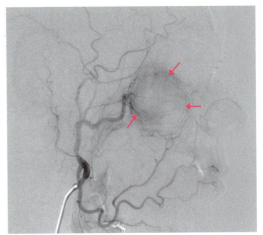

図Ⅱ-4-32　上顎洞がん症例の血管造影検査
腫瘍濃染像（➡）を認める．

　とくに片側性の上顎洞陰影を認め，骨破壊を伴う場合は上顎洞がんを疑う．鑑別疾患としては慢性副鼻腔炎や歯性上顎洞炎，真菌性上顎洞炎などが挙げられる．真菌性上顎洞炎では骨破壊を伴う場合もあるため，骨破壊のみで上顎洞がんと診断することはない．転移の有無を評価するのにPET/CTも有用である．

C　主な治療法
　上顎洞がんに対しては手術，放射線療法，化学療法を組み合わせて治療を行う．

1）手　術
　腫瘍の進展範囲によって上顎部分切除術，上顎全摘術，上顎拡大全摘術，頭蓋底手術を選択する．腫瘍摘出後の欠損に対しては整容面・機能面を考えてプロテーゼの装着もしくは皮弁再建手術を行う場合が多い（図Ⅱ-4-31）．

2）放射線療法
　初回根治治療として化学療法と併用して行われる場合や術前後の治療として行われる場合がある．

3）化学療法
　シスプラチンなどの白金製剤やフルオロウラシル系薬剤が中心となる．投与方法としては経静脈的に全身投与する方法と，経動脈的に腫瘍に投与する方法がある．経動脈的に薬剤を投与する場合，近年ではカテーテルを用いて血管造影検査を行い（図Ⅱ-4-32），腫瘍の栄養血管を同定してから薬剤をより選択的に腫瘍に注入する超選択的動注化学療法を放射線療法と併用して行うことが多い．

D　治療経過・予後
　上顎洞がんの救済治療は容易でない場合も多く，いかに初回治療で局所制御ができるかが重要となる．また，上顎洞がんのリンパ節転移，遠隔転移の頻度は少ないものの，転移をきたす症例の予後は不良である．

18 | 唾液腺腫瘍

　唾液腺には，耳下腺，顎下腺，舌下腺の大唾液腺と，口腔粘膜に散在する小唾液腺とが存在する．唾液腺の腫瘍の約 80% は**耳下腺**に生じ，次いで顎下腺に多い．耳下腺内には顔面神経が走行しており，耳下腺を浅葉と深葉に分けている．

18-1 | 唾液腺良性腫瘍：多形腺腫

A 多形腺腫とは

　唾液腺腫瘍の過半数を占める．発生部位は耳下腺が 80%，顎下腺が 10%，その他小唾液腺が 10% である．30〜60 歳に多く，男女比は 1：2 で女性に多い．病理組織学的には腺腫様，粘液腫様，軟骨様，硝子様の組織が混在しているため，混合腫瘍とも呼ばれる．経過は緩徐で 10 年以上に及ぶことも多い．表面は平滑，境界は明瞭，硬い腫瘍で，まれに悪性化を認める．

B 診断の進め方

　診断は比較的容易で，CT，MRI，唾液腺シンチグラムなどの画像診断（**表Ⅱ-4-5**）に加え，穿刺吸引細胞診が行われる．

C 主な治療法

　腫瘍の存在部位が浅葉・深葉に関わらず，顔面神経を保存し腫瘍を摘出する．

D 治療経過・予後

　術後に**フライ（Frey）症候群**（食事の際に起こる耳下腺部皮膚の発赤と発汗）が起こることがある．これは術後，耳下腺内の分泌神経線維（耳介側頭神経）が再生する過程で，皮膚汗腺と連絡してしまうことで生じる．

表Ⅱ-4-5　唾液腺腫瘍の画像診断

	良性腫瘍	悪性腫瘍
臨床像	無症状，緩徐な進行 可動性良好	疼痛，急速な進行 可動性不良 神経麻痺症状
CT，MRI	境界：明瞭，平坦 内容均一	境界：不明瞭，粗雑 内容不均一
唾液腺シンチグラム	^{99m}Tc：欠損（ワルチン腫瘍では集積） ^{67}Ga：非集積	^{99m}Tc：欠損 ^{67}Ga：集積
超音波検査	境界：明瞭 内部エコー：均一，低エコー 後方エコー：増強	境界：不明瞭 内部エコー：不均一，高輝度エコー混在 後方エコー：減弱，消失
唾液腺造影	境界明瞭な圧排像	不整な陰影欠損 導管の断裂・漏洩

18-2 唾液腺良性腫瘍：ワルチン腫瘍

A ワルチン腫瘍とは

ワルチン（Warthin）腫瘍とは，耳下腺において多形腺腫に次いで多く認められる腫瘍である．喫煙歴のある中高年男性の耳下腺（とくに下極）に好発し，最近，増加傾向の腫瘍である．両側もしくは同じ耳下腺内に多発することもある．病理組織学的には液成分を伴う囊胞部分とリンパ球浸潤を示す充実性部分とで構成されている．表面は平滑，境界は明瞭，軟らかい腫瘍で，波動を触れることもある．

B 診断の進め方

この腫瘍は Tc（テクネシウム）を取りこむ性質があり，^{99m}Tc シンチグラムにて陽性（hot spot）となる（**表Ⅱ-4-5**）．

C 主な治療法

治療は摘出手術が第一選択となることが多い．

D 治療経過・予後

手術で摘出すれば基本的に再発することはない．多形腺腫のように悪性化することはないので，長期にわたって経過観察をすることもある．

18-3 唾液腺良性腫瘍：ガマ腫

A ガマ腫とは

舌下腺から発生する貯留囊胞である．貯留囊胞とは唾液腺線体あるいは腺管に障害をきたし，分泌した唾液が貯留したものをいう．

B 診断の進め方

ガマ腫は顎舌骨筋を境に舌下型，顎下型，舌下顎下型に分けられる．舌下型は口腔底前方の表面粘膜が緊張し青紫色を呈する．通常，片側性であるが，大きくなると正中を越えて反対側に及ぶ．顎下型や舌下顎下型では，皮下深部に囊胞が存在し，診断が困難な場合がある．このような場合には，穿刺吸引を行い，内容が唾液であることを確認する．

C 主な治療法，治療経過・予後

治療は摘出手術や開窓術（囊胞の上壁を広く切除することで開窓を行い，唾液の貯留が起こらないようにする方法）が選択されていたが，再発が多いため見直されている．現在は，舌下腺のみを切除する方法（残存する囊胞部分は吸収され消失する）や硬化療法（囊胞内容物を吸引後，薬物を注入し囊胞内を硬化させ，唾液の貯留が起こらないようにする方法）が行われることが多い．

18-4 唾液腺悪性腫瘍

A 唾液腺悪性腫瘍とは

悪性腫瘍の割合は，耳下腺で 20〜30%，顎下腺で 40〜50% である．組織型は多種多様で，腺様嚢胞がん，腺房細胞がん，粘表皮がん，扁平上皮がん，唾液腺導管がん，未分化がん，多形腺腫内がんなど多彩である．臨床的には急速に増大する腫瘤，痛みを伴う腫瘤，顔面神経麻痺を伴う腫瘤，皮膚浸潤を伴う腫瘤，頸部リンパ節腫脹を伴う腫瘤は，悪性腫瘍を疑う．

B 診断の進め方

診断には CT，MRI，唾液腺シンチグラムなどの画像診断（**表Ⅱ-4-5**）に加え，穿刺吸引細胞診が行われる．

C 主な治療法

治療は腫瘍摘出手術，必要に応じて頸部郭清術が行われる．その際，耳下腺の場合は顔面神経（本幹から分かれるすべての枝）の保存，顎下腺の場合は顔面神経の下顎縁枝，舌下神経，舌神経の保存に努めるが，浸潤のある場合は躊躇することなく神経を切断し，神経再建を行う．

D 治療経過・予後

悪性度によって予後は異なる．唾液腺導管がんのように悪性度の高い腫瘍の場合は，術後の補助療法として放射線療法や化学療法を追加する．

第Ⅲ部 眼疾患

1 眼の解剖と機能

　われわれが得る情報の80%は眼からとなる．眼は日常生活を送る上で最も重要な臓器・感覚器官といっても過言ではない．また糖尿病や高血圧，白血病など身体の疾患が眼から診断される場合もある．

A 眼の解剖と機能

　眼球はカメラに例えることができる（図Ⅲ-1-1）．おおまかには，レンズの役割をしている角膜・水晶体，フィルムの役割をしている網膜，網膜で受け取った光情報を電気信号に変換し脳に運ぶ視神経がある．眼球の奥行きは成人で約23 mmといわれているが，前方から眼瞼，角膜，強膜，前房，ぶどう膜（虹彩・毛様体・脈絡膜），水晶体，硝子体，網膜，視神経からなる（図Ⅲ-1-2）．

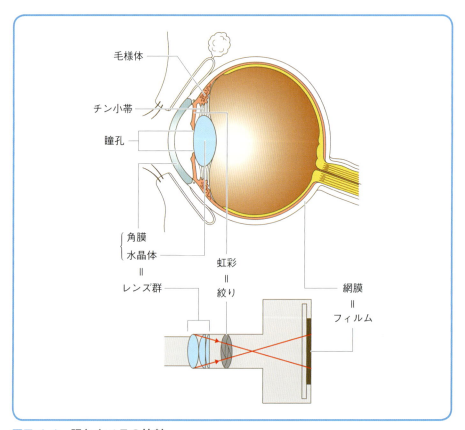

図Ⅲ-1-1　眼とカメラの比較

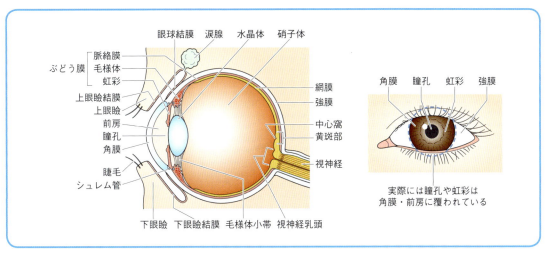

図Ⅲ-1-2　内眼部

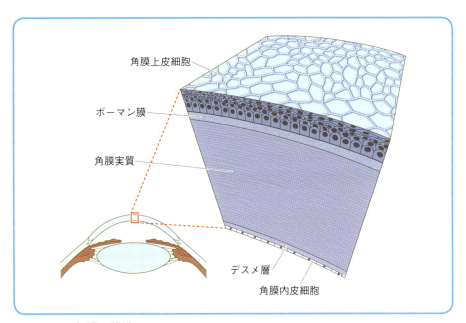

図Ⅲ-1-3　角膜の構造

①角膜：主な成分はコラーゲン．5層構造で，前方から**角膜上皮細胞**，**ボーマン**（Bowman）**膜**，**角膜実質**，**デスメ**（Descemet）**膜**，**角膜内皮細胞**，無血管で透明な組織である（**図Ⅲ-1-3**）．眼球の屈折力の1番目の要素で約40 D（diopter；レンズ屈折の単位）の屈折力を持つ．角膜内皮細胞は再生しない細胞の一つで，ポンプ機能を有し，角膜組織の透明性維持に需要な役割を担っている．

②ぶどう膜：**虹彩・毛様体・脈絡膜**の総称である．メラニン色素と血管に富む組織で，まるで果実のブドウのようにみえること（色調が黒い）からぶどう膜という

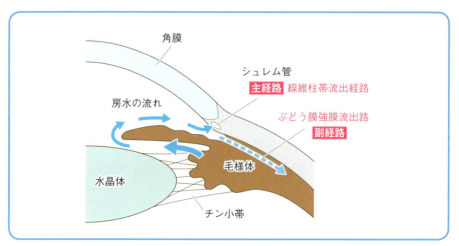

図Ⅲ-1-4　房水の流れ

名前になった．強膜という眼球形態を維持する支持組織の下にあるぶどう膜は，その黒色の色調からも分かるように暗室の効果を持っている．すなわち，瞳孔以外からの光の眼内への侵入遮断である．また血流が豊富であるため，眼内への栄養供給や温度保全などの役割も持つが，ぶどう膜炎といった炎症を惹起しやすい組織でもある．

③虹彩：瞳孔を構成する組織．カメラの絞りにあたる．瞳孔運動は動眼神経（副交感神経）支配である．

④毛様体：主な役割は2つ，房水産生とチン小帯を介した水晶体の支持・ピント調節である．房水は毛様体突起で産生され，主にシュレム（Schlemm）管から眼外へ流出する（図Ⅲ-1-4）．房水の生理的機能は，眼圧の維持（正常眼圧は21 mmHg以下）と角膜・水晶体への栄養補給である．

⑤脈絡膜：脈絡膜は5層構造であり，網膜側からブルッフ（Bruch）膜，脈絡毛細血管板，脈絡膜実質，上脈絡膜からなる．脈絡膜は血液網膜関門，網膜への栄養補給・温度調節・暗幕効果を担っている．ブルッフ膜は網膜と脈絡膜の間のバリア機能を持つ組織であり，破綻すると脈絡膜から網膜に新生血管が侵入する．これが加齢黄斑変性症といわれ，わが国においても中途失明の原因第5位の疾患である．

⑥水晶体：水晶体は，無色透明で直径約9 mm，厚み約4 mmの臓器である．前方から水晶体前嚢，水晶体上皮細胞，水晶体線維細胞（実質・核），水晶体後嚢からなる．眼球の屈折力の2番目の要素で，約20 Dの屈折力を持つ．クリスタリンタンパクが主成分で，透明性維持に寄与している．水晶体はレンズの役割を持ち，虹彩・毛様体と連動してその厚みを変えることでピント調節の機能を持つ（図Ⅲ-1-5）．

⑦網膜：網膜は10層構造からなる（図Ⅲ-1-6）．最下層から2番目の視細胞層にあ

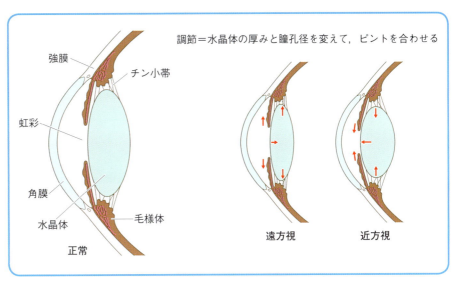

図Ⅲ-1-5　ピント調節のメカニズム

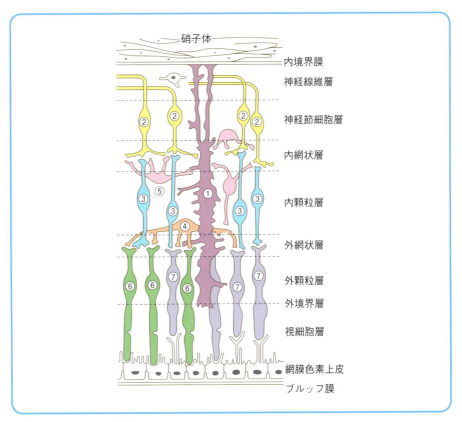

図Ⅲ-1-6　網膜の構造
①ミュラー細胞，②神経節細胞，③双極細胞，④水平細胞，⑤アマクリン細胞，⑥rod，⑦cone

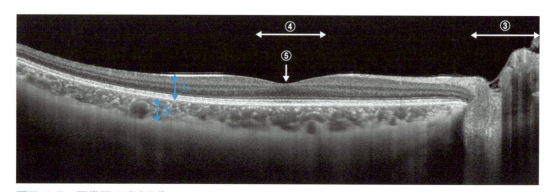

図Ⅲ-1-7　正常眼のOCT像
①網膜, ②脈絡膜, ③視神経乳頭, ④黄斑, ⑤中心窩

る視細胞で光刺激を電気信号に変換し, 網膜神経節細胞, 視神経を介して脳の上位視覚中枢に信号を送る. 網膜はほぼ透明の組織であり, 網膜自体が光の経路を邪魔しないようにできている. とりわけ, 網膜の中心部分である**黄斑部**には, 視細胞が約600万個集中しており, 視力・分解能に非常に重要な役割を果たしている. このため黄斑を障害する加齢黄斑変性症, 黄斑円孔, 網膜剥離といった疾患群は, 患者のquality of life（QOL）に重大な影響を及ぼす. 近年では画像検査が非常に発達し, 光干渉断層計（OCT）によって飛躍的に黄斑疾患の診断技術は向上している（図Ⅲ-1-7）.

⑧**視神経**：**網膜神経節細胞**を細胞体とし, その軸索の束が視神経である. 視神経は眼球を出ると**視交叉・視放線・上位視覚中枢**といった**視覚路**を形成する. 脳梗塞といった眼以外の疾患でも視野障害をきたす可能性を忘れてはならない.

第 2 章　眼の症状と診断・治療　217

2 ｜ 眼の症状と 診断・治療

1 ｜ 視力障害

A 視力障害とは

ものを見るという機能を視機能という．光覚，色覚，両眼視などがあるが，最も代表的なのが視力である．視力の定義は「物体の存否や形状を認識する眼の機能（形態覚）」と「2点を識別する眼の能力（最小分離能）」である．

視力には表Ⅲ-2-1 に示すようにいくつもの分類があるが，一般的に視力といえば，明所での片眼の中心視力を指す．眼科で視力障害といえば中心視力，それも裸眼視力ではなく矯正視力の低下を指す．しかし，患者の訴えの「視力障害」は中心視力の低下だけではなく，近視や遠視による屈折異常，老視（老眼）などの調節障害，羞明など様々な症候が含まれている（表Ⅲ-2-2）．

表Ⅲ-2-1 **視力の種類**

裸眼視力	眼鏡やコンタクトレンズなどの矯正を行わず測定した視力
矯正視力	眼鏡やコンタクトレンズなどを使用して得られた最良の視力
中心視力	網膜の中心部（黄斑）を利用した視力．日本人成人の平均値は 1.0 以上
周辺視力	網膜の周辺部（視野の周辺部）を利用した視力 中心窩から 5°ずれると 0.3 程度，それより周辺ではさらに低下
片眼視力	片眼を遮蔽し，1 眼のみで測定した視力
両眼視力	両眼を解放して測定した視力．片眼視力より 10% 程度良好（両眼視力累加作用）
小数視力	日常用いている視力．視力の間隔は等間隔ではない
対数視力	視力の間隔を等比級数を用いて等間隔に並べたもの
錐体視力	明るいところでの視力．錐体が担当
杆体視力	暗いところでの視力．杆体が担当
静止視力	一般的な視力．静止している視標で測定
動体視力	動いている視標で測定
対比視力	コントラストの感度で測定

表Ⅲ-2-2　視力障害の種類と疾患（異常）検査法

視力障害	疾患（異常）	検査法
遠見視力障害	近視，縮瞳薬点眼	屈折検査，視力検査
近見視力障害	遠視，老視，調節障害	屈折検査，視力検査，調節検査
霧視	角膜混濁，白内障，硝子体混濁	細隙灯顕微鏡検査
羞明	角膜びらん，角膜混濁，白内障	細隙灯顕微鏡検査
中心暗点	視神経炎，黄斑円孔	眼底検査
変視症	加齢黄斑変性	眼底検査，光干渉断層計
夜盲	網膜色素変性	眼底検査，視野検査，網膜電図
光視症	閃輝性暗点，網膜剥離	眼底検査

B　考えられる疾患

1）矯正視力は良好で裸眼視力が不良なもの

①屈折異常：遠視，近視，乱視

②調節障害：老視，調節緊張

2）矯正視力が不良なもの

①前眼部異常：円錐角膜，角膜炎，角膜潰瘍

②中間透光体混濁：虹彩炎，白内障，硝子体出血，硝子体混濁

③眼底疾患：糖尿病網膜症，加齢黄斑変性，網膜静脈閉塞症，網膜剥離，ぶどう膜炎

④視路・視中枢疾患：視神経炎，視神経症，同名半盲（どうめいはんもう），異名半盲（いみょうはんもう）

⑤心因性疾患：心因性視力障害，詐盲（さもう）

C　診断の進め方

1）問　診

　患者の訴えを可能な限りていねいに聴く．問診は極めて重要である．問診だけである程度の診断がつくことが多い．必須項目を**表Ⅲ-2-3**に挙げる．小児では視力低下の自覚がなく，片眼のみの視力障害ではまず見えにくいとは訴えないので，家族に行動の変化などについて問診する．小児では3歳児検診，就学時検診，成人では運転免許更新時に，視力が正常であったかどうか，左右同じ程度であったかどうかを聴取する．

　患者の視力障害の自覚が明瞭な場合は，いつからか，発症は急激か，片眼性か，進行性か，一過性か，遠見（えんけん）時か近見（きんけん）時か，既往歴，家族歴，薬物服用歴，外傷や手術の既往について問診する．

2）屈折調節検査

①他覚的屈折検査（必須）：オートレフラクトメーターなどで患者の屈折異常（遠視，近視，乱視など）を測定する．白内障手術の眼内レンズ挿入の際にはケラトメーターによる角膜曲率半径の測定も必要である．

第2章 眼の症状と診断・治療 219

表Ⅲ-2-3 視力障害を訴える患者の問診事項

発症が急激か，緩徐か	急激かつ重症	視神経炎，網膜剥離，網膜中心動脈閉塞，緑内障発作
	急激だが軽度	中心性漿液性脈絡網膜症
	亜急性だが高度	レーベル（Leber）遺伝性視神経症
	緩徐かつ軽度	屈折異常，開放隅角緑内障，角膜変性
	不明（自覚不能）	優性遺伝性視神経萎縮
進行性か停止性か	進行性	近視，網膜剥離，視神経炎，角膜潰瘍
	緩徐進行性	緑内障，黄斑変性，網膜色素変性，角膜変性
	停止性	虚血性視神経症，外傷性視神経症
眼痛，頭痛の合併		緑内障発作，視神経炎，動脈性虚血性視神経症
既往歴	糖尿病	糖尿病網膜症，糖尿病黄斑浮腫
	高血圧動脈硬化	網膜動脈閉塞症，虚血性視神経症
	外傷	外傷性視神経症，網膜剥離，水晶体脱臼，続発緑内障，化学外傷による角膜傷害，黄斑円孔　脈絡膜断裂
	副鼻腔手術	術後性副鼻腔嚢腫
	バセドウ病	甲状腺性視神経症
家族歴	母系遺伝	レーベル遺伝性視神経症
	常染色体優性	優性遺伝性視神経萎縮
	その他	角膜変性，網膜色素変性
薬物使用歴	点眼薬	ステロイド緑内障，薬物性角膜障害
	内服薬	ステロイド白内障，角膜傷害，視神経症

②自覚的屈折検査：眼前にレンズを装用させ，最高の視力が得られる屈折度を検査する．

③裸眼視力検査，矯正視力検査（必須）

④調節機能検査：石原式近点計やアコモドポリレコーダーなどを用いて，近点距離と遠点距離を測定し，調節力を算出する．

3）眼科医による検査（すべて必須）

①細隙灯顕微鏡検査：結膜，角膜，前房，虹彩，水晶体，前部硝子体を観察する．

②眼底検査：網膜の後極部（視神経乳頭，黄斑），網膜血管などを観察する．次いで網膜の周辺部を観察する．網膜剥離や未熟児網膜症など．

③眼位・眼球運動検査：斜視や眼球運動障害（眼筋麻痺など）を確認する．

4）眼圧検査（成人には必須）

①ノンコンタクトトノメーター：非接触で院内感染の可能性が少ない．

②圧入眼圧計：仰臥位で検査するが，点眼麻酔が必要で，誤差も大きい．

③圧平式眼圧計：最も正確であるが，医師のみが実施できる．

5）視野検査（緑内障，視路疾患では必須）

①動的量的視野

②静的量的視野（自動視野計）

③フリッカ視野

④中心暗点計

6）涙液分泌検査

①シルマー（Schirmer）試験Ⅰ法：下眼瞼結膜囊にシルマー試験紙を5分間挿入し，濡れた長さを測定する．

7）眼科画像検査

①眼底撮影

②蛍光眼底撮影

③光干渉断層計（optical coherence tomography：OCT）

④光干渉断層血管撮影

⑤超音波Bモード検査：眼底が観察できないときに網膜剥離の有無などを確認する．

8）電気生理学的検査

①網膜電図（electroretinography：ERG）：角膜表面に点眼麻酔を行い，コンタクトレンズ電極を装着させ，フラッシュ光で網膜を刺激して電位変化を記録する．錐体系での反応を記録するフリッカERGや明所視ERG，杆体系の反応を記録する暗所視ERGがあるが，最近では多局所ERG（visual evoked response imaging system：VERIS）も利用されている．

②視覚誘発電位（visual evoked potential：VEP）：視神経を含む視路の検査として行われる．脳波の容量で頭皮に電極を装着し，フラッシュ光やパターン刺激で電位変化を記録する．

③眼球電図（electro-oculography：EOG）：網膜色素上皮細胞の機能評価と眼球運動の記録解析に使用する．

9）遺伝子検査

　遺伝子検査においては，必ず患者あるいはその家族に説明し，同意を取らなければならない．また，その結果（情報）の保管には十分留意し，説明にも細心の注意を払うべきである．患者には結果の告知を希望する権利と，結果の告知を拒否する権利がある．

2 視野障害

A 視野障害とは

　視野とは眼球を動かすことなく見ることができる範囲を意味し，視覚の感度分布を表す．視力が網膜の中心窩の機能を示す一方で，視野は網膜の全体の機能を示す．

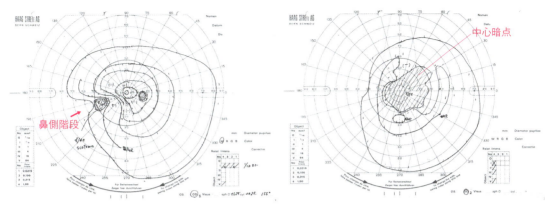

図Ⅲ-2-1　鼻側階段
（p240 ゴールドマン視野計参照）

図Ⅲ-2-2　中心暗点

網膜から視中枢に至る視路に異常が生じると，その障害部位に応じた視野障害を呈する．視野障害は**暗点**（視野の中に見えない領域が生じるもの），**狭窄**（正常視野と比較して狭い領域が見られるもの），**沈下**（視野の範囲は変わらないが，感度が低下したもの），**半盲**（垂直経線あるいは水平経線に沿った形で視野が半分欠損したもの）に分類される．なお，固視点から耳側15°には視神経乳頭に相当する絶対暗点が必ず存在し，**マリオット**（Mariotte）**盲点**と呼ばれる．以下に示すような疾患で視野障害が表れる．

B　考えられる疾患

①緑内障：緑内障では網膜神経節細胞・網膜神経線維が障害されることで，それに一致した部位で視野欠損が発生する．緑内障初期では耳側の網膜神経線維から障害されていくことが多い．その結果，**鼻側階段**がみられる（図Ⅲ-2-1）．その後，固視点から10〜20°のブエルム（Bjerrum）領域と呼ばれる部位に**ブエルム暗点**と呼ばれる孤立性暗点が出現し，拡大すると弓状暗点となる．マリオット盲点の上下より暗点が拡大するザイデル暗点が出現し，さらに暗点が拡大すると弓状暗点と連結する（鼻側穿破）．通常，緑内障末期に至るまで中心視野は維持され視力は維持される．

②視神経症：虚血性視神経症では**水平半盲**と呼ばれる水平経線に沿って上下いずれか半分欠損を生じる特徴的な視野変化を呈することが多い．甲状腺眼症による外眼筋肥厚や腫瘍による視神経への直接的な圧迫では**中心暗点**（図Ⅲ-2-2）など様々な形状の視野障害が生じる．

③視神経炎：典型例では中心暗点が生じて視力低下が生じる．

④網膜剝離，網膜動脈閉塞症，網膜静脈閉塞症：網膜が剝がれている部位や血管閉塞部位に一致した視野異常が生じる．

⑤網膜色素変性症：発症初期には**輪状暗点**（図Ⅲ-2-3）が出現し，病期が進行すると中心視野のみが保たれる**求心性視野狭窄**を呈する．

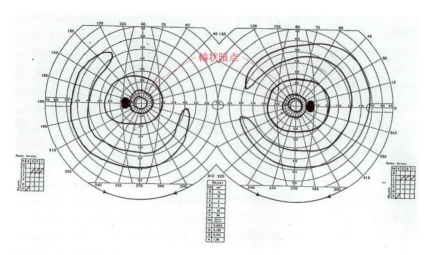

図Ⅲ-2-3　輪状暗点

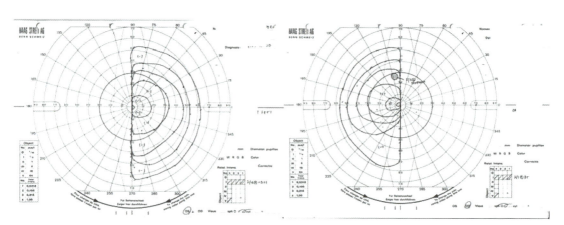

図Ⅲ-2-4　耳側半盲

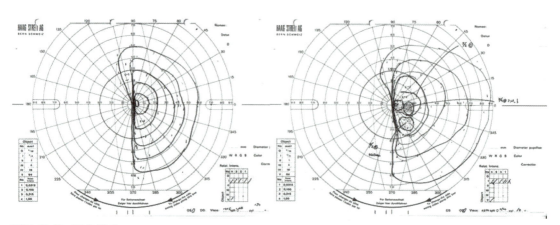

図Ⅲ-2-5　同名半盲

⑥加齢黄斑変性，黄斑円孔：暗点の位置に対応する網膜部位（黄斑部）に一致した視野異常が生じる．

⑦中枢性疾患：脳腫瘍，動脈瘤，脳梗塞など原因となる病変がどの部位に生じるかにより視野異常のパターンが異なる．脳腫瘍（下垂体腺腫，頭蓋咽頭腫など）や動脈瘤などによる視交叉での障害では**耳側半盲**（**図Ⅲ-2-4**）が生じる．視索，外側膝状体，視放線，後頭葉病変（視中枢）では患側の反対側に視野欠損が生じ，**同名半盲**（**図Ⅲ-2-5**）を呈する．視放線から視中枢の間で障害されたときに4分の1同名半盲，後頭葉病変で視野の中心部が小さく半円形に残る黄斑回避と呼ばれるパターンの同名半盲を呈する．

⑧心因性視覚障害：**らせん状視野**，**求心性視野狭窄**を呈する．

C 診断の進め方

診断には各種視野検査を用いる．

3 飛蚊症

A 飛蚊症とは

硝子体中の混濁が網膜面に影を落とすことによって生じる内視現象で，黒色のはっきりとした形のあるものから半透明のアメーバ様，クモの巣様のものまで，硝子体混濁の濃さや大きさにより見え方は様々である．

硝子体の混濁は眼球運動により眼内で移動するため，眼球運動によって動くことが特徴である．また，硝子体混濁の影を見ているため，暗い場所では自覚しにくく，明るい場所で白い壁を見たり，空を見たりするとはっきりと自覚する．

B 考えられる疾患

硝子体はゲル構造を持つ透明な組織で，コラーゲン線維の間に高分子ヒアルロン酸が絡みつき水を保持している．透明であるべき硝子体の混濁には生理的なものと病的なものがあり，原疾患の鑑別は重要である（**表Ⅲ-2-4**）．

表Ⅲ-2-4　硝子体混濁の原因分類

先天性混濁	胎生期細胞・線維の遺残，硝子体動脈遺残など
変性混濁	加齢，近視性，星状硝子体症など
出血性混濁	糖尿病網膜症・網膜静脈閉塞症などによる硝子体出血，後部硝子体剥離に伴う網膜裂孔形成による硝子体出血など
炎症性混濁	サルコイドーシスなどのぶどう膜炎，細菌性・真菌性眼内炎など
腫瘍性混濁	悪性リンパ腫など

1）生理的飛蚊症

　生理的な飛蚊症は加齢に伴う変性混濁の1つである．若年者の硝子体ゲルは均一であるが，加齢によりゲル構造が乱れて内部に液状の部分が生じ，またコラーゲン線維が濃縮されてくる．その結果，硝子体が軽度混濁して生理的飛蚊症を生じる．

　液化変性が進行すると，液状となった硝子体が硝子体と網膜との間隙へと流出し，硝子体の最後部である後部硝子体皮質（密なコラーゲンの線維層）が網膜より剥離する．これを**後部硝子体剥離**と呼ぶ．

　後部硝子体皮質が視神経乳頭に接着している部位には輪状の線維性混濁が様々な程度に存在するため，後部硝子体剥離が起こるとこの混濁による飛蚊症が突然生じる．連続した輪状の混濁であれば「丸い輪が見える」と訴える．また，その他の部位の後部硝子体皮質に線維性混濁を伴えばこれも飛蚊症となる．後部硝子体剥離はおおよそ50歳以降で生じるため，後部硝子体剥離に伴う飛蚊症の発症年齢も同様である．

2）後部硝子体剥離に伴う病的飛蚊症

　一方，後部硝子体剥離に伴い病的な飛蚊症を生じることがある．網膜と硝子体に強い癒着があると，後部硝子体剥離が生じるときに硝子体が網膜を牽引して網膜裂孔を形成する．網膜には密に血管が分布しており，裂孔を形成すると網膜血管が破綻して硝子体出血をきたす．その結果，突然飛蚊症を生じる．この場合，放置すると**網膜剥離**に進展する可能性がある．

C　診断の進め方

　飛蚊症は高度な視機能障害をきたす疾患のサインかもしれない．よって，突然に飛蚊症が生じた場合には，早急に散瞳して眼底検査を行う必要がある．細隙灯顕微鏡および検眼鏡を用いた網膜・硝子体の観察により鑑別診断を行う．

D　処置，治療

　生理的飛蚊症に治療法はない．硝子体手術により硝子体混濁を除去すれば飛蚊症は消失するが，手術の合併症を考え一般的には行われない．後部硝子体剥離が進行し，混濁がさらに前方に移動すれば自覚しなくなる場合もある．

4 | 変視症

A　変視症とは

　変視症には大きく分けて**歪視**と**不等像視**の2つがあり，多くは網膜疾患と関連する．歪視のある患者はまっすぐな線を見た際に，波を打ったように曲がって見えたり，線の途中が欠けて見えたりする．不等像視は物体の形状が実際より小さく見えたり，大きく見えたりする．

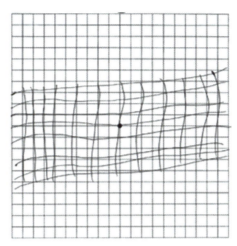

図Ⅲ-2-6　黄斑上膜例のアムスラーチャート

B 考えられる疾患
①黄斑疾患：黄斑上膜（p279の図Ⅲ-4-35参照），黄斑円孔，中心性漿液性脈絡網膜症，加齢黄斑変性，黄斑浮腫（糖尿病網膜症，網膜静脈分枝閉塞症など）
②網膜硝子体疾患：裂孔原生網膜剝離
③不同視
④脳病変
⑤その他（心因性など）

C 診断の進め方
　変視症はまず患者の訴えを聴くことが重要である．アムスラーチャートを用いると比較的簡便に患者の訴えを反映することができる（図Ⅲ-2-6）．また，定量評価をする場合などはMチャートやNew Aniseikonia Testなどが用いられる．視力検査，屈折検査なども診断の助けになる．
　網膜疾患が原因の場合が多いため，眼底検査は必須である．また黄斑疾患から変視症をきたすことが多く，細隙灯顕微鏡による眼底検査に加え，光干渉断層計（OCT）などを用いて黄斑部を含めて硝子体網膜を観察することが重要となる．

D 処置，治療
　基本的には原疾患に対する治療を行う必要がある．黄斑上膜，黄斑円孔などは，手術療法が必要となる．加齢黄斑変性や黄斑浮腫などには病状に合わせた薬物療法や手術療法を行う．
　治療により変視症は改善するが，治療後も残存する場合もあり，恒久的な視機能低下の原因になる．

5 | 色覚異常

A 色覚異常とは

視細胞には明暗感覚に関与する杆体と色覚に関与する錐体がある。錐体には，その視色素の吸光度により，**赤錐体**（長波長感受性錐体，L-錐体），**緑錐体**（中波長感受性錐体，M-錐体），**青錐体**（短波長感受性錐体，S-錐体）の3種類があり，これらの活動の総合により色覚が形成される。色覚異常とは，その錐体機能に異常がある状態を指し，色覚異常には先天性と後天性がある。

B 色覚異常の分類 （表Ⅲ-2-5）

1）先天色覚異常

3種類の錐体がすべて機能している状態を**3色覚**という。このうち，2種類だけが機能している状態を**2色覚**，1種類だけを**1色覚**といい，錐体がすべて機能せず杆体のみが機能している状態を杆体1色覚という。さらに，赤錐体に機能異常があるものを1型，緑錐体は2型，青錐体は3型という。先天色覚異常のほとんどが赤緑色覚異常，すなわち1型あるいは2型である。

2）後天色覚異常

遺伝的要素を除いた色覚異常。3種類の錐体の障害の程度により後天青黄色覚異常，後天赤緑色覚異常に大別される。網膜疾患によるものは青黄色覚異常が多い。

3）色覚の遺伝

赤遺伝子と緑遺伝子はヒトでは**X染色体**に存在する。そのため，1型・2型色覚はX染色体劣性遺伝となり，日本人男子の約5%，女子の約0.2%にみられる。

表Ⅲ-2-5　先天色覚異常の分類

赤	緑	青	先天色覚異常の分類
●	●	●	正常
―	―	―	杆体1色覚，まれ
●	―	―	錐体1色覚，まれ
―	●	―	錐体1色覚，まれ
―	―	●	錐体1色覚，まれ
―	●	●	1型2色覚
●	―	●	2型2色覚
●	●	―	3型2色覚，まれ
▲	●	●	1型3色覚
●	▲	●	2型3色覚
●	●	▲	3型3色覚，まれ

●：正常，▲：機能異常，―：欠損

C 診断の進め方

　診断には各種色覚検査を行う（p249 参照）．色覚異常の有無を検出するスクリーニング検査には，石原式・東京医大式・標準色覚検査表などの仮性同色表を用いる．確定診断にはアノマロスコープを用いる．また，強度色覚異常と弱度色覚異常とを分類する検査としてパネル D-15 を用いる．

D 処置・治療

　先天色覚異常には治療法はないが，とくに小児や若年者では生活や学業・進学・就業上の指導を行うことは重要であり，色誤認の特徴を理解することは必須である．後天色覚異常では視路のどこの異常や障害も原因となりうるが，網膜・視神経が原因であることが最も多い．基本的に原疾患を治療する．

6 複 視

A 複視とは

　複視には両眼でものが二重に見える複視と単眼でものが二重に見える単眼複視の2種類がある．単眼複視とは乱視などによるもので眼鏡やコンタクトレンズ装用により解決できるものであり，一般的に複視といえば両眼複視のことを指す．

　複視は後天性に発症した眼位（眼の位置），眼球運動障害により生じ，斜視を伴うことが多い．幼少時から斜視の人は複視を自覚することはなく，後天性に何らかの原因で斜視が生じた場合にのみ複視を自覚する．内斜視（眼が内に寄る）や外斜視（眼が外に寄る）だけでなく，上下斜視（上下にずれる），回旋斜視（斜めに傾いて見える）など斜視の種類により見え方も異なる．とくに注意が必要なのは，上下斜視や回旋斜視が外観上あまり斜視に見えないことである．そのため，複視の訴えがはっきりしているにも関わらず，的確な診断に至らないことも少なくない．甲状腺疾患や重症筋無力症，脳腫瘍など重篤な疾患，あるいは全身疾患の初発症状として複視を訴えることもあり，注意を要する．

B 考えられる疾患

　複視は図Ⅲ-2-7 に示す経路のどこに異常が起きても生じる．これらの複視は眼球運動障害を伴い麻痺性複視，機械性複視と呼ばれる．主な原因は，障害部位別に中枢性では脳腫瘍，脳梗塞や脳出血などの重症脳血管障害，核・核下性（眼運動神経麻痺）では頭部外傷や高血圧・糖尿病などが関与する微小循環障害，眼周囲組織では眼窩骨折，神経筋接合部では重症筋無力症，外眼筋自体では甲状腺眼症や外眼筋炎などが挙げられる．眼運動神経麻痺とは，外直筋を支配する外転神経，上斜筋を支配する滑車神経，内直筋・上直筋・下直筋・下斜筋を支配する動眼神経の総称である．最も頻度が高いものは高齢者に生じる循環障害が原因の眼運動神経麻痺で，外転神経麻痺では内斜視，動眼神経麻痺では外斜視，滑車神経麻痺では回旋斜視を生じる．循環障害が原因の場合は，約8割がおおよそ半年以内に自然軽快する．

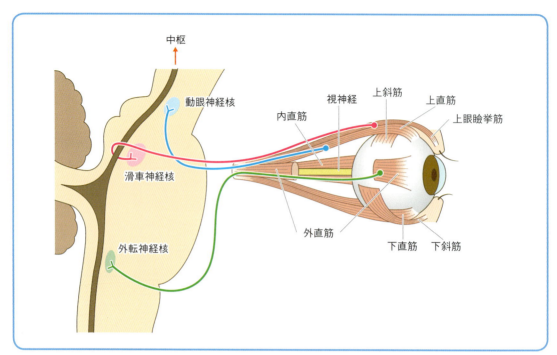

図Ⅲ-2-7　外眼筋とその神経支配

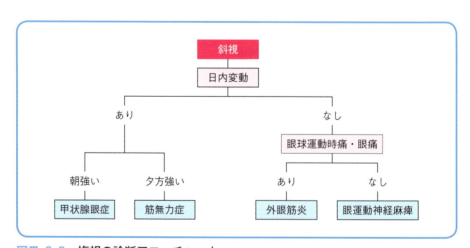

図Ⅲ-2-8　複視の診断フローチャート

C　診断の進め方

　複視の原疾患を最も簡便にみつけるためのフローチャートを示す（図Ⅲ-2-8）．例えば，複視の日内変動であるが，朝に強ければ甲状腺眼症が，夕方に強ければ筋無力症が疑われる．そこで，甲状腺眼症が疑われれば，眼瞼をみて上眼瞼後退症（黒目の上に白目が露出する）がないか，眼球突出を伴っていないかを確認し，血液検

査で甲状腺関連自己抗体の有無を調べる．筋無力症が疑われれば眼瞼下垂を伴っていないか確認し，眼瞼下垂を伴っていればアイスパックテスト（アイスパックを2分間眼瞼に当てて，眼瞼が2mm以上開けば陽性）を施行し，血液検査で抗AChR（アセチルコリン受容体）抗体を測定する．抗AChR抗体が陰性の場合は抗Musk（抗筋特異的チロシンキナーゼ）抗体を測定する．これまで筋無力症の診断に必須であったテンシロンテストには静注が必要で，気分不良などの副作用があり注意を要したが，現在ではアイスパックテスト，上方注視負荷試験（上方を1分間注視させ眼瞼下垂や眼球の下降があれば陽性）も診断基準に加わった．これらは，副作用のない簡便な検査として臨床的に用いやすい検査といえる．

頭痛や眼窩深部痛がなく，眼球運動時痛もなく，複視に日内変動もなければ，眼運動神経麻痺が疑わしい．この場合は高血圧，糖尿病の有無を調べる．一方，眼球運動時痛がある場合は外眼筋炎や甲状腺眼症の炎症期が疑わしい．MRIで外眼筋の肥大や炎症を確認する．眼窩吹き抜け骨折は問診のみで容易に診断でき，眼窩下壁または内壁の骨折により外眼筋が嵌頓することで生じる．

D 処置，治療

原疾患の治療が優先されるが，半年間複視の状態に変動がなければ，手術療法を考慮する．

7 眼　痛

A 眼痛とは

「目が痛い」という訴えは，眼科の代表的な訴えの1つであるが，原因としては非常に多くの疾患を含む訴えでもある．

眼やその周囲の痛覚に関連しているのは三叉神経であるが，三叉神経は広い範囲を支配しているため，眼球だけでなく，眼窩，眼周囲の皮膚，頭蓋内の病変でも眼痛を生じる．

B 考えられる疾患

①眼瞼：眼瞼の場合は炎症によるものがほとんどである．麦粒腫，炎性（急性）霰粒腫，眼部帯状疱疹，眼瞼炎，眼瞼皮膚炎などがある．

②眼窩：眼窩では炎症以外に神経への圧迫を生じる占拠性病変でも眼痛を生じる．眼窩蜂窩織炎，眼窩先端症候群，トロサ・ハント（Tolosa-Hunt）症候群，上眼窩神経痛，眼窩腫瘍，副鼻腔嚢腫の眼窩内伸展などがある．

③角結膜：眼表面，とくに角膜は非常に痛みに敏感であり，わずかな上皮剥離やびらんでも激しい眼痛をきたす．角結膜裂傷，角結膜びらん，角結膜異物，角膜潰瘍，角膜炎，角結膜熱傷・化学的損傷などがある．

④緑内障：急性緑内障発作では激しい眼痛と悪心・嘔吐などがみられるが，慢性の緑内障でも眼圧が40mmHg以上の患者ではしばしば眼の鈍痛を訴える．

⑤ぶどう膜：前部ぶどう膜炎（虹彩炎，虹彩毛様体炎）では羞明とともに眼痛を，後部ぶどう膜炎（脈絡膜炎）では視力障害と眼の鈍痛や頭痛を訴える．

⑥視神経：眼球運動に伴って視神経が牽引されるため，視神経炎では眼球運動時に痛みを訴える．動脈炎性虚血性視神経症では側頭動脈炎に伴う頭痛と眼痛が出現する．

⑦外眼筋：外眼筋炎（眼窩筋炎）では筋の作用方向への眼球運動に伴う眼痛がみられるが，ときに正面視でも眼痛が出現する．症状は酷似するが，甲状腺眼症の場合には眼痛はあまりみられない．

⑧頭蓋内：頭蓋内出血，頭蓋内圧亢進症，脳動脈瘤，脳腫瘍，肥厚性硬膜炎などでは，頭痛だけでなく眼痛を訴えることもしばしばである．

⑨眼精疲労：眼精疲労を目の痛みとして訴える患者は意外に多く，とくに眼鏡やコンタクトレンズの度数が適切でないケースなどでは高率に眼痛として自覚する．

VDT（visual display terminals）作業（ディスプレイを用いた作業）後に「目が痛い」と訴える患者の中には，ドライアイや調節障害の患者が多く含まれる．

C　診断の進め方

1）問　診

「目が痛い」は本当に眼痛かを尋ねる（眼周囲や頭痛を眼痛と訴えていないか，眼精疲労ではないのか）．

発症は急か，慢性的なものかを聴取する．発症が急で激しいものの中には実際に緊急的な処置を要するものも含まれる．逆に，コンタクトレンズによる角膜傷害では激しい痛みのわりに緊急性はない．しかし，角膜潰瘍やアカントアメーバ角膜炎などもあり，疑わしければ緊急疾患として処理すべきである．

2）視　診

眼瞼や眼窩の炎症であれば，炎症の3徴である発赤，腫脹，疼痛がみられることが多い．角膜や前眼部の重篤な炎症や病変では，角膜から離れた球結膜が充血する結膜充血ではなく，角膜輪部を取り囲む形の毛様充血と眼痛が合併する．

3）屈折検査，視力検査，調節検査

遠視，近視，乱視などの屈折異常や老視などの調節障害に対して，適切な眼鏡やコンタクトレンズを装用していない場合，調節性眼精疲労を眼痛として自覚する．患者の屈折異常の検査だけでなく，常用眼鏡やコンタクトレンズの度数や矯正視力もチェックする．

4）眼圧検査，医師による眼科検査

眼圧の上昇や角結膜，眼内の病変を検査する．

5）画像検査

眼痛の中には頭蓋内病変や眼窩病変によるものが含まれる．それらの病変が疑われる場合には，できる限り早期にMRI（CTよりはできる限りMRI）を施行することが望ましい．

8 眼の充血

A 眼の充血とは
眼の充血とは**球結膜**が赤い状態である．**結膜充血**と**毛様充血**がある．

1）結膜充血
結膜充血（図Ⅲ-2-9a）は，結膜に炎症が生じた際に後結膜動脈の分布領域の結膜血管拡張により生じる．表在性で鮮紅色を示し，角膜から離れるに従い強くなる．血管収縮薬により充血は消失する．

2）毛様充血
角膜深層，眼内の炎症，高眼圧の際には角膜周囲に充血が生じる．この毛様充血（図Ⅲ-2-9b）は前結膜動脈系の充血で，深層にみられ赤紫色で，角膜から遠ざかるにつれて軽度となる．血管収縮薬により充血は消失しない．

B 考えられる疾患と診断の進め方
結膜充血と毛様充血，いずれの充血であるかを鑑別するのは必ずしも容易ではなく，強い炎症，例えば全眼球炎，急性閉塞隅角による高眼圧症などでは結膜充血と毛様充血が同時にみられる．診断の進め方と考えられる疾患を図Ⅲ-2-10に示す．

C 処置，治療
基本的に原疾患の治療を行う．

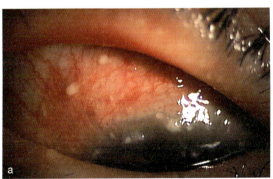 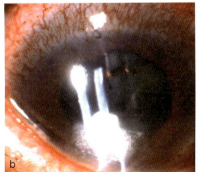

図Ⅲ-2-9　春季カタルによる結膜充血（a）と真菌性角膜潰瘍による毛様充血（b）

［写真提供：兵庫医科大学眼科学　池田尚弘先生］

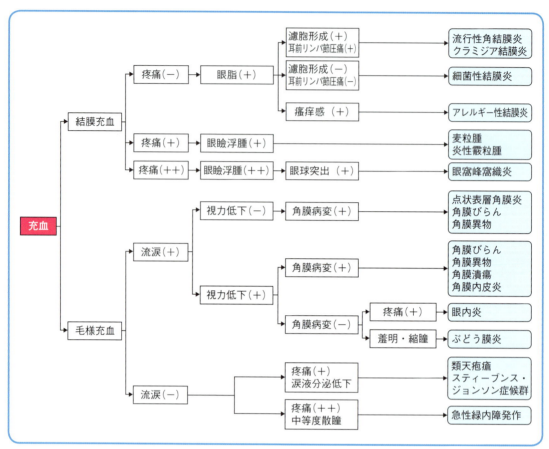

図Ⅲ-2-10 充血の診断の進め方

9 眼脂

A 眼脂とは

眼脂（目やに）は眼表面に出現する結膜の分泌物の総称である．眼脂は涙腺，副涙腺，瞼板腺，結膜杯細胞などの涙液性分泌物と角結膜からの脱落した上皮細胞，血管外漏出物，炎症性細胞，微生物などから構成されている．

B 考えられる疾患

感染性，非感染性の結膜炎，涙道由来のいずれかを考える．
①感染性結膜炎：細菌性，ウイルス性，クラミジア
②非感染性結膜炎：アレルギー性，機械的刺激によるもの（結膜異物，睫毛乱生），乾性角結膜炎［ドライアイ，シェーグレン（Sjögren）症候群］
③涙道由来：涙囊炎，涙小管炎

表Ⅲ-2-6 各眼脂の特徴

	細菌性	ウイルス性	クラミジア	アレルギー性
眼脂の性状	粘液膿性	線維素性	粘液膿性	漿液性
塗抹鏡検で認められる細胞	好中球	リンパ球	細胞質封入体	好酸球

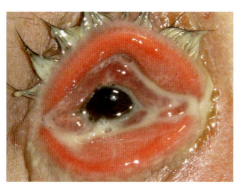

図Ⅲ-2-11 淋菌による急性化膿性結膜炎の膿性眼脂
クリーム状の眼脂が大量にみられる．瞼結膜は血管の走行が不明な程度まで充血し，球結膜も著明な充血，浮腫がみられる．
[写真提供：兵庫医科大学眼科学 池田尚弘先生]

C 診断の進め方

眼脂の性状が膿性（黄色味を帯びた色調）か，粘液性（粘稠，半透明）か，漿液性（透明感のある色調）かを見分ける（表Ⅲ-2-6）．

①膿性，粘液膿性：好中球が含まれ混濁している．細菌性，クラミジア結膜炎などの感染性のものが考えられる［膿性多量であれば淋菌（図Ⅲ-2-11），肺炎球菌，新生児のクラミジア結膜炎］．

②粘液性：結膜杯細胞からの粘液分泌物増加によるもので，ムチンを多く含み粘稠，半透明である．ドライアイなどの涙液の入れ替わりが悪い疾患，アレルギー性結膜炎（春季カタル）でみられる．

③線維素性：フィブリンを多く含んでいて，粘稠で混濁している．瞼結膜に偽膜を形成することがある．ウイルス性結膜炎（流行性角結膜炎，出血性結膜炎）を考える．

④漿液性：涙液分泌が亢進し，さらさらとした水様性の眼脂．アレルギー性結膜炎，機械的刺激によるものが多い．

D 処置，治療

基本的に原疾患の治療を行う．

10 | 眼球突出

A 眼球突出とは

　眼窩は7つの骨から構成され，その中に眼球やその付属器である涙器，筋，血管，神経，脂肪などが収まる．眼球突出は，眼窩内あるいは眼窩外の病変などにより，眼球が前方に押し出されることで起こる．眼球突出度は，顔の側面から見て外眼角から角膜頂点がどれだけ突出しているかで判定し，測定にはヘルテル（Hertel）眼球突出計を使用する．器械がない場合は患者を横から観察したり，患者の頭上からのぞきこんで左右の眼の突出具合をみる．日本人の眼球突出の目安は18 mmまでとされるが，左右差（患側が2 mm以上突出）を参考にした方がよい．

B 考えられる疾患

　内分泌性，炎症性，眼窩腫瘍，血管性，外傷，頭蓋骨形成異常，眼球拡大，外眼筋の筋力の低下などが挙げられる（**表Ⅲ-2-7**）．

C 診断の進め方

①真の眼球突出であるか確認：甲状腺眼症などでみられる上眼瞼後退症では白目が目立ち，眼球突出様にみえる．また，反対眼の眼瞼下垂・眼球陥凹などは，正常であるにも関わらず左右差から眼球突出と診断されやすいので注意が必要である．

②眼位・眼球運動：眼位・眼球運動のパターンによって，病変を予測することができる．例えば，完全に筋円錐内の球後病変であれば，眼球突出のみで眼位の変化はみられず，眼球運動障害もない．また，甲状腺眼症では，腫脹している筋肉と同側に眼球が偏位し，罹患筋とは反対方向への眼球運動が障害される拘縮性眼球運動障害となる．

③画像検査：必要があればCTまたはMRIを施行する．眼窩内容の性状も判定できるMRIが望ましい．

D 処置，治療

　基本的に原疾患の治療を行う．

表Ⅲ-2-7　**眼球突出をきたす疾患**

内分泌性	甲状腺眼症
炎症性	眼窩蜂窩織炎，副鼻腔粘液腫
眼窩腫瘍	炎性偽腫瘍，悪性リンパ腫，血管腫，涙腺腫瘍，皮様嚢腫など
血管性	内頚動脈海綿静脈洞瘻，静脈瘤
外傷	血腫，気腫
頭蓋骨形成異常	クルーゾン（Crouzon）病，アペール（Apert）症候群など
眼球拡大	強度近視，牛眼

3 眼科の検査

1 視力検査

A 検査の目的

視力は眼科疾患の診断，並びに治療効果の判定の目安となる基本的な検査である．物体の形態覚（物の存在を認識し，それが何であるかを識別する機能）を得るために以下4つの分類がある．

①最小視認域（minimum visible）：ある単一の点または線が知覚されたときの閾値

②最小分離域（minimum separable）：2つの点または線が分離して見分けられる閾値

③最小可読域（minimum legible）：図形の判別または文字の判読の可能な最小知覚

④副尺視力（vernier acuity）：2本の線分が互いに連続しているかずれているかを認識する

通常，視力の概念は②の最小分離域をいう．

B 検査の種類

1）自覚的屈折検査

被検者の判断・応答をもとに屈折検査を進める方法を自覚的屈折検査といい，最高視力の得られる適切なレンズ度数から測定眼の屈折度を得る．乱視表（図Ⅲ-3-1）を用いたレンズ交換法とクロスシリンダー（図Ⅲ-3-2）を用いたクロスシリンダー法がある．乱視軸と度数を決定後，レッドグリーンテスト（図Ⅲ-3-3）を利用して球面レンズの度数を調整し，最高視力の出る最強度の球面凸レンズ，または最弱度の球面凹レンズを決定し，自覚的屈折値とする．

2）他覚的屈折検査

オートレフラクトメーターは眼の屈折度を他覚的に測定できる装置である．この検査結果により，遠視・近視・乱視を短時間で評価することが可能である．

C 検査の準備と注意点

視力測定は標準視標としてランドルト（Landolt）環（図Ⅲ-3-4）が使用される．ランドルト環はアルファベットのCのような形をしており，環の切れ目（最小分離域）部分の認識可否で判定する．ランドルト環の切れ目と眼の中心が作る角度を視角と呼び，視角は1°の1/60である1分で表される．ランドルト環の切れ目は環外

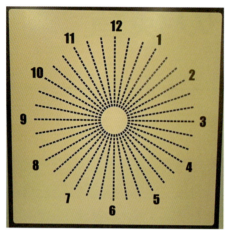
図Ⅲ-3-1　乱視表

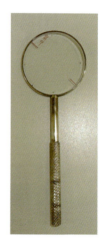
図Ⅲ-3-2　クロスシリンダー

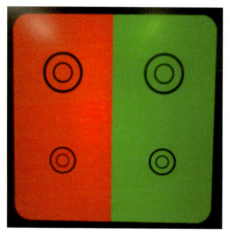
図Ⅲ-3-3　レッドグリーンテスト

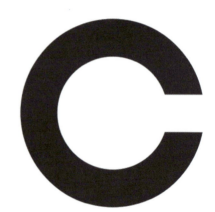
図Ⅲ-3-4　ランドルト環

径の1/5と定められており，検査距離は5 mを基準としているため，視力1.0とは5 m遠方から1.5 mmの切れ目を判読できる力と言い換えることができる．

また視力は，視標の形状ばかりでなく，明るさや周囲のコントラスト，視距離，視標の並び方，光の波長，網膜の順応状態，瞳孔径，視標の呈示時間，視標の動き，眼球運動など様々な因子によって変動する．とくに明るさとは密接な関係があり，視標周囲の背景輝度500 ± 125 rlx（ラドルクス），視力表の照度500〜1,000 lx（ルクス）程度，国際輝度基準値300 cd/m^2（カンデラ毎平方メートル），検査室の照度50 rlx以上と定められており，適切な環境下で球面レンズ，円柱レンズ，プリズムレンズが入っている検眼レンズセットを用い視力検査を行う．

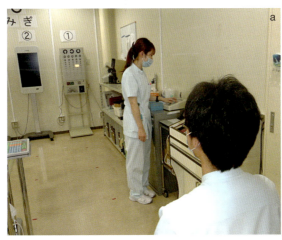
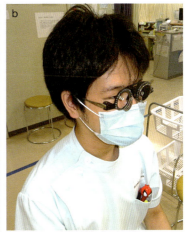

図Ⅲ-3-5　視力測定
a：検査距離は5 mで行う．
b：被検者は瞳孔間距離に合った検眼鏡を装用し，片眼遮閉した状態で視力検査を行う．

D 視力検査の方法・手技

1）自覚的屈折検査（裸眼視力の測定；図Ⅲ-3-5a）

①患者の瞳孔間距離に合った検眼枠を装用してもらい，遮閉板で片眼を遮閉する（**図Ⅲ-3-5b**）．

②視力表を用い，5 mの距離で0.1のランドルト環を3〜5秒間提示し，切れ目の方向を尋ねる．

- 正答の場合，より小さな視標を提示する．
- 誤答の場合，同じ列の視標を提示する．
- 5回提示中3回正答（3/5以上）した最小の視標を視力とする．
- 視力の記載は次のように行う．
  右眼視力：V.d. またはRV = 1.0，左眼視力：V.s. またはLV = 0.1

③5 mの距離で0.1のランドルト環が見えない場合は，眼前1 mの位置に近づいて視力0.1の字ひとつ視標を提示する．

- 正答の場合，0.1の字ひとつ視標を提示しながら，1 m後ろへ下がる．
- 誤答の場合，0.1の字ひとつ視標を提示しながら，眼前50 cmまで前に進む．
- 字ひとつ視力は　視力 = 0.1 × 距離（m）÷ 5（m）　として計算する．

④眼前50 cmの位置で視力0.1の字ひとつ視標が見えない場合は，眼前50 cmの位置で指の本数を問う．この測定方法を指数弁［counting finger（CF）またはnumerous degitorum（n.d.）］という．

- 正答の場合，「正答した距離（cm）/CF」と記載する．
- 誤答の場合，距離を10 cm近づけて再測定する．

⑤指の本数が分からない場合は，眼前30 cmで手を上下・左右に動かし，動かした方向を問う．この測定方法を手動弁［hand motion（HM）またはmotus manus （m.m.）〕という.

・正答の場合,「正答した距離（cm）/HM」と記載する.

・誤答の場合,距離を 10 cm 近づけて再測定する.

⑥眼前 10 cm の位置での手動弁でも分からない場合は,ペンライトの光を測定眼に照射し,光が視認できるかどうか,または光の動く方向が分かるかを問う.この測定方法を光覚弁〔light perception（LP）または sensus luminis（s.l.）〕という.

・光の認識が可能な場合,「LP（＋）」と記載する.

・明室,暗室ともに光の認識が不可能な場合,「LP（−）」と記載する.

2）自覚的屈折検査（レンズ交換法）

0.50 D（diopter）のレンズを測定眼に負荷し,視標の見え方を問い,最高視力の出る最もプラスよりの球面レンズを求める.他覚的屈折値で得られたデータがあれば,そのデータを参考にする.

・見やすくなる場合,遠視眼であるので,凸レンズに交換し,最高視力の出る最強度の凸レンズを決定する.

・見づらくなる場合,近視眼であるので,凹レンズに交換し,最高視力の出る最弱度の凹レンズを決定する.

0.50 D のレンズを付加しても見え方が変わらない場合,さらに 1.00 D に増加させる.加入度数を増加させても見え方に変化がない場合は,正視眼と判定する.

3）自覚的屈折検査（乱視表）

乱視の軸と度数を決定する.レンズ交換法で得られた最高視力の出る球面レンズに,0.50 D の球面レンズを加えて雲霧し,乱視表（**図Ⅲ-3-1**）を見てもらう.

・放射線が均一に見える場合,乱視なしとする.

・放射線が不均一に見える場合,乱視ありと判定する.他覚的屈折検査の乱視度の 1/2 を雲霧する.最も鮮明に見える放射線の方向を回答してもらい,線のぼやけた方向に円柱凹レンズの軸を合わせる.放射線が均一に見えると判断するまで円柱凹レンズを増加させる.見え方が逆転する手前の度数で,かつ乱視表が均等に見える度数で決定.徐々に球面凹レンズの度数を加え最高視力の出る最もプラス寄りのレンズ度数を求める.

2 視野検査

A 検査の目的

視野検査では視覚の感度分布を測定し,視野の広さと見える限界を調べる.視野の異常のパターンや程度の検出に役立つ.

B 検査の種類

1）対座法

簡便な視野のスクリーニング方法である.座位が取れなくてもベッドサイドでも

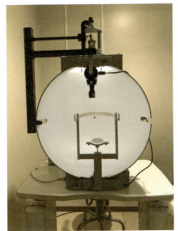 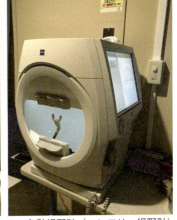

a：ゴールドマン視野計　　b：自動視野計（ハンフリー視野計）

図Ⅲ-3-6　視野検査の種類

行うことができる．

2) 動的視野計：ゴールドマン（Goldmann）視野計（図Ⅲ-3-6a）

　視野全体の把握，つまり見える範囲を測定する検査である．検査の最中に患者の状態に臨機応変に対応しやすいため，小児や高齢者など視野検査の理解が不十分な場合に適している．また，中心視野の消失や視力不良時，固視不良時に適している．周辺部異常の検出や頭蓋内疾患での評価に優れている．しかし，10°以内の正確な評価がむずかしい，検者の熟練を要するなどの欠点もある．

3) 静的視野計：自動視野計（図Ⅲ-3-6b）

　30°以内の網膜部位の感度を測定する検査である．中心近傍の感度低下が分かりやすく，緑内障初期の検出に優れている．また，経時変化の客観的な評価もしやすく，検者の技量に影響されない．しかし，結果の解釈には信頼性を考慮する必要がある．

C 検査の注意点

　どの検査法であっても，固視が不良だと正しい結果が得られない．対座法では，対面で検査を行うので，患者と検者の視野は左右が逆転していることを考慮する．また，大きな視野異常はみつけられるが，ごく軽度の視野異常などは別の精密検査を行うことが必要である．動的視野計，静的視野計では，年齢や疲労度により検査結果が変わってくるため，信頼度を考慮して検査結果を判断する必要がある．

D 検査の方法

1) 対座法

①患者と正面から向かい合い，患者は自分の手で片眼を覆う．
②検者の鼻もしくは固視標を注視させる．
③検者の手を右上，右下，左上，左下の4象限で動かし，見えない部分がないか調べる．

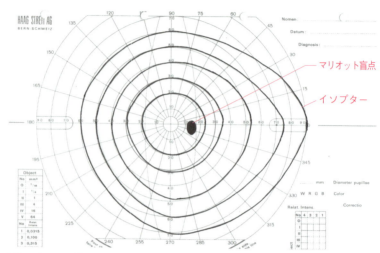

図Ⅲ-3-7 ゴールドマン視野計による正常視野
等高線のように引かれた線はイソプターといい，指標ごとの感度の限界を示す．

2）ゴールドマン視野計
①検査しない方の眼を遮蔽する．
②視野計にある中心の固視点を注視してもらい，視標を見えないところから見えると思われる方向へ動かし，視標が見えたときに応答ボタンを押してもらう．
③視標の大きさや光の明るさを変えて同様に行い，患者に光が見えたら応答ボタンを押してもらうことを繰り返す．

3）自動視野計
①測定プログラムを選択し，患者データを入力する．
②検査しない方の眼を遮蔽し，応答ボタンを渡す．
③固視標を注視させたまま，周りに少しでも光を感じた場合に応答ボタンを押すように説明し，検査を開始する．

E 検査結果の評価

1）対座法
半盲などの大きな視野異常がないか確認する．

2）ゴールドマン視野計
　正常視野は上方60°，下方70°，鼻側60°，耳側100°である（**図Ⅲ-3-7**）．中心より耳側15°あたりに**マリオット**（Mariotte）**盲点***がある．正常視野をもとに，視野異常が両眼性か片眼性か，形状，大きさに注意を払って解釈していく．

3）自動視野計
　各検査点の閾値は視標配置に応じた数字の配列として表示される（**図Ⅲ-3-8**）．

***マリオット盲点**：視神経乳頭にあたる部分で，誰にでもある見えない部分．

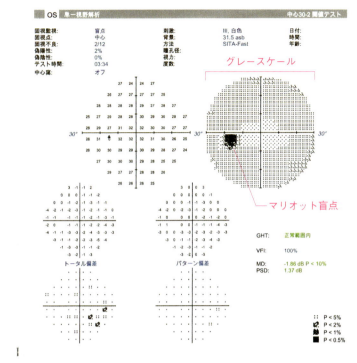

図Ⅲ-3-8　自動視野計（ハンフリー視野計）による検査結果

- グレースケール：実測閾値をもとに検査点以外の閾値を計算し，5 dB ごとに色分けしたものである．
- 固視不良：マリオット盲点に視標を出した際に応答した割合であり，値が 20% 以上の場合は検査の信頼度は低い．
- 偽陽性，偽陰性：偽陽性は視標を出していない状態で応答した割合，偽陰性は当初見えていた輝度から高輝度に変更しても応答がない割合であり，その値が 30% 以上の場合，検査の信頼度は低い．

視野検査は自覚的検査であることから，検査結果には多少の変動が生じるため，疲労度や年齢などを考慮して検査結果を把握する必要がある．

3　眼圧検査

A　検査の目的

眼圧検査は眼科の日常診療において頻繁に行われる検査の一つであり，異常な眼圧を示した場合，何らかの疾患を疑う必要があり，点眼療法や手術療法の対象となる場合も多い．

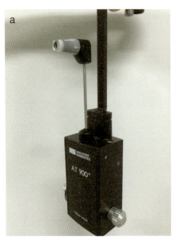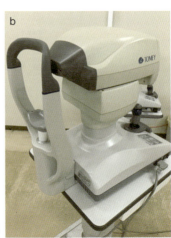

図Ⅲ-3-9　圧平式眼圧計
a：ゴールドマン圧平眼圧計（アプラネーション眼圧計）
b：非接触型自動眼圧測定器

B 検査の種類

　大きく分けて，角膜に一定の力を加えてその変形量を測定する圧入式の眼圧計と，角膜に一定の変形を生じさせるのに必要な力を測定する圧平式の眼圧計が存在し，現在の眼科診療で主に使われているのは圧平式のものがほとんどである．また圧平式のものはゴールドマン（Goldmann）圧平眼圧計などの接触型と，スクリーニング検査として用いられる非接触型のものがある（図Ⅲ-3-9）．

C 検査の方法・手技

　接触型圧平式眼圧計(ゴールドマン圧平眼圧計)では角膜表面麻酔の点眼を行い，フルオレセインにより眼表面を染色する．光源をブルーフィルターに切り替え，細隙灯顕微鏡の前方に設置された眼圧計を被検者の角膜にゆっくりと接触させる．フルオレセインの2つの半円の内縁が接するようにドラムを回転させ，そのときの眼圧を測定する．

　非接触型圧平式眼圧計では角膜に直接触れないため，コメディカルなど医師以外の測定が可能である．眼圧測定機器の顎台に被検者の顎を乗せ，額を額帯に当てた後，モニターで角膜の位置を調整する．前方を注視させて瞬目（まばたき）を控えるように指示し，ボタンを押すと圧搾空気が噴出され，眼圧を測定する．自動設定の場合は適切な条件になると自動で空気が噴出される．非接触型の眼圧計では3回以上の測定を行い，その平均値を眼圧値として算出する．

D 検査結果の評価

　眼圧の基準値は10〜21 mmHgである．非接触型の眼圧計は，正常範囲の眼圧ではある程度正確な値を得られるが，正常範囲外では精度が低下する傾向にある．非接触型の眼圧計で異常値を認めた場合はゴールドマン圧平眼圧計による再検が必要である．

4 眼底検査

A 検査の目的

眼底検査とは**検眼鏡**もしくは**細隙灯顕微鏡**を用いて経瞳孔的に眼底を観察する方法で，詳細な眼底検査は**散瞳**して行う必要がある．

B 検査の種類

検眼鏡による検査法には，直像鏡を用いた**直像眼底検査**と倒像鏡を用いた**倒像眼底検査**（図Ⅲ-3-10）があり，細隙灯顕微鏡検査は前置レンズを用いて行う．また，眼底疾患の診断，病態の解明のために造影剤を用いて眼底を撮影する**蛍光眼底造影検査**や，**光干渉断層計**（optical coherence tomography：OCT）（図Ⅲ-3-11）などを行うこともある．OCTの技術を応用し，造影剤を用いずに血管の描出ができる光干渉断層血管撮影（OCT angiography：OCTA）も使われるようになってきている．

C 検査の準備と注意点

散瞳薬には副交感神経遮断薬と交感神経作動薬がある．散瞳するとまぶしくなり視力低下をきたすため，そのように患者に説明しておく．一般には，副交感神経遮断薬と交感神経作動薬の合剤であるトロピカミド／フェニレフリン塩酸塩（ミドリンP®点眼液）や，交感神経作動薬であるフェニレフリン塩酸塩（ネオシネジンコーワ®点眼液）を用いる．ネオシネジンコーワ®点眼液に対しては，拮抗薬として副交感神経作動薬であるピロカルピン塩酸塩（サンピロ®点眼液）があるため，狭隅角の患者には急性緑内障発作を予防するためにネオシネジンコーワ®点眼液を使用することがある．散瞳薬の効果が出るのに20～30分を要し，その後の検査となる．

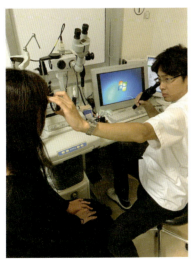

図Ⅲ-3-10　倒像眼底検査

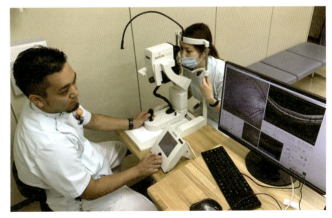

図Ⅲ-3-11　光干渉断層計（OCT）撮影風景

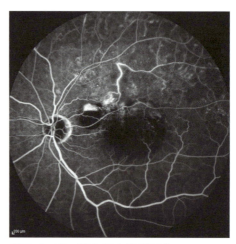

図Ⅲ-3-12　蛍光眼底造影画像

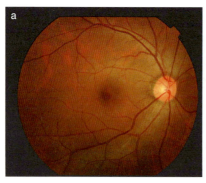
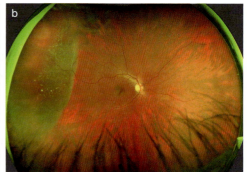

図Ⅲ-3-13　眼底検査画像
a：眼底写真，b：広角眼底写真

D　検査の方法・手技

　蛍光眼底造影検査は，蛍光色素であるフルオレセインやインドシアニングリーンを静脈内投与し，特殊な光を照射すると蛍光を発するので，その蛍光を濾過フィルターに通して眼底写真として撮影し，観察・記録する（**図Ⅲ-3-12**）．まれではあるが，気分不良やアナフィラキシーショックを起こすこともあるので即座に対応ができるような準備が必要である．

　OCTでは近赤外光を用いて眼底の断層写真を撮影し，二次元・三次元的に表示できる．非侵襲的な検査で機種にもよるが数秒から十数秒で簡便に検査が可能である（**図Ⅲ-3-11**）．

E　検査結果の評価

　眼底検査（**図Ⅲ-3-13**）では，直接視神経乳頭，黄斑，網膜血管，脈絡膜血管などを観察することができる．蛍光眼底造影検査では，網膜や脈絡膜の循環動態をみ

たり，蛍光色素を観察することで異常部位や程度を把握することができる．OCTでは硝子体，網膜，脈絡膜の状態を詳細に観察できる．治療効果の判定や患者への説明にも役立つ．

F 検査後の注意点

散瞳検査後は，ピントが合いにくくなったり近くが見えにくくなる調節麻痺が生じたり，瞳が大きくなり明るい場所でも縮瞳しないためまぶしく感じるようになる．個人差もあるが3～6時間は効果が持続するため，外来で散瞳検査をする場合は自分での運転を避けて来院してもらう必要がある．

5 細隙灯顕微鏡検査

A 検査の目的

細隙灯顕微鏡検査とは眼科の診察において基本的な検査である．肉眼ではとらえられない所見を細隙灯顕微鏡で拡大して観察ができる（図Ⅲ-3-14）．また光軸を変えることや特殊なレンズを用いる（図Ⅲ-3-15）ことで，前眼部，隅角，眼底などを詳細に観察することを目的としている．

B 検査の種類

細隙灯顕微鏡検査では眼付属器，眼球内を詳細に観察することができる．それぞれ観察したい範囲に焦点を合わせて拡大し，観察する．

以下の範囲を主に診察する：①外眼部，②角結膜，③前房，虹彩，④水晶体，前部硝子体，⑤隅角，⑥眼底

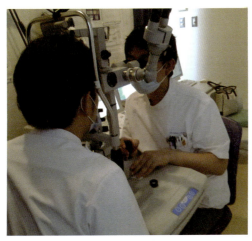

図Ⅲ-3-14　細隙灯顕微鏡検査の様子

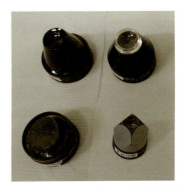

図Ⅲ-3-15　細隙灯顕微鏡検査用レンズ

C　検査の準備と注意点

　接眼レンズの視度調節と瞳孔間距離を適切に合わせる．自分の視度と瞳孔間距離を常に把握しておくとセッティングがスムーズになる．基本的に操作方法は一緒だが，各種メーカーによって操作部位が異なるため，事前に確認をしておく必要がある．患者に顎を顎台に乗せてもらい，観察光が観察したい範囲にあたるように高さを合わせる．診察の途中で額や顎が離れないように，しっかりと固定してもらい，患者にとって無理のない姿勢を確認してから診察を行う．

D　検査の方法・手技

基本的な観察法として下記の方法を用いる．

①拡散照明法（ディフューザー法）：低倍率でスリット幅は全開にて，光束を広くして，拡散板を使用して観察する．外眼部などの全体の観察に向いている．

②直接照明法：基本的な観察法で，観察する組織の厚みや奥行き，形状をとらえるのに適している．

③間接照明法：光軸を観察軸とずらし，スリット光を虹彩面や水晶体の表面，眼底に当て，反射してくる光で観察する．

④回鏡面反射法：スリット光を角膜内皮面に反射させ，高倍率で角膜内皮細胞などを観察する．

⑤反帰光線法：光軸を観察軸とずらし，スリット光を一方の角膜輪部付近の強膜に当て，角膜実質内を不透過する光を利用して観察する．

⑥徹照法：スリット光を眼底に当て，眼底からの反帰光線を利用して観察する．

　外眼部，角結膜所見，前房・虹彩，水晶体・前部硝子体はこれらの観察法を組み合わせて拡大するだけで観察は可能である．

　一方，隅角，眼底は特殊なレンズを使用することで観察できる．

①隅角診察：隅角鏡といわれる接眼レンズを使用して観察する．隅角に異常をきたす緑内障やぶどう膜炎などで診察される．

②眼底診察：網膜硝子体疾患において診察される．前置レンズや接眼レンズを使用して眼底を観察し，レンズの種類や眼球の位置などを変えることで，全周を観察する．

　最周辺部は，確認困難な場合は眼球圧迫を併用して診察することもある．

E　検査結果の評価

　得られた所見を正確に描写しカルテに記載する．その際に必要かつ十分な情報を記録するように心がける．

F　検査後の注意点（合併症・リスクなど）

　光が患者の眼に入るため，一時的に視力低下を自覚される．とくに散瞳検査，視力の悪い患者は検査後，一時的に視力が低下するため，転倒などに注意する．また，体調の悪い患者や腰痛のある患者などは，長時間の診察は困難の場合もあり，体調には極力注意を払うようにする．

6 | 眼位・眼球運動検査

A 検査の目的

眼位検査は斜視の種類を調べる検査で，眼球運動検査は眼球の動きから障害されている外眼筋を特定するための検査である．

B 検査の種類

①交代プリズムカバー試験（alternate prism cover test：APCT）（図Ⅲ-3-16）：眼を交互に遮閉すると，外斜視なら遮閉を外した方の眼が外から内に動く．プリズムバーを用いることで角度を測定することができる．

②ヘス（Hess）赤緑試験（図Ⅲ-3-17a）：左右眼それぞれの眼球の動きを大まかにみることができる．

③9方向眼位写真（図Ⅲ-3-18）：正面視，上下左右，斜め方向の眼球の動きを写真に記録する．

C 検査の準備と注意点

眼位・眼球運動障害のある患者は麻痺筋を使わないような頭位異常（代償頭位）を取る傾向にある．頭位異常のまま検査をすると正確なデータが取れないため，頭位異常を正して検査を行うことが必要である．

D 方法，手技

最も一般的なヘス赤緑試験について述べる（図Ⅲ-3-17）．顎と額を固定し，右眼に緑，左眼に赤のフィルターを装用すると，右眼には緑の矢印，左眼には緑の背景が見える．背景は5°刻みの格子となっており，矢印を右手で操作し，真ん中から上のポイント，右横のポイントへと時計回りに合計9ヵ所のポイントに合わせる．これで右眼の眼の動きの検査が終了し，次いでフィルター装用を右眼に赤，左眼に緑とし，左眼の眼球運動を検査する．

E 検査結果の評価

例えば図Ⅲ-3-17c は右眼の外転神経麻痺症例のもので，右眼が外転方向に動きが悪いため，眼球運動は外転方向に小さい四角形となる．一方，左眼では大きなインパルスを受け内方に大きな四角形となっている．

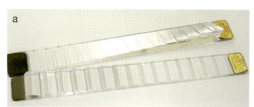
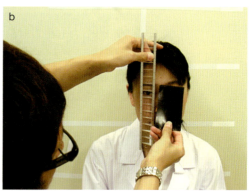

図Ⅲ-3-16 交代プリズムカバー試験
a：プリズムバー：角度の測定に用いる．
b：プリズムバーを用いて斜視角を測定しているところ．

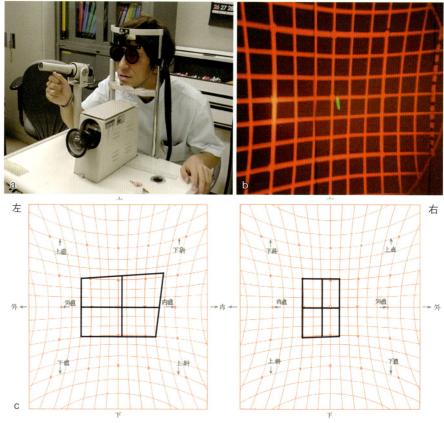

図Ⅲ-3-17 ヘス赤緑試験
a：検査風景，b：実際のスクリーン．
c：右外転神経麻痺症例の検査結果．右の眼球運動は小さく，左は大きい．右が麻痺眼である．

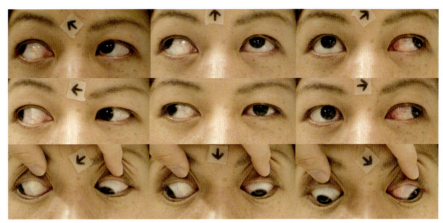

図Ⅲ-3-18　9方向眼位写真
9方向の向き眼位を写真に収める．経過観察や術前後の判定に有効である．症例は右外斜視で右眼の内転制限が顕著である．

7　色覚検査

A　検査の目的

色覚異常には，まず先天色覚異常・後天色覚異常がある．また，色覚異常の検査方法は数種類あり，スクリーニングとして用いられるもの，中等度以下もしくは強度に分類するもの，色覚異常の型分類・程度を判定するものなどがある．

B　検査の種類と方法

1）仮性同色表

仮性同色表は，色覚異常の有無のスクリーニングとして主に使用されるものであり，わが国で使用されているものでは，石原色覚検査表Ⅱ，東京医大式色覚検査表，標準色覚検査表などがある．この色覚検査表は，数字と背景に色覚異常者には見分けにくい組み合わせの色が使用されている．この検査は色覚正常者であっても基準以上に誤答することもあり，また色覚異常者であってもまれに全表正答のこともあるため，注意が必要である．

また，石原色覚検査表には初めにどんな色覚異常がある人でも判別できる表があり，これが判別できない場合は，視力・視野障害がある，検査を理解していない，心因性・詐盲などが疑われる．

2）色相配列検査（図Ⅲ-3-19）

色相配列検査にはパネル D-15，100 hue test などがある．多くで使用されているものはパネル D-15 で，色覚異常のある場合に強度か中等度以下に分類する検査である．この検査でも仮性同色表と同じく，先天色覚異常疑いでは両眼で，後天色覚異常疑いでは片眼ずつ検査を行う．

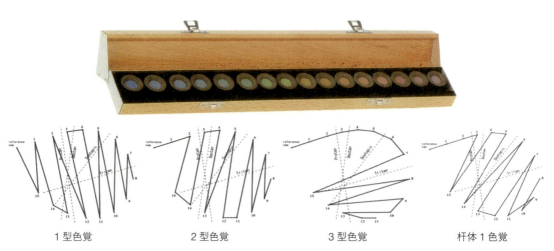

1型色覚　　　　2型色覚　　　　3型色覚　　　　杆体1色覚

図Ⅲ-3-19　パネル D-15

［上の写真提供：株式会社 JFC セールスプラン］

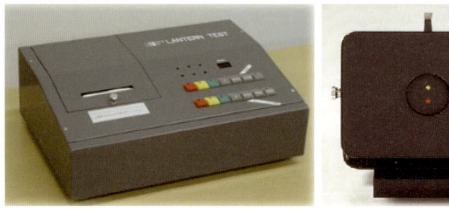
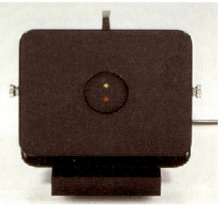

図Ⅲ-3-20　ランタンテスト

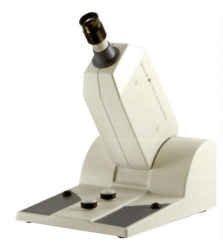
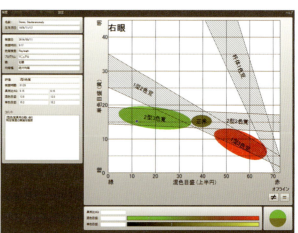

図Ⅲ-3-21　アノマロスコープ

［写真提供：株式会社ニコンヘルスケアジャパン］

3) ランタンテスト（図Ⅲ-3-20）

　交通信号灯の誤認の有無や程度を知るのに適した検査．色光に対する認識程度を知る唯一の検査であり，異常の程度判定にも使用できる．

4) アノマロスコープ（図Ⅲ-3-21）

　アノマロスコープは，主に先天赤緑色覚異常の確定診断が目的であり，色覚異常や色覚異常疑いのある人に対して色覚異常の分類と程度判定を行う機器である．機器の中をのぞきこむと上下に分かれた半円があり，それらの色と明るさを合わせる（等色させる）検査である．この機器には，黄の検査光と赤・緑の原色との等色法［レイリー（Rayleigh）等色］が使用されている．

C 検査結果の評価

　検査結果から色覚異常の型（1～3型）を判定する．1型・2型色覚はX染色体伴性劣性遺伝で，日本人では男子の約5%と女子の約0.2%で女子の約10%は保因者である．3型色覚は常染色体優性遺伝であるが，その特性は完全に解明されておらず，頻度も1～5万人に1人といわれるが正確な値は不明である．これらの他に杆体1色覚，錐体1色覚があり，前者は常染色体劣性遺伝で頻度は約0.003%，後者はX連鎖劣性遺伝のS-錐体1色覚が多いが前者よりもさらにまれである．色覚異常症例の多くを占める1型・2型色覚では，赤と緑，オレンジと黄緑，緑と茶，青と紫，ピンクと白と灰色，赤と黒，ピンクと明るい青などが誤認しやすい色となる．

4 眼疾患各論

1 斜視

A 斜視とは

　われわれの視線は両眼そろっており，通常，どこを見ても眼球は共同性に動いて物をとらえている．これは，両眼がそれぞれの中心窩（物を見る網膜の中心）で常に物をとらえているからである．斜視とは，片方の眼は中心窩で物をとらえているが，もう片方の眼があらぬ方向を向いている状態を指す．両眼の視線がそろっていない状態である（図Ⅲ-4-1a）．

　斜視は大きく2つに分類され，眼球運動に制限のない共同性斜視と制限のある麻痺性（非共同性）斜視に分類される．共同性斜視は基本的に先天性であり，先天性では，外れている方の眼に抑制がかかるため複視の自覚はないことが多い．後天発症の麻痺性斜視では通常，複視の自覚がある．

B 診断の進め方

1）眼位の診かた

　最も頻度が高い外斜視は間欠性外斜視と呼ばれ，視線がそろっているときとずれているときが混在する（図Ⅲ-4-1b）．そのため，眼位検査を行わなければ潜伏して

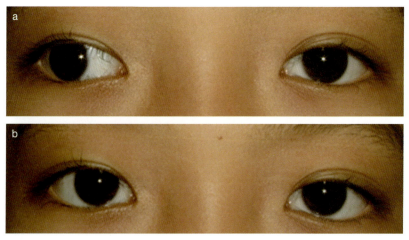

図Ⅲ-4-1　右外斜視（a）と斜位（外斜位；b）

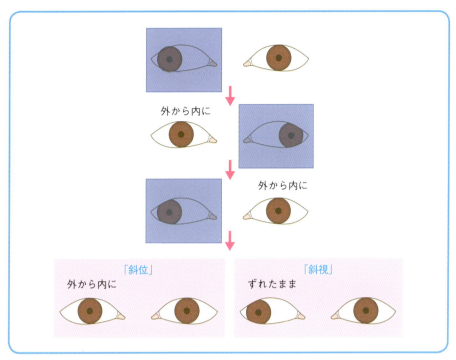

図Ⅲ-4-2　交代遮閉試験
外斜視では遮閉された方の眼は外を向いており，遮閉が外れると外から中心に眼が動く．これを繰り返し，最後に遮閉を外したときに両眼の視線がそろえば斜位と判定する．ずれたままなら斜視．

いる斜視を見逃してしまうことがある．また，上下斜視・回旋斜視は外観上，目立たないのが特徴である．

　眼位をみるには交代遮閉試験が簡便で分かりやすい（**図Ⅲ-4-2**）．片眼を2秒ほど隠して素早く反対眼を遮閉する．これを繰り返すことで斜視の種類が分かる．例えば，外斜視の場合，遮閉を外した方の眼が外から中心に動く．これを何度か繰り返し，最後に遮閉していた手を外したときに両眼の視線がそろえば斜位，ずれたままなら斜視と判定する．内斜視の場合は遮閉を外した方の眼が内から中心に動く．

2）眼球運動の診かた

　眼球は回旋点を中心に回転しており，6本の外眼筋が図Ⅲ-4-3に示すような方向に作用している．外転は外直筋，内転は内直筋の作用である．上転筋は2つで上直筋と下斜筋，下転筋も2つで下直筋と上斜筋である．外転神経は外直筋を，滑車神経は上斜筋を，動眼神経はそれ以外の4つの筋と上眼瞼挙筋，瞳孔括約筋を支配している．

C 主な治療法，予後

　保存療法としてはプリズム眼鏡，観血的治療としては斜視手術がある．斜視手術は大部分でうまくいくが，長期的に斜視が顕性化して再手術を要することがある．

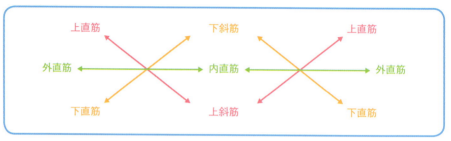

図Ⅲ-4-3　眼球運動
内上転は下斜筋，外上転は上直筋，内下転は下斜筋，外下転は下直筋の作用である．

2 ドライアイ

A ドライアイとは

　国内の患者数は 2,200 万人と頻度の高い疾患である．日本の**ドライアイ**の定義と診断基準は 2016 年に改訂され，「様々な要因により涙液層の安定性が低下する疾患であり，眼不快感や視機能異常を生じ，眼表面の障害を伴うことがある」と定義された[1,2]．眼表面は，涙液層，油層，角膜・結膜表層上皮からなる[1]．表層上皮には**膜型ムチン**があり，上皮表面に水を引き寄せる．液層には結膜杯細胞から分泌される**分泌型ムチン**があり，水分を保持している．涙液の表面には油層があり水分蒸発抑制に働く．これらに異常が起きると涙液層の安定性が低下する．

　ドライアイには涙の量が減る涙液減少型と，涙の性質や涙を保持する能力が変化する水濡れ低下型（蒸発亢進型）がある．涙液減少型は**シェーグレン症候群**＊などの全身疾患に伴うことが多く，涙腺が破壊され涙液が出なくなり，強い上皮障害を生じることがある．水濡れ低下型はエアコンやパソコン使用などの環境要因や加齢，ストレス，薬剤などが影響している．ドライアイ患者は乾燥感を訴えるとは限らず，**表Ⅲ-4-1** のような様々な自覚症状が認められる．

表Ⅲ-4-1　ドライアイの主な自覚症状

●目が疲れやすい	●目がかゆい
●目が痛い	●目が重たい感じがする
●目やにがでる	●目が赤くなりやすい
●目がゴロゴロする	●なんとなく目に不快感がある
●理由もなく涙が出る	●目が乾いた感じがする
●物がかすんで見える	●光をまぶしく感じやすい

＊**シェーグレン（Sjögren）症候群**：全身の外分泌腺が障害される疾患で，涙腺が障害されればドライアイ，唾液腺が障害されるとドライマウスとなる．間質性肺炎や腎炎などの全身性変化も生じる膠原病の1つであり，重症涙液減少型ドライアイの原因となる．

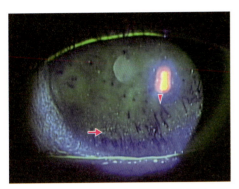

図Ⅲ-4-4 フルオレセイン染色を行ったドライアイの眼
角膜の上皮障害（→）と，dark spot（▶）が観察される．

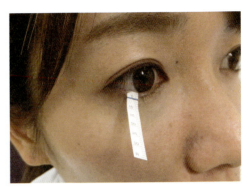

図Ⅲ-4-5 シルマー試験Ⅰ法
角膜に触れないよう，眼の外側に試験紙を挿入する．

B 診断の進め方

自覚症状や背景を聴取した後，細隙灯顕微鏡で涙液の異常，角結膜上皮障害があるかを調べる．**涙液層破壊時間（tear film breakup time：BUT）** 5秒以下かつ自覚症状を有するとドライアイと診断される．

1）生体染色検査

涙液および角結膜上皮障害の観察に必須である．フルオレセイン（最も一般的）やリサミングリーン，ローズベンガルなどの染色液を使用し，角膜や結膜上皮障害の部位と程度を確認する（図Ⅲ-4-4）．

2）BUT 測定および breakup pattern の観察

BUTは，フルオレセイン染色を行い，開瞼してから角膜上に **dark spot**（図Ⅲ-4-4）が現れるまでの時間である．dark spot は角膜上の涙液層の破綻を表している．3回測定し平均をとる．正常は10秒以上で，5秒以下が異常である．どのようなパターンで dark spot が出現するかも観察する（**breakup pattern**）．これを5つに分類*し，眼表面の各要素のうちどこに問題があるかを推察する．

3）シルマー（Schirmer）試験Ⅰ法（図Ⅲ-4-5）

シルマー試験紙を麻酔なしで眼瞼にかけ，5分間の涙液分泌量を測定する．正常は10 mm 以上で5 mm 以下が異常である．診断に必須ではなくなったが，涙液減少型ドライアイの重症度評価に用いる．

C 主な治療法

点眼治療が主体である．眼表面の不足成分を見極め，成分補充で涙液層の安定性を最大限に高めてドライアイを治療する．点眼薬には人工涙液，ヒアルロン酸製剤，ムチンや水分の分泌を促進するジクアホソルナトリウム，ムチンを産生するレバミ

---

*5つの breakup pattern：Area，Line，Spot，Dimple，Random の5つに分類される．Area，Line は水分の不足，Spot，Dimple は上皮の水濡れ低下やムチンの不足，Random は蒸発の亢進を意味する．このように眼表面の不足成分を推察し，ドライアイを診断する方法を TFOD（tear film oriented diagnosis）という．

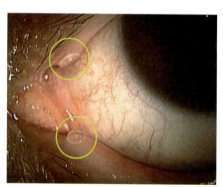

図Ⅲ-4-6 涙点プラグ
上下の涙点にプラグが挿入されている（○内）．

ピドなどがある．重症の涙液減少型ドライアイでは，涙の出口である涙点に栓（涙点プラグ）をして（図Ⅲ-4-6），涙の生理的な排出を遮断する．その他，長時間のパソコン使用を避ける，コンタクトレンズ装用を減らすなどの生活指導や加湿器，ドライアイ専用眼鏡などの使用を勧める．

D 治療経過・予後

自覚症状，所見の改善が治療目標である．予後は悪くないが，慢性疾患であるため治療を中断しないように指導が必要である．

●引用文献
1) ドライアイ研究会ホームページ〈http://www.dryeye.ne.jp/〉（2018年12月7日閲覧）
2) 島崎　潤ほか：世界のトップを走る日本のドライアイ最前線：日本のドライアイの定義と診断基準の改訂（2016年版）．あたらしい眼科 34：309-313, 2017

3 角結膜炎

A 角結膜炎とは

結膜炎は眼球結膜や眼瞼結膜に，角膜炎は角膜に炎症を生じる疾患であり，その原因から**感染性**と**アレルギー性**・自己免疫性に分類される．また，全身疾患に伴う角膜炎や結膜炎もある．

1) アレルギー性結膜疾患

季節性（スギ，ヒノキなどの花粉によるものを花粉症という），ハウスダストやダニが原因となる**通年性**，増殖病変を伴う**春季カタル**，顔面にアトピー性皮膚炎を伴う**アトピー性角結膜炎**，コンタクトレンズなどが原因となる**巨大乳頭結膜炎**がある．かゆみや充血，眼脂，異物感などの症状がある．かゆみはアレルギー性結膜炎に特徴的な症状であり，肥満細胞から遊離するヒスタミンなどの刺激によって生じる．所見として結膜充血や浮腫，結膜乳頭がある．直径1mm以上のものは巨大乳

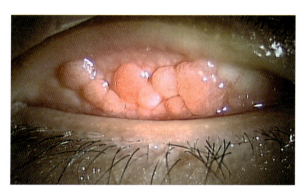

図Ⅲ-4-7 春季カタル患者の上眼瞼結膜に生じた巨大乳頭
乳頭の隙間に眼脂を認めるものは活動性が高い.

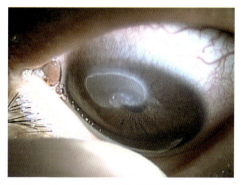

図Ⅲ-4-8 春季カタル患者に生じたシールド潰瘍（図Ⅲ-4-7と同症例）
巨大乳頭に対面する角膜に生じる．境界明瞭でプラークを伴うこともある．

頭（図Ⅲ-4-7）といい，春季カタルやアトピー性角結膜炎，巨大乳頭結膜炎でみられる．炎症が強くなると角膜輪部の隆起や角膜上皮障害が生じる（シールド潰瘍）（図Ⅲ-4-8）．

2）感染性結膜炎

原因となる病原体には細菌，ウイルス，クラミジアがある．細菌性結膜炎は黄色ブドウ球菌，インフルエンザ菌，肺炎球菌が3大起炎菌であるが，淋菌も頻度は少ないものの重症化しやすく重要である．ウイルス性結膜炎の原因ウイルスはアデノウイルス，エンテロウイルス，コクサッキーウイルス，単純ヘルペスウイルス（HSV-1, 2）が代表的である．アデノウイルス結膜炎には全身症状を伴わない流行性角結膜炎と咽頭炎，発熱を伴う咽頭結膜熱（プール熱）がある．

感染性結膜炎の主な感染経路は接触感染であり，手指だけでなく，タオルやプールの水なども感染経路となる．クラミジアと淋菌は，新生児では産道感染，成人では性行為による感染である．

充血と眼脂が主症状であるが，流涙や異物感を生じることもある．炎症が強い場合は結膜浮腫や眼瞼浮腫，眼瞼結膜に偽膜形成を認めることがある．

細菌性結膜炎では眼脂は粘液膿性であり，結膜濾胞，乳頭は認めない．淋菌性結膜炎は重症化しやすく，角膜炎を併発し角膜穿孔を生じることがある．ウイルス性結膜炎は漿液性眼脂，下眼瞼の結膜濾胞，耳前リンパ節の腫脹を認める．

3）感染性角膜炎

原因となる病原体には細菌，真菌，ウイルス，アカントアメーバがある．眼痛，視力低下，充血，眼脂，流涙など，症状は強いことが多い．

細菌性角膜炎は黄色ブドウ球菌，肺炎球菌，緑膿菌が起炎菌として重要である．角膜中央部に円形の潰瘍を生じる（図Ⅲ-4-9）．真菌性角膜炎はフザリウムやアスペルギルスなどの糸状菌や酵母菌（カンジダ）が原因となる．角膜中央部に羽毛状で不規則な灰白色の潰瘍を生じる（図Ⅲ-4-10）．細菌，真菌による角膜炎は角膜上

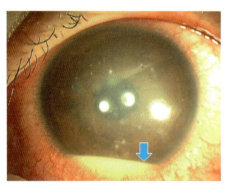

図Ⅲ-4-9　細菌性角膜炎
コンタクトレンズ装用が誘因で生じた．角膜中央部に感染巣が2つあり，前房蓄膿を認める（➡）．黄色ブドウ球菌が検出された．

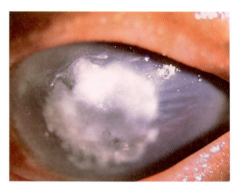

図Ⅲ-4-10　糸状菌による真菌性角膜炎
潰瘍周辺部の辺縁が不規則で羽毛状なのが特徴である．

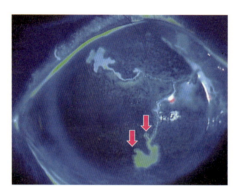

図Ⅲ-4-11　樹枝状角膜炎（上皮型角膜ヘルペス）
潰瘍先端に terminal bulb という棍棒状のふくらみ（➡）がみられるのが特徴である．

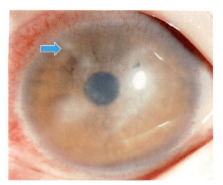

図Ⅲ-4-12　アカントアメーバ角膜炎
放射状角膜神経炎（➡）が特徴的である．進行するとこの所見は消え，円盤状の角膜実質混濁となり，実質型角膜ヘルペスとの鑑別がむずかしくなる．

皮欠損を伴い，炎症が強くなると**前房蓄膿**（眼の中に膿が貯まる）がみられる（図Ⅲ-4-9）．

　ウイルス性角膜炎の原因ウイルスは単純ヘルペスウイルス（HSV-1，2）が代表的である（角膜ヘルペス）．ウイルスが直接上皮細胞内で増殖する上皮型と，免疫反応によって角膜実質に炎症を生じる実質型，角膜内皮に炎症が生じる内皮型がある．上皮型角膜ヘルペスは**樹枝状角膜炎**（図Ⅲ-4-11）が特徴的所見である．また，水痘帯状疱疹ウイルスによる角膜炎もある．眼部帯状疱疹に伴うことが多い．アカントアメーバ角膜炎はコンタクトレンズ装用者に生じ，放射状角膜神経炎（図Ⅲ-4-12）が特徴的所見である．

　感染性角膜炎は外傷やコンタクトレンズ装用，ステロイド薬点眼をきっかけに生じる．角膜上皮に障害が生じ，微生物がその部位に付着・増殖して感染が起こる．

角膜中央部が好発部位である．角膜ヘルペスはウイルスが三叉神経に潜伏感染しているので，角膜上皮に障害がなくても起こる．

4）自己免疫性角膜炎

モーレン（Mooren）潰瘍や関節リウマチに伴う周辺部角膜潰瘍などがある．

B 診断の進め方

感染性角結膜炎の診断には病原体の同定が必要である．細菌や真菌を疑う場合は，角膜擦過物や眼脂の塗抹鏡検，培養感受性検査を施行し診断する．また眼脂内に含まれる細胞の違いによって，原因が推察できる（p232参照）．また，病変の位置や特徴的所見が診断に有用である．アデノウイルスには免疫クロマトグラフィ法による迅速診断キットがある．感度がよいとはいえないため，陰性でも否定できないのが欠点である．全身疾患の有無についての問診・視診も重要であり，関節リウマチなどの膠原病，アトピー性皮膚炎などがないかを確認する．

C 主な治療法

治療の目標は角結膜炎の速やかな治癒と伝染予防である．感染性では病原体に有効な治療薬を用いる．細菌性なら抗菌薬，ウイルス性はアシクロビルなどの抗ウイルス薬，真菌性には抗真菌薬，アカントアメーバには抗真菌薬や消毒薬を，点眼，眼軟膏，全身投与薬として病状に応じて使用する．アレルギー性，自己免疫性の場合は炎症の程度に応じて抗アレルギー薬，免疫抑制薬，ステロイド薬の点眼や内服を使用する．アデノウイルス，エンテロウイルスに対する特異的治療薬はなく，1～2週間ほどで自然治癒するが，混合感染予防のため抗菌薬点眼を使用する．

アデノウイルスは伝染力が強く，院内・家庭内・学校での伝播に留意する．学校保健法により伝染の恐れがなくなるまで出席停止させるべき疾患である．手洗いを励行し，タオルや点眼薬の共用禁止を指示する．院内の機器や設備は80％以上のエタノールかポビドンヨードによる消毒を行う．

D 治療経過・予後

結膜炎の予後はおおむね良好であるが，ウイルス性結膜炎に合併する角膜炎が遷延すると霧視，羞明が続く．また淋菌性結膜炎が重症化し角膜穿孔を生じたものは高度の視力低下が残存することがある．角膜炎は重篤となることもあり，治癒しても瘢痕のために視力が低下したり，角膜穿孔を生じたものは角膜移植術を必要とすることがある．

4 白内障，水晶体疾患

A 白内障，水晶体疾患とは

水晶体は構造的に前房側から水晶体前囊，水晶体上皮細胞，水晶体線維細胞に分類され，水晶体線維細胞はさらに皮質と核に分けられる．加齢などにより，この水晶体皮質や核が変性し混濁をきたすといわゆる白内障という状態になる（図Ⅲ-4-

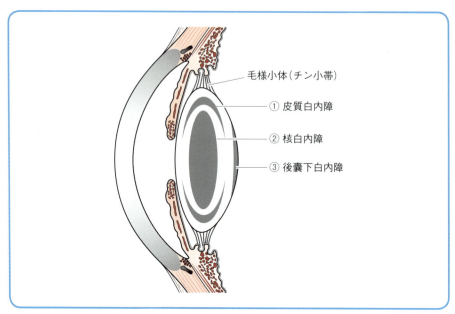

図Ⅲ-4-13 白内障の水晶体混濁部位による分類

13）．水晶体は赤道部に細線維が放射状に付着しており，**毛様小帯（チン小帯）**と呼ばれ毛様体扁平部から水晶体を支持している．

B 考えられる疾患

①水晶体位置異常：チン小帯の断裂により水晶体の脱臼・亜脱臼をきたす．

- 先天性：**マルファン（Marfan）症候群**，**ヴァイル・マルケサーニ（Weill-Marchesani）症候群**，ホモシスチン尿症といった先天性代謝異常疾患
- 後天性：偽落屑症候群，外傷

②水晶体混濁：白内障．水晶体が混濁し，視力低下，羞明，夜盲，霧視などを引き起こす．

- 先天性：先天白内障，分娩時障害，**風疹**［トーチ（TORCH）症候群］，種々の先天性疾患
- 後天性：加齢性，糖尿病性，アトピー皮膚炎性，外傷性，放射線性，近視性など

C 診断の進め方

水晶体全体を観察するために，散瞳下にて細隙灯顕微鏡を用いて診断する．白内障は他の眼疾患に併発して発症する場合もあり，高度で眼底が透見不能である場合には，超音波Ｂモード検査やCTなどで眼内に他の疾患がないか検索する必要性がある．

D 主な治療法

原則として，水晶体の混濁部を取り除き，人工の眼内レンズを入れる観血的手術療法となる．

1）術前検査

挿入する**眼内レンズ**の度数は術前に決定しておく必要がある．この眼内レンズ度数決定には，様々な計算式が開発されているが，代表的なものとしてSRK/T式，HolladayⅡ式，Haigis式などがある．これらの計算式に必要なデータとして，角膜曲率半径（角膜のカーブ），眼軸長（眼球の長さ），前房深度（角膜から水晶体までの深さ），角膜厚などが挙げられる．これらのデータは光学式眼軸長計で測定することができる．

眼内レンズ度数決定の他にもう一つ，重要な術前検査がある．**角膜内皮検査**である．角膜内皮細胞は人間の組織の中で数少ない再生しない組織の一つであるが，白内障手術には超音波を用いるため，水晶体核破砕のためのエネルギーが角膜にも波及し，術後に角膜内皮細胞数の減少をきたす．この角膜内皮細胞は，前房水と角膜内の物質のやり取りのバリア機能を果たしており，細胞数が減少し機能が破綻すると，角膜に前房水が流入し角膜浮腫，最終的には水疱性角膜症をきたす．よって術前に，角膜内皮細胞数をスペキュラマイクロスコープを用いて測定することは，術後角膜障害を予見する上で非常に重要である．

> **もう少しくわしく　眼内レンズの種類（図Ⅲ-4-14）**
>
> 眼内レンズは光学部と呼ばれる円形のレンズと水晶体囊内でレンズを固定するループ（支持部）からなる．近年は小切開に対応し，アクリルを素材とした折りたたみ可能な眼内レンズが主流となっている．レンズの種類には，単焦点眼内レンズ，乱視矯正用眼内レンズ，多焦点眼内レンズなどがあり，ただ見えるようになるだけでなく，よりよく見えるようにという見え方の質を追い求める時代になってきた．

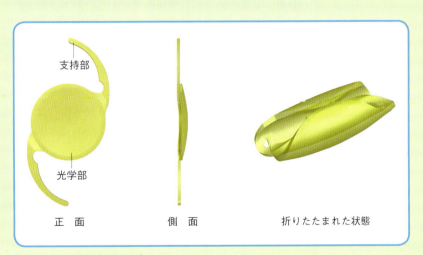

図Ⅲ-4-14　眼内レンズ

［写真提供：Johnson&Johnson Surgical Vision, Inc］

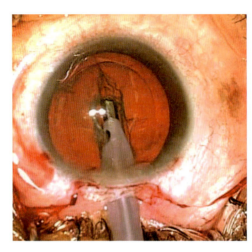

図Ⅲ-4-15　超音波水晶体乳化吸引法
超音波ハンドピースの先端にある超音波チップにより水晶体核を砕き吸引・除去する．
[写真提供：兵庫医科大学眼科学　松葉沙織先生，池田誠宏先生]

2）水晶体再建術

①**超音波水晶体乳化吸引法（一般的な白内障手術）**：水晶体前囊を円形に切除し，約2〜3 mmの切開創から挿入した超音波チップにより水晶体核を破砕し，吸引・除去する（図Ⅲ-4-15）．最終的にはこの水晶体囊内に眼内レンズを挿入する．

②**水晶体囊外・囊内摘出法（古典的な白内障手術）**：水晶体囊外摘出は水晶体前囊を切除し，中身の大きな水晶体核をまるごと眼外に娩出する術式で，娩出するための切開創は8 mm前後である．また，囊内摘出は前囊切除も行わず，水晶体そのものをまるごと娩出する術式で，切開創は12 mm前後になる．手術侵襲をなるべく少なくするため，術創を狭小化することが主流の現在において，これらの手術はまれになってきている．

③**水晶体脱臼・亜脱臼に対する眼内レンズ縫着術・強膜内固定術**：眼内レンズを囊内に入れる通常の水晶体再建術が不可能な症例，すなわち水晶体脱臼・亜脱臼症例に対しては，眼内レンズを強膜と糸で直接縫着する眼内レンズ縫着術や，眼内レンズのループ（支持部）を強膜内に直接埋めこむ強膜内固定術といった術式が選択される．

5　緑内障

A　緑内障とは

緑内障は，現在わが国における失明原因の第1位を占める．日本緑内障学会の緑内障診療ガイドラインによると「視神経と視野に特徴的変化を有し，通常，眼圧を十分に下降させることにより視神経障害を改善もしくは抑制しうる眼の機能的構造的異常を特徴とする疾患である」と定義されている[1]．実際には，高眼圧で視神経乳頭が圧迫されて視神経が障害され視野欠損が生じる疾患と考えると理解しやすい

表Ⅲ-4-2　緑内障の分類

1. 原発緑内障

（広義）原発開放隅角緑内障
　　原発開放隅角緑内障
　　正常眼圧緑内障
原発閉塞隅角緑内障
　　原発閉塞隅角緑内障
　　プラトー虹彩緑内障

2. 続発緑内障

続発開放隅角緑内障：血管新生緑内障，落屑緑内障，ステロイド緑内障，ぶどう膜炎による緑内障，外傷性緑内障，水晶体起因性緑内障，泡沫細胞緑内障，色素緑内障，家族性アミロイドーシスによる緑内障，上強膜静脈圧亢進に伴う緑内障，眼内腫瘍による緑内障など
続発閉塞隅角緑内障：水晶体膨隆，水晶体脱臼，小眼球症，悪性緑内障，虹彩角膜内皮症候群（ICE症候群），血管新生緑内障，虹彩後癒着に伴う膨隆虹彩など

3. 小児緑内障

原発先天緑内障
若年開放隅角緑内障
その他の先天異常を伴う緑内障：ペータース異常，先天無虹彩症，スタージ・ウェーバー症候群，マルファン症候群，先天小角膜，神経線維腫症，アクセンフェルト・リーガー症候群など

が，2000～2002年にかけて多治見市で行われた大規模眼科検診である多治見スタディ[2,3]にて，わが国では眼圧は正常範囲内（日本人では10～21 mmHg）であるが，視神経障害が生じる**正常眼圧緑内障**が最も多い緑内障病型であることが分かった．すなわち，眼圧は緑内障の診断の指標とはならない．

　また日本人の緑内障の有病率は40歳以上で5.0%であり，年齢とともに有病率は増加し80歳以上では11.4%まで上昇することが分かった．緑内障は原発緑内障，続発緑内障，小児緑内障に大別され，さらに隅角の形状により開放隅角緑内障，閉塞隅角緑内障に分類される（**表Ⅲ-4-2**）．40歳以上での内訳は正常眼圧緑内障が3.6%，原発開放隅角緑内障が0.3%，原発閉塞隅角緑内障が0.6%，続発緑内障が0.5%である．

B　緑内障の種類

1）原発開放隅角緑内障，正常眼圧緑内障

　開放隅角緑内障では，房水の流出部位である隅角は隅角鏡による診察で正常であり，十分に開放しているが，線維柱帯での流出抵抗が上昇し，房水流出が低下し眼圧が上昇する．眼圧が21 mmHg以上となり，視神経障害が生じ，視野欠損が進行する慢性疾患である．一方，正常眼圧緑内障は隅角の形状などは開放隅角緑内障と同様に正常であり，眼圧が21 mmHg以下の正常範囲の眼圧にも関わらず視神経障害が生じ視野欠損を生じる．

　どちらの緑内障も視野障害に気づきにくく，疾患の進行が緩徐であるために自覚症状がなく，発見が遅れることが多く，自覚症状が発生した頃にはすでに視野の大部分が失われているということも多く経験する．

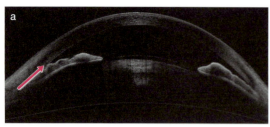
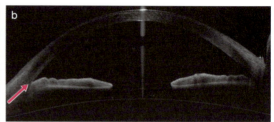

図Ⅲ-4-16　急性閉塞隅角緑内障の術前後の前眼部 OCT 像
a：手術前．➡部で隅角閉塞がみられ，房水がせき止められている．
b：手術後．水晶体再建術を施行し隅角が開放されている．

2）原発閉塞隅角緑内障

隅角が狭くなるため房水流出が減少し眼圧が上昇する．閉塞が急に生じて眼圧上昇が生じると眼圧は通常 50 mmHg 以上となり，視力低下，眼痛，頭痛，悪心・嘔吐が生じる．（急性緑内障発作）くも膜下出血や急性腹症などと症状が類似しており，脳外科や内科などに救急搬送され発見が遅れることも臨床現場ではよく経験する（図Ⅲ-4-16）．

治療は隅角の閉塞を解除するために縮瞳薬であるピロカルピン点眼を使用する．しかし，いったん解除されても再発リスクが極めて高いため，解剖学的に隅角を開大させる必要がある．そのため，水晶体再建術が施行されることが多い．以前はレーザー虹彩切開術が施行されることが多かったものの，角膜内皮細胞の減少による水疱性角膜症の発症が問題となっており，レーザー虹彩切開術が施行される機会は少なくなっている．

3）続発緑内障

ぶどう膜炎，ステロイド薬投与（ステロイド緑内障），落屑物質の蓄積（落屑緑内障），外傷による線維柱帯の損傷（外傷性緑内障），隅角部の血管新生からの増殖組織による周辺虹彩前癒着に伴う眼圧上昇（血管新生緑内障），水晶体の膨隆や脱臼，眼内腫瘍，上強膜静脈圧上昇に伴う緑内障などがある．

治療は，眼圧上昇の原因となっている機序を除去することで眼圧が正常化するものから，眼圧下降点眼薬の併用や外科的治療が必要となるものまで様々である．

4）小児緑内障

先天的な隅角形成不全のため房水流出が阻害され，眼圧が上昇する．原発先天緑内障は生後 1 年以内に発症し，眼球に伸展性があるため眼圧上昇により角膜径が大きくなる（牛眼）．一方，若年開放隅角緑内障は原発先天緑内障ほど隅角形成不全が強くないため，思春期前後に発症することが多い．

治療は外科的治療が選択されることが多い．

C　診断の進め方

緑内障の所見として，眼底に視神経乳頭陥凹の拡大を認め（図Ⅲ-4-17），それに一致した視野障害がみられる．視野検査は，初期には視野の感度を精密に測定でき

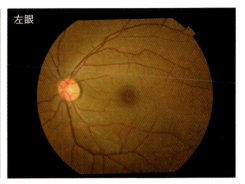

図Ⅲ-4-17 緑内障患者の眼底写真
同一患者の左右眼である．右眼では視神経乳頭陥凹の拡大がみられるが，左眼は正常である．

る静的視野計が適しており，末期では広い範囲を測定できる動的視野検査が適している．初期には鼻側階段，ブエルム暗点などが出現し，さらに進行すると弓状暗点となる（p238 参照）．通常，末期に至るまで中心視野は保たれるため，末期になって初めて視力低下が生じてくる．ただし，正常眼圧緑内障や高度近視を有する患者では中心視野から障害されることもあるため注意を要する．また，病型の診断には隅角鏡による隅角検査が必須である．超音波生体顕微鏡（ultrasound biomecroscopy：UBM）にて細隙灯顕微鏡検査では見えない，あるいは定量できない前房隅角，前房深度，虹彩毛様体を画像として得ることができる．

D 主な治療法

治療は，視野障害の進行を停止させる，あるいは緩やかにすることが目標となる．眼圧が最大の危険因子であるので，点眼・手術で眼圧を下げることがエビデンスのある唯一の治療といえる．患者により眼圧は様々であるため，まずは無治療の状態でのベースライン眼圧を把握することが重要である．一般的には点眼を用いた保存的治療による眼圧下降を第一選択とする．眼圧下降点眼薬としては，房水流出を促進させるものとしてプロスタグランジン関連薬点眼，Rhoキナーゼ（ROCK）阻害薬点眼，房水産生を減少させるものとしてβ遮断薬点眼，炭酸脱水酵素阻害薬点眼，α_2刺激薬点眼などが挙げられる．まずは単剤にて治療を開始し，作用が不十分なら，他の薬剤への変更・追加を考える．既存の点眼を用いても眼圧が正常以下とならない，あるいは十分な眼圧下降を認めても視野障害の進行がみられる場合は外科的治療を施行することとなる．

外科的治療としては線維柱帯切除術（トラベクレクトミー），線維柱帯切開術（トラベクロトミー），緑内障インプラント手術などが挙げられる．

①線維柱帯切除術（トラベクレクトミー）：眼内の房水を結膜下へと流出させる流出路を作成し，濾過胞を作成して房水を吸収させることで眼圧を下降させる術式である（図Ⅲ-4-18）．過剰濾過に伴う一過性低眼圧，低眼圧の持続による低眼圧黄斑症，術後後期に生じる濾過胞感染がある一定の率で生じることは避けられない

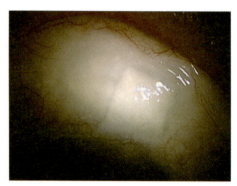

図Ⅲ-4-18 線維柱帯切除術(トラベクレクトミー)にて作成された濾過胞

という短所はあるものの,眼圧下降作用は強力であり,緑内障手術の基本術式とされている.術後に創傷治癒による流出路の閉塞があり,眼圧再上昇が一定の率で避けられないため,再手術や追加処置を要することもまれではない.

②線維柱帯切開術(トラベクロトミー):生理的な房水流出路のうち,最大の流出抵抗が存在するとされている線維柱帯を切開し,シュレム管を開放することで房水の流出抵抗を下げ,眼圧を下降させる術式である.合併症は線維柱帯切除術と比較して少ないが,眼圧下降幅も少ないとされている.

③緑内障インプラント手術:種々のチューブを埋めこみ房水を排出させる術式であり,近年注目されている.2012年のバルベルト®緑内障インプラントのわが国での承認後,アルコンエクスプレス®緑内障フィルトレーションデバイス,アーメド®緑内障バルブ,iStent®トラベキュラー・マイクロバイパス・ステントシステムなどが使用可能となっている.従来の手術ではみられないような特有の合併症が起こることもあり,施行には十分注意する必要がある.

●引用文献

1) 日本緑内障学会:緑内障診療ガイドライン(第4版),2017
2) Iwase A, et al:The prevalence of primary open-angle glaucoma in Japanese: the Tajimi Study. Ophthalmology 111:1641-1648, 2004
3) Yamamoto T, et al:The Tajimi Study report 2:prevalence of primary angle closure and secondary glaucoma in a Japanese population. Ophthalmology 112:1661-1669, 2005

6 網膜剥離

A 網膜剥離とは

網膜は,組織学的に10層構造で内境界膜,神経線維層,神経節細胞層,内網状層,内顆粒層,外網状層,外顆粒層,外境界膜,視細胞層,網膜色素上皮層に分け

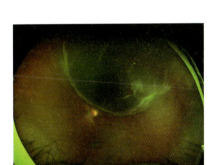

図Ⅲ-4-19　裂孔原性網膜剥離の超広角眼底写真
上方の網膜剥離とその耳側に裂孔を認める．

られる（p215 の図Ⅲ-1-6 参照）．内境界膜から視細胞層までを感覚網膜といい，感覚網膜が網膜色素上皮層から分離した状態を網膜剥離と呼ぶ．

　網膜剥離は，大きく分けて裂孔原性網膜剥離と非裂孔原性網膜剥離に分けられる．裂孔原性網膜剥離は，網膜に裂孔（網膜の破れ目）または円孔が発生することにより生じる病態で，非裂孔原性網膜剥離は，裂孔がないことが前提となる．後者は，牽引性網膜剥離と滲出性網膜剥離に分けられる．

①裂孔原性網膜剥離：網膜に裂孔（網膜の破れ目）または円孔が生じ，眼内の水が裂孔を通して網膜の下に回りこむことで網膜剥離をきたす（図Ⅲ-4-19）．症状は，最初は飛蚊症（黒いものが見える）などで，進行すると網膜剥離の部位に視野欠損を生じ視力低下をきたす．中高年以上に発症した場合は，加齢により硝子体が網膜から剥がれるとき（後部硝子体剥離）に裂孔が発生し，数日で網膜剥離は進行し，視力・視野障害の進行が速い．若年者に発症する場合は，網膜格子状変性巣内に発生した萎縮円孔が発生し，網膜剥離をきたす．網膜剥離の進行は緩慢で，網膜の中心にある最も視力に影響する部分（黄斑部）に網膜剥離が及ぶまで自覚しないことも多い．

②牽引性網膜剥離：網膜面上に形成された線維血管膜が収縮することにより網膜が牽引され発生する網膜剥離である．代表的なものは増殖糖尿病網膜症や網膜静脈分枝閉塞症などで，網膜に虚血をきたし線維血管膜を形成し収縮することで牽引性網膜剥離を生じる．未熟児網膜症，イールズ（Eales）病でも生じることがある．

③滲出性網膜剥離：血管の透過性亢進や炎症による網膜色素上皮のバリアの破綻などからくる滲出液により網膜剥離を生じる．血管の透過性亢進は，脈絡膜の脈絡膜新生血管による加齢黄斑変性があり，網膜の異常血管によるコーツ（Coats）病がある．また，脈絡膜の炎症により滲出液が脈絡膜に貯留し，網膜色素上皮のバリアの破綻により網膜剥離を生じる原田病があり，脈絡膜血管の透過性亢進により網膜色素上皮が破綻して生じる中心性漿液性脈絡網膜症がある．

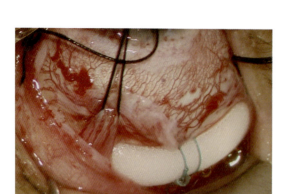

図Ⅲ-4-20　強膜内陥術の術中写真
裂孔の位置にシリコンスポンジを強膜に縫着している.

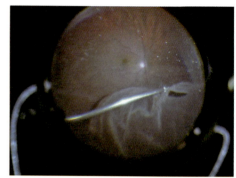

図Ⅲ-4-21　硝子体手術の術中写真
広角観察システムを用いた硝子体手術で，裂孔周囲の硝子体を切除している.

B　診断の進め方

　散瞳下で眼底検査を行い，裂孔がないか確認する．裂孔がない場合，非裂孔原性網膜剥離の鑑別が必要になる．牽引性網膜剥離は線維血管膜の有無によるが，明確でない場合は蛍光眼底造影検査を行い，網膜虚血領域や網膜新生血管の有無で診断する．滲出性網膜剥離の診断にも蛍光眼底造影検査が有用であり，造影剤にフルオレセインとインドシアニングリーンを用い，病変が網膜にあるのか脈絡膜にあるのか，血管の透過性亢進があるのか確認する．滲出性網膜剥離の診断に有用なのが光干渉断層計（OCT）である．OCTは黄斑部の網膜剥離の鑑別に有用で，網膜面上に線維血管膜の有無，炎症細胞の有無，網膜浮腫の有無，網膜下フィブリンの析出の有無，脈絡膜新生血管の有無などの所見より診断を行う．

　補助診断に超音波Bモード検査がある．眼底検査で眼底が硝子体出血などにより透見できない場合に有用である．裂孔原性網膜剥離では網膜の可動性がよく，牽引性網膜剥離の要素がある場合は可動性が悪い．滲出性網膜剥離の場合も網膜の可動性が悪く，体位により移動することがある．網膜下病変が描出されることがある．

C　主な治療法

　裂孔原性網膜剥離は手術療法が必要になり，以下の2つの方法がある．

①強膜内陥術：強膜側から裂孔周囲の網膜を凍らせて網膜と色素上皮との間に癒着を発生させ，スポンジを縫いつけることで，網膜と色素上皮との距離を短縮する（図Ⅲ-4-20）．網膜剥離の丈が高い場合は網膜下液の排液を行う．局所麻酔で手術を行った場合，疼痛が強い．施設によっては全身麻酔で行われている．

②硝子体手術：眼球に3ヵ所創を作成し，眼球内にある硝子体を除去する（図Ⅲ-4-21）．さらに空気に置換することで網膜の下の水を抜き，網膜と網膜色素上皮をレーザー光線で癒着させ，最後にガスを注入する．術後伏臥位の体位を維持する必要がある．白内障手術と併用することが多い．ほとんどが局所麻酔で，術中の疼痛はほとんどない．

牽引性網膜剥離には硝子体手術を行う．線維血管膜を切除し牽引を解除，網膜剥離を改善させる．

滲出性網膜剥離では原疾患を特定し，それに対する治療を行う．

D 治療経過・予後

裂孔原性網膜剥離に関して述べる．裂孔原性網膜剥離は，9割が1回の手術で網膜復位するが，1割が再手術を必要とする．網膜剥離の再発は繰り返す場合があり，何回も再手術が必要となることがある．通常，網膜が復位すると徐々に見やすくなる．視力に関しては，見え方に重要な黄斑部に剥離が及ぶと術後に歪みやかすみが残り，視力が元通り戻らないこともある．

最近は，硝子体手術で治療を行われることが多く，術後の伏臥位が問題になっている．無理な姿勢なので腰痛や肩こりに悩まされる．湿布やマッサージ，温罨法，うつむき用の枕の調整など緩和できる手段を考慮されている．上肢固定台などで尺骨神経を圧迫されると，尺骨神経麻痺や褥瘡が生じることがあり，予防が必要となる．

7 糖尿病網膜症，糖尿病黄斑症

A 糖尿病網膜症とは

糖尿病網膜症は糖尿病細小血管症の一つで，高血糖からの**糖代謝異常**による網膜血管障害である．糖尿病の眼合併症は糖尿病網膜症以外にも，白内障，血管新生緑内障，外眼筋麻痺，視神経症，角膜症，屈折異常，虹彩炎など様々な疾患があるが，糖尿病網膜症は重篤な視覚障害を引き起こすことから最も重要な合併症である．

1）病 期

糖尿病網膜症はその眼底所見から，**単純糖尿病網膜症，前増殖糖尿病網膜症，増殖糖尿病網膜症**の3つの病期に分類される．

①単純糖尿病網膜症

毛細血管瘤，網膜出血，網膜浮腫，硬性白斑を特徴とする病期で，小数の軟性白斑を伴うものも含める．

毛細血管瘤は毛細血管壁の膨隆したもので，周囲を取り囲むべき周皮細胞は消失し，血管内皮細胞の増生を伴う．毛細血管瘤では**血液網膜関門***が破綻していることが多く，血漿成分が血管外へ漏出する．その結果，網膜浮腫を生じ，また漏出したタンパクや脂質が外網状層で凝縮・沈着して硬性白斑となる．このように単純糖尿病網膜症は血管透過性の亢進した病期である．

---

*網膜には網膜循環に関わる内血液網膜関門と脈絡膜循環に関わる外血液網膜関門が存在する．前者は網膜血管内皮細胞間のタイト結合によるバリアで，血漿成分の血管外への移動を制限している．一方，後者は網膜色素上皮細胞間のタイト結合によるバリアで，脈絡膜から網膜内への血漿成分の侵入を制限している．

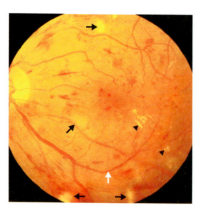

図Ⅲ-4-22 前増殖糖尿病網膜症の眼底写真
軟性白斑（➡）と静脈の軽度の数珠状化（⇨）を認める．また，多数の網膜出血と硬性白斑（▶）がみられる．

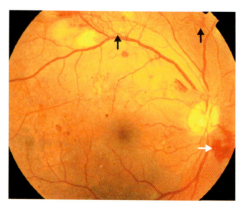

図Ⅲ-4-23 増殖糖尿病網膜症の眼底写真
網膜新生血管（➡）と，網膜前出血（⇨）を認める．

②前増殖糖尿病網膜症（図Ⅲ-4-22）

　軟性白斑，静脈の異常，網膜内細小血管異常を認める病期で，これらは網膜毛細血管が閉塞した結果生じる．**軟性白斑**は白色から灰白色の境界不鮮明な病巣で，綿花状白斑とも呼ばれ，瘤状に腫大した神経線維の集合である．

　静脈の異常で注意を要するのは数珠状化と呼ばれるもので，静脈径が不整となり数珠玉をつないだようになる．また，静脈がループを形成したり，オーム（Ω）状となる高度な異常もあるが，これらを認める例はすでに増殖糖尿病網膜症であることが多い．

　網膜内細小血管異常では，網膜毛細血管の閉塞部に隣接する側副血行路に，網膜内に拡張・蛇行する異常な細小血管がみられる．前増殖糖尿病網膜症は網膜毛細血管の閉塞する病期であるため，蛍光眼底造影検査で網膜血管の造影されない無灌流域がみられる．

③増殖糖尿病網膜症（図Ⅲ-4-23）

　前増殖糖尿病網膜症までの病期では病変は網膜内に留まっているが，増殖糖尿病網膜症の病期では病変が硝子体内に進展する．特徴的な所見として，新生血管，硝子体出血，線維血管増殖膜，牽引性網膜剝離がみられる．

　網膜毛細血管の閉塞域からは血管新生を促す因子が産生され，無灌流域が広範になると網膜新生血管や乳頭上新生血管を生じる．さらに新生血管の周囲に膠原線維が形成され，星状膠細胞，線維芽細胞，大食細胞などとともに線維血管増殖膜をかたち作る．新生血管や増殖膜は後部硝子体膜に沿って伸展し，後部硝子体膜と強く癒着している．血漿成分の漏出や新生血管からの出血は硝子体の変性・収縮を促進して後部硝子体剝離が生じる．その結果，後部硝子体が増殖膜および増殖膜の癒着する網膜を牽引して**牽引性網膜剝離**を生じる．

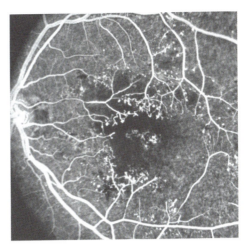

図Ⅲ-4-24　虚血性黄斑症の蛍光眼底写真
黄斑に中心窩無血管域を含む広い無灌流域を認める.

①〜③の段階を経て糖尿病網膜症は進行する．増殖期に至り，硝子体出血や牽引性網膜剥離を生じると高度の視力障害をきたす．

2）糖尿病黄斑症

視力障害のもう一つの原因として重要な病変は糖尿病黄斑症である．糖尿病黄斑症は糖尿病黄斑浮腫と同義に使われることもあるが，正確には**黄斑浮腫**，**虚血性黄斑症**，**網膜色素上皮症**が含まれる．

虚血性黄斑症は，中心窩の生理的な無血管域の拡大による網膜循環障害により黄斑機能の障害された病態を指す（**図Ⅲ-4-24**）．網膜色素上皮症は糖尿病による脈絡膜循環の障害が原因と考えられているが，病因は不明である．黄斑浮腫の吸収後にも同様の眼底所見を呈することがあり鑑別を要する．

最も頻度の高い重要な病変は糖尿病黄斑浮腫である．糖尿病黄斑浮腫は局所性黄斑浮腫とびまん性黄斑浮腫に分類される．局所性黄斑浮腫は主に毛細血管瘤よりの局所的な血漿成分の漏出が原因で，しばしば輪状の硬性白斑を伴う（**図Ⅲ-4-25**）．一方，びまん性黄斑浮腫は毛細血管瘤のみならず拡張した毛細血管や細動脈よりの広範な血漿成分の漏出が原因で，嚢胞様黄斑浮腫を伴う場合も多い（**図Ⅲ-4-26**）．びまん性黄斑浮腫は広い範囲にわたる内血液網膜関門の障害により生じるが，これに外血液網膜関門の破綻，すなわち網膜色素上皮障害も関与していると考えられる．

B　診断の進め方

糖尿病網膜症の診断は眼底検査により行う．眼底検査で前増殖期の所見を認め，網膜毛細血管の閉塞が疑われる場合には蛍光眼底造影検査（図Ⅲ-4-27）を行う．網膜血管の循環動態，血管異常（新生血管の有無），浮腫の原因となる血液網膜関門の障害などの評価ができる．

網膜浮腫は従来細隙灯顕微鏡を用いた眼底検査により診断していたが，1990年代後半に導入された光干渉断層計（OCT）により客観的な評価が可能となった（図

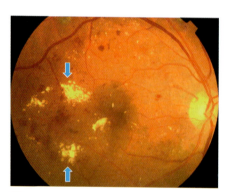

図Ⅲ-4-25 局所性黄斑浮腫に伴う輪状硬性白斑（➡）
内部に多数の毛細血管瘤がみられる．

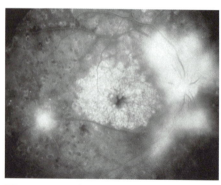

図Ⅲ-4-26 囊胞様黄斑浮腫の蛍光眼底写真
中心に花弁状の過蛍光を認め，その周囲には蜂巣上の過蛍光がみられる．血管周囲の過蛍光は新生血管からの蛍光色素漏出．

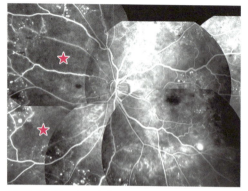

図Ⅲ-4-27 増殖前糖尿病網膜症の蛍光眼底写真
広い無灌流域を認める（星印の周囲）．

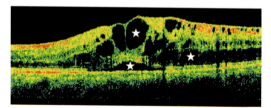

図Ⅲ-4-28 黄斑浮腫のOCT像
黒く抜けたところに浮腫液が貯留している（星印）．

Ⅲ-4-28）．索引性網膜剝離もOCTで診断可能である．

C 主な治療法（手術法の概略）

増殖性変化の予防あるいは沈静化を目的として光凝固が行われる．わが国では一般に，蛍光眼底造影検査における無灌流域に対して光凝固を行う．無灌流域が広範な場合や，複数の象限に網膜新生血管がみられる，乳頭上新生血管を伴う，網膜新生血管からの出血を伴う，**血管新生緑内障**＊などの場合には，網膜全象限への汎網膜光凝固を行う．

増殖性変化が進行し，硝子体出血や牽引性網膜剝離による視力障害を生じた場合には，硝子体手術（図Ⅲ-4-29）により出血を除去し，網膜を復位させる．

＊網膜に広範な無灌流域を生じると，虹彩および隅角に血管が新生する．隅角は房水の眼外への流出口であり，この部分が新生血管により閉塞すると著しい高眼圧をきたす．このような病態を血管新生緑内障と呼ぶ．

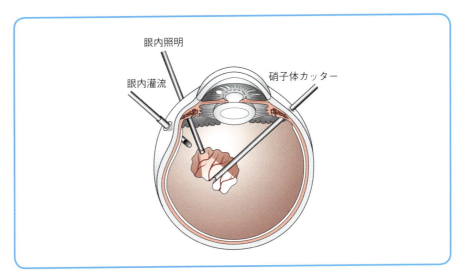

図Ⅲ-4-29　硝子体手術の模式図
硝子体カッター，眼内照明，眼内灌流の3つの器具が眼内に挿入されている．

　黄斑浮腫に対する治療は，局所性黄斑浮腫とびまん性黄斑浮腫では異なる．輪状硬性白斑を伴う局所性黄斑浮腫に対しては毛細血管瘤への直接光凝固が第一選択となる．一方，びまん性黄斑浮腫に対する治療法は確立していない．明らかな硝子体の牽引を認める例では硝子体手術の適応となるが，それ以外の例では，合成コルチコステロイド，**抗VEGF薬**＊の眼局所投与（眼球周囲の結合織であるテノン囊と強膜の間もしくは硝子体内への投与），光凝固，硝子体手術などを適宜組み合わせて治療する．

D　治療経過・予後

　糖尿病網膜症による視力障害の主原因は増殖性変化と黄斑浮腫である．患者の啓蒙，内科医との連携により早期の眼科受診が定着し，定期的な経過観察による適切な時期での光凝固が一般化した．その結果，増殖糖尿病網膜症の重症例は激減した．また，硝子体手術装置の進歩と手術手技の確立により，重症例に対する硝子体手術の成績も著しく向上した．

　もう一つの視力障害原因である糖尿病黄斑浮腫は，局所性浮腫の例では光凝固が有効で予後は良好である．一方，びまん性浮腫の治療法は確立しておらず，その予後は不良である．ステロイド薬や抗VEGF薬により一時的な浮腫の消退は得られても，薬効の消失とともに再発する例が多い．抗VEGF療法は医療費が高額となるため，長期にわたる投与は患者負担が大きく問題となっている．硝子体手術，光凝固の有効な例もあるが，必ずしも全例で浮腫の消退は得られない．

＊VEGFはvascular endothelial growth factor（血管内皮増殖因子）の略．抗VEGF療法はVEGFの作用を抑制する薬剤を硝子体内に投与し，新生血管を退縮させたり血管の透過性を抑制する治療法．

8 加齢黄斑変性

A 加齢黄斑変性とは

　加齢黄斑変性とは黄斑部の網膜色素上皮，ブルッフ膜，脈絡膜毛細管板が変性し視力障害をきたす疾患である．脈絡膜新生血管を生じる**滲出型**と，網脈絡膜萎縮をきたす**萎縮型**に分類され，わが国に多い滲出型では黄斑部の浮腫や出血が生じ，進行すると中心視野の喪失をきたす．有病率は50歳以上の1.3％とされ，男性に多く，両眼性の症例も多い．欧米では失明原因の第1位とされ，わが国でも視覚障害認定原因の第4位を占める重要な疾患である．原因は明らかになっていないが，網膜色素上皮における酸化ストレスと，それに続発する炎症が原因とされる．種々の遺伝子異常も指摘されているが，疫学的に喫煙者は加齢黄斑変性の5倍のリスクを持つなどの外的要因もあり，複数の因子が関わって生じる多因子疾患とされている．

　病型は脈絡膜新生血管が網膜色素上皮下にある1型と網膜色素上皮上にある2型に分けられ，さらに特殊型として瘤状の血管を有するポリープ状脈絡膜血管症と網膜由来の新生血管を有する網膜血管腫状増殖がある．

B 診断の進め方

1）臨床所見

　自覚的には変視や中心暗点，視力低下を生じるためそれらの検査を行う．検眼鏡では前駆病変としてのドルーゼンや漿液性網膜剥離，網膜色素上皮剥離がみられ，ときに網膜（下，内）や網膜色素上皮下に出血を生じる．2型脈絡膜新生血管は灰白色病変と呼ばれる灰色の病変として（図Ⅲ-4-30），ポリープ状脈絡膜血管症に関しては橙赤色隆起性病変として観察される．

2）光干渉断層計（OCT）

　赤外線を用いた網脈絡膜の構造解析であり，漿液性網膜剥離，嚢胞様黄斑浮腫，

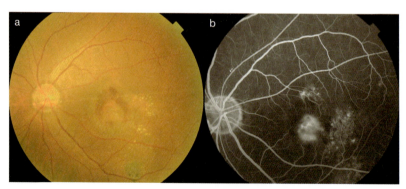

図Ⅲ-4-30　2型脈絡膜新生血管を伴う加齢黄斑変性の症例
眼底写真（a）では黄斑部の中心に網膜下出血を伴う灰白色病変を認め，耳側網膜には脱色素による色素ムラがある．蛍光眼底造影像（b）では脈絡膜新生血管部に旺盛な傾向漏出を認めるほか，脱色素部にはwindow defectと呼ばれる過蛍光がある．

網膜色素上皮剥離などが確認できる．また，描出される画像の輝度の違いから網膜下の出血もある程度判断できる．

3）蛍光眼底造影検査

フルオレセインとインドシアニングリーンの2種類の造影剤がある．前者は網膜の滲出などを描出し，後者は脈絡膜病変の描出を行う．これにより病型，病変の大きさ，活動性などを評価する．

C 主な治療法

1）抗VEGF療法

血管内皮増殖因子（VEGF）を対象とした分子標的薬であり，硝子体に注射する．現時点で第一選択とされる治療法であり，視力の改善が得られることも多いが，繰り返しの治療が必要になり，非常に高価でもあるため，患者の経済的な負担が問題になることも多い．

2）光線力学療法

光感受性物質であるベルテポルフィンを静注し，非熱性レーザーを照射することで脈絡膜新生血管を閉塞させる治療である．とくにポリープ状脈絡膜血管症には効果が高い．ベルテポルフィンが体内で代謝されるまでは遮光を必要とし，治療後2日間は原則入院となる．

3）レーザー光凝固

レーザー光線による熱凝固を行い，脈絡膜新生血管を閉塞させる治療である．かつて上記治療が認可されるまでは標準治療であったが，正常網膜も傷害されるため，現在は中心窩からある程度離れた部分の病変に対して行うことが望ましい．

4）サプリメント

ドルーゼンなどの前駆病変や萎縮型加齢黄斑変性に対してはルテインなどを含むサプリメントが推奨されている．

D 治療経過・予後

滲出型加齢黄斑変性は自然経過で矯正視力は0.1以下に下がるとされているが，早期治療により視力は維持できることが多い．しかし，治療を継続しても，徐々に網脈絡膜萎縮を生じ，視力が低下する症例も少なくない．

9 網膜血管閉塞症

A 網膜血管閉塞症とは

網膜動脈閉塞症と網膜静脈閉塞症とがあり，また閉塞部位が中心血管か分枝かにより網膜中心動脈閉塞症（central retinal artery occlusion：CRAO），網膜動脈分枝閉塞症（branch retinal artery occlusion：BRAO），網膜中心静脈閉塞症（central retinal vein occlusion：CRVO），網膜静脈分枝閉塞症（branch retinal vein occlusion：BRVO）の4つに分けられる．

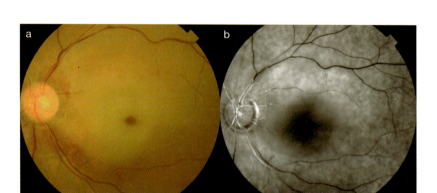

図Ⅲ-4-31　網膜中心動脈閉塞症（CRAO）の症例
眼底写真（a）では中心窩を除いた網膜の浮腫がみられ，cherry red spot（桜実紅斑）を呈している．蛍光眼底造影像（b）では脈絡膜循環による背景蛍光はあるものの，網膜血管は充溢遅延・欠損のため暗く描出されている．

　網膜動脈閉塞症は，高血圧や高コレステロール血症などの疾患および加齢に伴い細動脈硬化が生じ，動脈内腔が狭小化して生じる場合と，内頸動脈の粥状硬化や左心内血栓などから塞栓子が流れてくる場合とがある．網膜静脈閉塞症は，細動脈硬化が網膜動脈に生じ，血管壁を肥厚させることから間接的に生じる．中心静脈は狭い強膜篩板を中心動脈と伴走しており，また網膜静脈は動脈との交差部位において伸展に乏しい線維性の外膜を共有していることから，動脈壁の肥厚により静脈が圧排されて閉塞をきたす．動脈閉塞はその責任部位に一致した視野欠損を生じ，静脈閉塞は責任部位に一致した出血や浮腫をきたす．静脈閉塞は動脈閉塞を合併している場合がある．CRVOは動脈閉塞を合併する虚血型と，合併しない切迫型に分類され，前者は血管新生緑内障を併発することもあり予後不良である．若年者に視神経乳頭の炎症・浮腫とCRVOが併発する場合があり，これは**若年性乳頭血管炎**と呼ばれ，比較的予後良好である．

B　診断の進め方

1）臨床所見

①網膜動脈閉塞症：急性の閉塞をきたした場合，網膜内層の虚血性浮腫を生じ，網膜は白濁して観察される．CRAOの場合，中心窩のみが元の網膜の色調が維持されcherry red spot（桜実紅斑）として観察される（**図Ⅲ-4-31**）．これは中心窩には網膜内層が存在せず，脈絡膜循環によってのみ栄養されているためである．BRAOの場合，コレステロール塞栓などの塞栓子が観察されることがある．

②網膜静脈閉塞症：網膜浅層の出血（刷毛状出血）が責任領域にみられ，黄斑浮腫もしばしば合併する．CRVOでは全周性に浅層の出血がみられ，火焔状出血と呼ばれる．発症からある程度経過したBRVOでは側副血行路がみられることがある．

2）光干渉断層計（OCT）

①網膜動脈閉塞症：急性期には網膜内層の肥厚が生じ，輝度も上昇する．また，網膜内層において各層の境界が不鮮明になる．時間が経過するにつれて内層が菲薄

化し，CRAO においては中心窩陥凹が不鮮明になる．

②網膜静脈閉塞症：囊胞様黄斑浮腫が観察される場合がある．BRVO の場合，責任領域には浮腫があるが，そうでない部位には浮腫はみられず，これにより診断がつく場合もある．

3）蛍光眼底造影検査

フルオレセインを用いる．動脈閉塞が生じている場合，その部位に応じた充溢欠損または遅延を生じる．静脈閉塞ではその静水圧の上昇から蛍光漏出を示し，後期像では黄斑部の蛍光貯留を呈する場合がある．

C　主な治療法

①網膜動脈閉塞症：発症早期（数時間以内）では血栓溶解療法を用いることがあり，動脈閉塞が改善する場合がある．しかし，全身の動脈硬化，血栓リスクを併発している症例も少なくなく，眼圧を下げ血栓を下流に流すための眼球マッサージ，前房穿刺などが試みられることが多い．

②網膜静脈閉塞症：黄斑浮腫が生じた場合は抗 VEGF 療法が第一選択になるほか，ステロイド薬のテノン囊下注射も行われる．動脈閉塞を合併した場合は網膜光凝固を要する場合がある．

D　治療経過・予後

CRAO，BRAO で閉塞が解除できれば発症前の状態に戻ることもあるが，多くは視力低下，視野欠損が残存する．CRVO の切迫型では予後良好であるが，虚血型に移行すると多くは視力が 0.1 未満となる．BRVO は責任静脈から周囲の静脈に至る毛細血管が拡張子，側副血行路を形成していく．側副血行路の形成がみられれば，浮腫を生じにくく予後良好なことが多い．

10 ｜ 黄斑円孔，黄斑上膜

10-1　黄斑円孔

黄斑部に円孔を生じる疾患で，50〜70 歳代に好発し女性に多く，ほとんどが特発性である．外傷性や続発性のものもある．自覚症状は視力低下，歪視，変視で，暗点ではなく求心性に歪んで見えるのが特徴である．

A　診断の進め方

眼底検査（図Ⅲ-4-32）や光干渉断層計（OCT：図Ⅲ-4-33）で円孔を確認できる．

B　主な治療法

硝子体手術によりほとんどの症例で円孔を閉鎖することができる（図Ⅲ-4-34）．硝子体切除，内境界膜（ILM）剥離，ガスタンポナーデで治療を行う．若年者の外傷性黄斑円孔は自然閉鎖することもあるので数ヵ月は経過観察する．

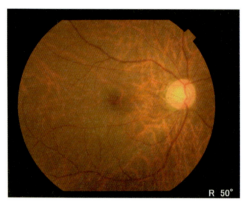

図Ⅲ-4-32　黄斑円孔の眼底写真

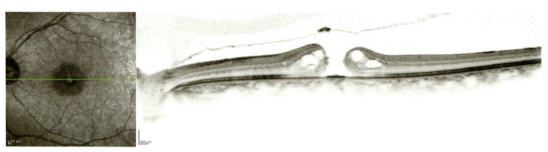

図Ⅲ-4-33　黄斑円孔のOCT像

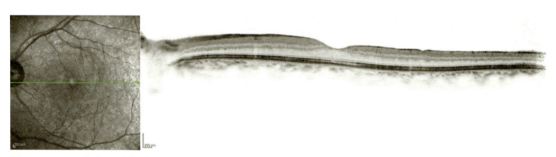

図Ⅲ-4-34　黄斑円孔術後のOCT像（図Ⅲ-4-33と同一症例）

C　治療経過・予後

円孔の閉鎖により視機能は回復するが，完全な回復を得ることはむずかしい．

10-2　黄斑上膜

黄斑部に**線維性増殖膜**を生じる疾患で，50歳以上に多い．特発性と続発性があり，続発性は糖尿病網膜症や網膜剥離術後など様々な疾患に生じる．自覚症状は視力低下や変視だが，自覚症状のない症例も多数ある．

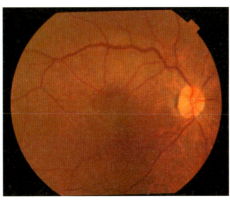

図Ⅲ-4-35　黄斑上膜（右眼）の眼底写真
[写真提供：兵庫医科大学眼科学　福山　尚先生]

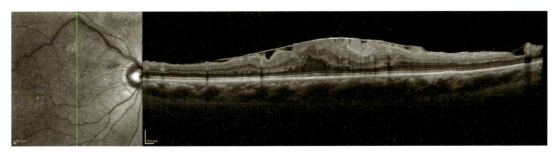

図Ⅲ-4-36　黄斑上膜のOCT像

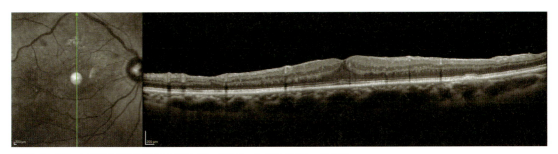

図Ⅲ-4-37　黄斑上膜術後のOCT像（図Ⅲ-4-36と同一症例）

A　診断の進め方
眼底検査（図Ⅲ-4-35）やOCT（図Ⅲ-4-36）で膜を確認できる．

B　主な治療法
硝子体手術で黄斑上膜剥離を行うが，手術適応は患者の自覚症状の強さで決める．

C　治療経過・予後
自覚症状の進行を防ぎ，改善することができる（図Ⅲ-4-37）が，完全な改善はむずかしく変視が残存する症例も多い．

11 | ぶどう膜炎

A ぶどう膜炎とは

ぶどう膜炎とは，ぶどう膜（虹彩，毛様体，脈絡膜）に炎症が起こる疾患の総称である．ぶどう膜炎になると，霧視・飛蚊症・視力低下・眼痛・充血などの症状が出現する．症状は自然軽快する場合もあるが，再発・発作が起こりやすく，適切な治療介入が必要である．

1）原因による分類

①外因性ぶどう膜炎（感染性ぶどう膜炎）：外傷や手術などにより病原体が直接眼内に侵入し，重篤な化膿性炎症をきたした場合．

②内因性ぶどう膜炎

③肉芽腫性ぶどう膜炎：病原体や自己組織などに対する反応により，類上皮細胞が結節を形成する．

④非肉芽腫性ぶどう膜炎：血管透過性亢進に伴う眼内滲出物，白血球の浸潤がみられる．

もう少しくわしく　3 大ぶどう膜炎

サルコイドーシス，フォークト・小柳・原田（Vogt-Koyanagi-Harada）病，ベーチェット（Behçet）病を指す．しかし，2009 年の眼炎症学会の調査では，この 3 大ぶどう膜炎でも全体の 20％程度で，約 3 割は原因不明である（表Ⅲ-4-3）．

表Ⅲ-4-3　ぶどう膜炎の原疾患とその頻度（2009 年）

順位	疾患	（％）
1	サルコイドーシス	10.6
2	フォークト・小柳・原田病	7.0
3	急性前部ぶどう膜炎	6.5
4	強膜炎	6.1
5	ヘルペス虹彩毛様体炎	4.2
6	ベーチェット病	3.9
	原因不明	33.5

［日本眼科学会ホームページ：ぶどう膜炎＜http://www.nichigan.or.jp/public/disease/budo_makuen.jsp＞（2019 年 3 月 13 日閲覧）より許諾を得て一部改変して転載］

B 診断の進め方

1）問　診

非常に重要．年齢（小児・成人），性差，地域差，人種差，眼症状発現（急性・慢性），片眼性・両眼性，全身疾患の既往（糖尿病，結核，梅毒など），ペット飼育歴，

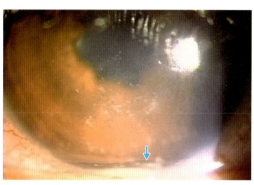

図Ⅲ-4-38　角膜後面沈着物（白い点）と前房蓄膿（➡）

生肉摂取歴，眼外症状（全身症状：口腔内アフタ，陰部潰瘍，難聴，関節症状など）を実際の診察の前にしっかりと聴取することで，診断の助けとなることが多い．

2）眼所見

細隙灯顕微鏡による診察．前眼部において，虹彩や隅角の特徴的な所見としては結節形成の有無を調べることが重要である．角膜後面沈着物（図Ⅲ-4-38）を認める場合は，その性状（豚脂様，漿液性），前房内炎症細胞・フレアの程度，前房蓄膿（図Ⅲ-4-38）の性状（粘度が低いか高いか）という所見に留意して診察する．また，後眼部では，硝子体混濁の有無，網膜滲出斑，血管炎などの有無を確認する．眼底の透見性が良好な場合には，眼底造影検査も非常に有効な診断ツールとなる．

3）全身所見

血液学的検査における各種炎症反応，特異抗体，膠原病の有無などを判定し，胸部X線写真で両側肺門リンパ節腫脹（bilateral hilar lymphadenitis：BHL）などの特徴的な所見をチェックする．また，ツベルクリン反応を行い，サルコイドーシスや結核のチェックを行う．

C　主な治療法

ぶどう膜炎の原因によって治療法は多少異なるが，ステロイド薬による消炎が治療原則である．ステロイド薬点眼はほぼ全例で必須であり，局所から全身投与へ，ステロイド薬から免疫抑制薬・生物学的製剤を追加していくのが一般的である．ステロイド薬には眼科的副作用として白内障，緑内障があり，全身的には糖尿病，中心性肥満，毛髪異常，骨粗鬆症などが挙げられる．炎症と副作用，どちらもうまくコントロールするために，治療のさじ加減が求められる．

①ステロイド薬の局所投与：点眼，結膜下注射，テノン囊下注射，硝子体内注射
②ステロイド薬の全身投与：内服，点滴
③免疫抑制薬の全身投与：内服，点滴
④生物学的製剤の全身投与：皮下注射，点滴

12 視神経炎

A 視神経炎とは

視神経炎は片眼性の比較的急性の視力低下で発症する疾患である．両眼性となることもあるが，両眼同時発症は極めてまれである．高齢の女性に多い抗アクアポリン（AQP）4抗体陽性視神経炎では，治療のタイミングを逃すと重篤な視力障害を残す．また，脊髄炎の合併にも注意を払う必要がある（視神経脊髄炎）．

B 診断の進め方

1) 問　診

発症は比較的急性で，約半数で眼球運動時痛を伴っている．体温上昇（運動後や入浴後）で視力低下が増悪するウートフ（Uhthoff）現象は視神経炎に特徴的な症状である．

2) 他覚的所見

対光反射が障害され，相対的求心性瞳孔異常（relative afferent pupillary defect：RAPD）が陽性となる．

3) 眼底検査

視神経乳頭は正常な場合（球後視神経炎）と腫脹している場合がある．典型例では視神経乳頭は腫脹・発赤を認める（図Ⅲ-4-39a）．

4) 視野検査

中心暗点または中心感度の低下，視神経乳頭と中心を含んだラケット状暗点などが多い．視神経炎では半数以上に健眼にも静的視野で異常が認められることが知られており，視野検査は必ず両眼に施行する必要がある．

5) 頭部 MRI

図Ⅲ-4-39b のように視神経に造影検査で強い増強効果が認められれば，現在強い炎症があるということが分かる．一方，球後視神経炎では図Ⅲ-4-40 のように眼

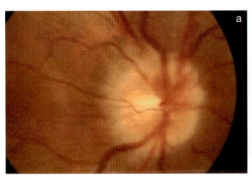 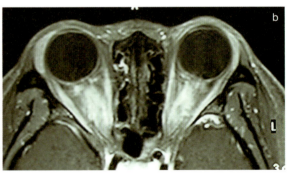

図Ⅲ-4-39　視神経炎
a：視神経乳頭は腫脹し，境界は不鮮明で，発赤している．
b：造影T1強調画像．両側の視神経が造影効果を受けて高信号に描出されている．

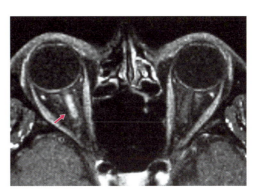

図Ⅲ-4-40　球後視神経炎の造影 T1 強調画像
眼窩内の視神経の一部が造影されている.

表Ⅲ-4-4　視神経炎との鑑別を要する疾患

鑑別疾患	鑑別のポイント
虚血性視神経症	高血圧・糖尿の既往，蛍光眼底造影検査における脈絡膜充影遅延
遺伝性視神経症	対光反応良好
中毒性視神経症	病歴
栄養障害性視神経症	病歴
うっ血乳頭	脳腫瘍，副鼻腔粘液腫などを MRI で精査
ぶどう膜炎による乳頭腫脹	硝子体混濁や前房の cell などに注意して自己免疫疾患の採血，全身検査を行う

球後部から出る視神経の中央部分が高信号に描出されている.

6) 鑑別疾患（表Ⅲ-4-4）

臨床上，虚血性視神経症との鑑別は治療法が異なるため重要である．鼻性視神経症もときに経験する．視神経炎は多発性硬化症や視神経脊髄炎などの検査へ進む必要があり，しっかり早期に鑑別することが重要である

C 主な治療法

視神経炎と診断がつけばステロイドパルス療法（メチルプレドニゾロン 1 g を 3 日間）を開始する．1 クール施行している間に抗 AQP4 抗体の検査結果が出るので，それにより治療方針を決定する．ステロイドパルス治療に反応し，抗 AQP4 抗体が陰性の場合は，特発性視神経炎としてステロイド薬を漸減していく．抗 AQP4 抗体陽性でステロイドパルス療法に反応しない場合は，早期に血液浄化療法に治療法をコンバートする必要がある．また，抗 AQP4 抗体が陽性の場合は，脊髄 MRI を施行し，脊髄炎が認められれば視神経脊髄炎として神経内科と共同で治療にあたる．

D 治療経過・予後

ステロイドパルス療法中，空腹感のために食欲が増し血糖値が上昇する．夜間不

眠（日中，気分が高揚するため），湿疹などはよく認められる副作用のため，食事の管理，血糖値の管理，睡眠薬の処方など，全身症状に注意を払い全身管理を行う．

13 眼の外傷

A 眼の外傷とは

大きく分けると機械的損傷，物理的損傷，化学的損傷がある．機械的損傷は，鈍的外傷（打撲）と鋭的外傷（刺さる）に分けられ，開放創があるかどうかでも分けることができる．物理的損傷は，可視光線，赤外線，紫外線，レーザー光線，電離放射線，凍傷，熱傷に分けられる．化学的損傷は酸・アルカリ外傷などがある．

B 診断の進め方

1）問　診

受傷した時間・場所，加害者や他に誰がいたか，原因は何か，どの方向から飛んできたのか，見え方の変化は，眼鏡を装用していたか，既往症に眼疾患があったか，外傷前の視力はどの程度であったかなどを詳細に問診する．

2）眼科的検査

受傷時の視力はとくに重要となる．眼球を圧迫しないように行い，疼痛や腫脹で開瞼困難な場合は，その旨を記載する必要がある．細隙灯顕微鏡で前眼部と角膜，虹彩，対光反応，前房，水晶体の状態を確認する．眼底検査で透見可能かどうか，異物の有無，硝子体出血の程度などを把握する．

3）画像検査

CTで金属異物がないか，骨折がないかの精査を行う．MRIは金属がある場合は禁忌となるので，異物を否定する必要がある．超音波検査は，前房出血や硝子体出血で眼底が透見困難なときや異物の精査に行う．

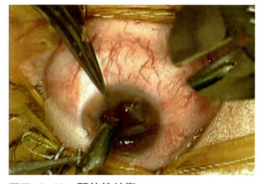

図Ⅲ-4-41　開放性外傷
右眼角膜中央部に飛入した釘を摘出している．その後，硝子体手術を行い，硝子体出血を除去した．

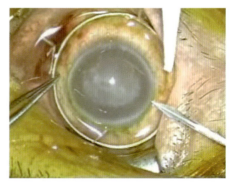

図Ⅲ-4-42　化学的外傷（アルカリ外傷による角膜混濁）に対する全層角膜移植の術中写真

C 主な治療法

　眼の外傷はすべて緊急性があるが，とくに**開放性外傷**と**化学的外傷**が急を要する．開放創がある場合は，創の閉鎖と程度にもよるが硝子体手術が必要となる（**図Ⅲ-4-41**）．疼痛と組織脱出の可能性があるので全身麻酔で行うことが多い．化学的外傷は，原因になる薬品の質と量にもよるが，大量の洗浄が必要である．とくにアルカリ性のものは，組織深部へ移行しやすいので重症化しやすい．角膜混濁を残して治癒した場合，角膜移植が必要になる（**図Ⅲ-4-42**）．

D 治療経過・予後

　外傷は感染と組織損傷（瘢痕）の程度により視力予後が変わる．最悪失明に至る可能性もある．

第Ⅳ部 歯・口腔疾患

1 歯・口腔の解剖と機能

1 歯および歯周組織の解剖

1) 歯および歯列（図Ⅳ-1-1）

　乳歯は計20本あり，永久歯は智歯（親知らず）と呼ばれる第三大臼歯を含めると計32本ある．これらが馬の蹄のように並んでおり歯列弓という．第三大臼歯は先天欠損している場合や，顎骨の中に完全に埋まったままで萌出しない（埋伏歯）または一部のみ萌出している状態になっていることが多い．

　生後6ヵ月頃より下顎の乳中切歯が萌出を開始し，2歳半頃までに乳歯列が完成する．6歳頃になると第一大臼歯（6歳臼歯）が萌出を始め，前歯から乳歯と永久歯の交換も始まり，12歳頃に永久歯の犬歯，小臼歯の交換が終わり，第二大臼歯が萌出する（図Ⅳ-1-2）．

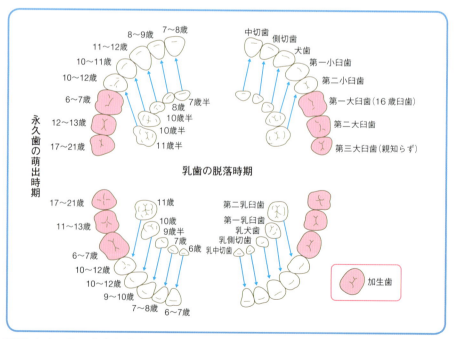

図Ⅳ-1-1　歯の名称と乳歯の脱落・永久歯の萌出

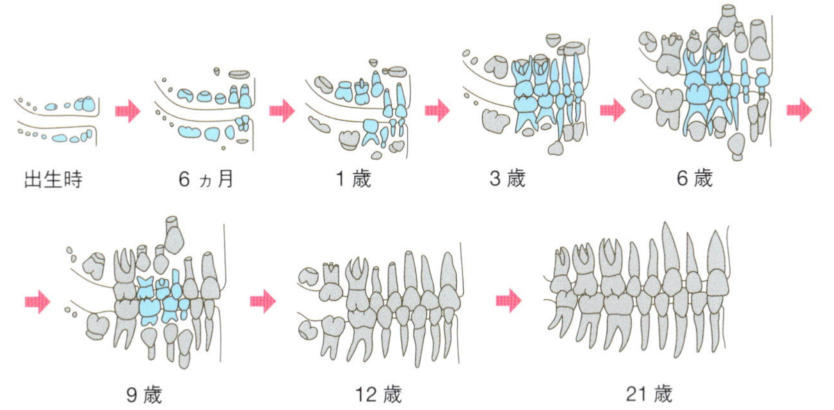

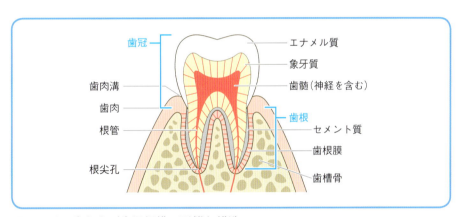

図Ⅳ-1-2　歯の萌出と交換時期（青：乳歯，灰色：永久歯）

図Ⅳ-1-3　歯および歯周組織の形態と構造

2）歯と歯根（図Ⅳ-1-3）

歯は**歯冠**（しかん）と**歯根**（しこん）からなり，歯冠は歯肉から口腔に出た歯の頭の部分，歯根は粘膜と**歯槽骨**（しそうこつ）に埋まっている．前歯や犬歯の歯冠形態はものを噛み切るために，臼歯はものを磨り潰すために都合のよい形態をしている．前歯と犬歯では単根であるのに対し，臼歯では複根が多く，ものを噛むために必要な咬合力を支えるために合理的な形態をしている．

3）歯・歯周組織の構造（図Ⅳ-1-3）

歯は**エナメル質**（歯冠のみ）と**象牙質**，**セメント質**などの硬組織と，軟組織である**歯髄**からなる．歯根表層のセメント質と歯槽骨とが**歯根膜**と呼ばれる組織を介して歯は植立（しょくりつ）しており，セメント質，歯根膜，歯槽骨および歯肉を合わせて**歯周組織**という．

①**エナメル質**：歯の表層にあり，人体で最も硬い組織で，知覚はない．

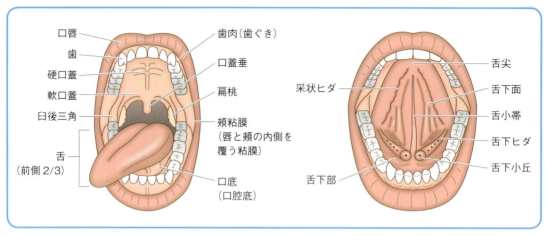

図Ⅳ-1-4　口腔の解剖

②**象牙質**：エナメル質の内層にある．象牙質内には無数の象牙細管が歯髄からエナメル質方向にかけて放射状に走行し，その中に象牙芽細胞の突起と組織液を含む．この構造により象牙質表面側からの刺激が歯髄まで到達し，う蝕や冷水などによる疼痛を感じる．
③**歯髄**：象牙質の内層（歯髄腔）にあり，神経，血管，細胞成分とで構成される．
④**セメント質**：歯根部表面を覆っている硬組織で，歯根膜によって歯槽骨と歯を結合している．
⑤**歯根膜**：歯根と歯槽骨を結合させる線維性組織である．歯に加わる圧力や痛みを感知することができ，歯や歯周組織を保護している．
⑥**歯槽骨**：歯を支えている骨である．歯周病はこの歯槽骨が炎症により吸収されていく疾患であり，吸収が進行すれば歯が動揺する．
⑦**歯肉**：歯槽骨を被覆している軟組織である．
⑧**歯肉溝**：歯と歯肉の間にある小さな間隙（溝）で，通常1〜2mm程度の深さがある．歯肉の炎症によって4mm以上の深さになった病的な状態を歯周ポケットと呼ぶ．

2　口腔の解剖

　前方は**口唇**，上方は**口蓋**，側方は**頰粘膜**，下方は**口底（口腔底）**に囲まれる腔を**口腔**といい，咽頭までの空洞部分である．上下顎骨には歯が植立し，下顎骨には舌が付着している．口蓋は非可動性の**硬口蓋**と可動性の**軟口蓋**からなる（図Ⅳ-1-4）．
　口腔には唾液を分泌する**唾液腺**があり，大唾液腺である**耳下腺**，**顎下腺**，**舌下腺**（図Ⅳ-1-5）および小唾液腺である口唇腺，口蓋腺，舌腺，頰腺などからなる．

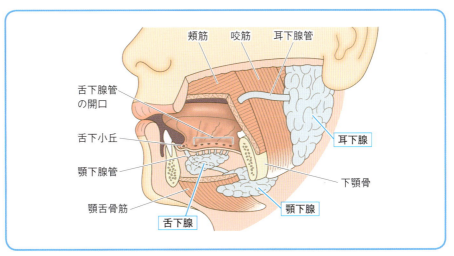

図Ⅳ-1-5　大唾液腺

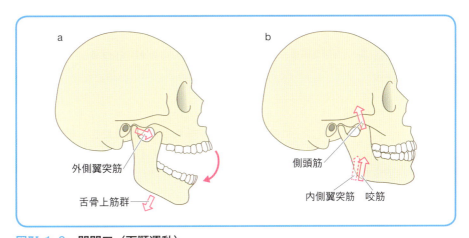

図Ⅳ-1-6　開閉口（下顎運動）
a：開口（外側翼突筋，舌骨上筋群）
b：閉口（咬筋，内側翼突筋，側頭筋）

3 口腔の機能

　消化器，呼吸器，および感覚器の一部である．咀嚼，味覚，消化（唾液），嚥下，呼吸，発声と言語（構音）などの機能がある．会話や表情を通して他者とのコミュニケーションをとることは，各々の口腔組織が連動して機能し秩序を保たれているからこそ可能になる．

1）開閉口（下顎運動）（図Ⅳ-1-6）

　頭蓋に対して下顎が顎関節を中心軸として開閉口する運動で，咀嚼の中心となる運動である．下顎運動は**咀嚼筋**（**咬筋，内側翼突筋，外側翼突筋，側頭筋**）と**舌骨上下筋群**により行われる．

表Ⅳ-1-1 唾液の作用

消化関連	消化作用	アミラーゼがデンプンを分解し，消化しやすくする
	味覚発現作用（溶媒）	味成分を溶かして味蕾まで運び，味覚を発現させる
	咀嚼・嚥下補助作用	口腔の湿潤度を保ち，食塊形成や嚥下を容易にする
発音・発声関連	発音補助作用（潤滑）	舌，頬，咽頭に潤滑性を与え，発音を容易にする
感染防御	歯・粘膜保護作用	粘性のムチンが歯および粘膜を被覆し，外来刺激から保護する
	洗浄作用	歯や粘膜に付着した食物残渣やデンタルプラーク（歯垢）を洗い流す
	抗菌・殺菌作用	リゾチーム，ペルオキシダーゼ，ラクトフェリン，分泌型 IgA などの抗菌因子が口腔細菌の増殖を抑制する
	細菌の凝集	細菌を凝集する
	pH 緩衝作用	食後酸性になった口の中を中和させ，歯の脱灰を防ぐ
	歯の再石灰化作用	脱灰した歯を唾液中のリン酸イオンやカルシウムイオンにより再石灰化し，初期う蝕を修復する
	排泄	体内に投与された薬物，化学物質を唾液中に排泄する
全身関連	内分泌	耳下腺，顎下腺よりパロチンが分泌される
	水分平衡調節	脱水時には唾液の分泌は減少する

2）味　覚

　味覚は主に舌にある味蕾が唾液などに溶けた化学物質を刺激として受容することで生じる．舌は咽頭に面している後方 1/3 の部分を舌根，前方 2/3 を舌体といい，その表面である舌背には舌乳頭と呼ばれる小突起があり，味蕾は糸状乳頭以外の茸状乳頭，有郭乳頭，葉状乳頭に存在する．糸状乳頭は舌背全体に密生し，細く角質化し白くみえる．茸状乳頭は赤く点状に散在しており，有郭乳頭は舌後方に 10 個ほどある．葉状乳頭はひだ状で舌縁後方に存在する．味覚は舌前方 2/3 は鼓索神経，後方 1/3 は舌咽神経支配である．

> **もう少しくわしく**
>
> 味蕾は 70% が舌背，5% が軟口蓋，25% が咽頭から喉頭粘膜に存在している．舌の知覚は，舌前方 2/3 は舌神経，後方 1/3 は舌咽神経支配であり，舌運動は舌下神経支配である．

3）唾液の生理と機能

　唾液は唾液腺から分泌され，1 日の総分泌量は成人で 1 L 前後といわれている．主として大唾液腺より分泌され，小唾液腺からも分泌される．唾液は多くの作用を有しており，口の健康だけでなく全身の健康にも重要な役割を果たしている（**表Ⅳ-1-1**）．

2 歯・口腔疾患の症状と診断・治療

1 歯痛，歯肉痛

1-1 歯痛

A 歯痛とは

　歯の知覚は，上顎の歯の場合は，三叉神経の第Ⅱ枝である上顎神経（上歯槽神経，大口蓋神経，鼻口蓋神経），下顎の歯は三叉神経の第Ⅲ枝である下顎神経（下歯槽神経）によって支配されている．歯の内部には歯髄と呼ばれる神経，脈管からなる軟組織が存在するが，痛覚はこの歯髄内に分布する三叉神経の自由神経終末によってとらえられる．すなわち歯の痛みのシグナルは，上顎・下顎神経の支配を受けたそれぞれの歯の歯髄に分布する自由神経終末で感知され，脊髄・延髄・視床を経由して末梢から中枢に向かって伝えられ，最終的には大脳皮質に至る．歯に加わった痛みの刺激は，象牙細管（図Ⅳ-2-1）と呼ばれる象牙質内を通る管の中に侵入した歯髄由来の神経線維の自由神経終末を興奮（脱分極）させて，痛みを発現する．

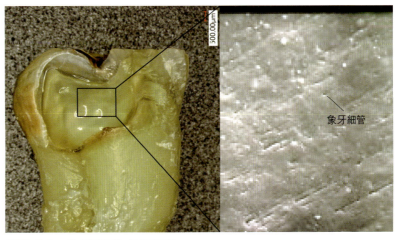

図Ⅳ-2-1　象牙質面と象牙細管

B 考えられる疾患

1）う蝕による歯髄炎

むし歯（う蝕）によっても歯の痛みが惹起され，これはう蝕病巣からの細菌感染によって歯髄に化膿性の炎症（歯髄炎）が起こり，損傷を受けた歯髄内の血管から遊出したブラジキニンなどの炎症関連物質が歯髄内の自由神経終末を興奮させることによって発現する．またブラジキニンのような炎症関連物質は，さらにプロスタグランジンのような炎症関連物質を産生する．これらの炎症関連物質によって歯髄内の血管が拡張されるが，硬い歯質で囲まれた歯髄は，炎症で血管が拡張しても皮膚や粘膜のように腫脹による組織内圧を調整できないため，う蝕がさらに進行して歯質が崩壊し，内圧が歯髄の外に開放されるまで強い痛みが持続する．

2）歯根膜炎

歯の痛みは歯髄炎以外の要因によっても招来される．その一つに歯根膜炎による痛みがある．歯根膜とは，歯根と歯槽骨の間に存在し，歯槽骨内で歯を支える強靭で密な，厚さ約 150〜400 μm の線維性組織であるが，触覚や痛覚の受容器を有し，歯髄と同様に三叉神経支配を受ける．この歯根膜に炎症が生じる，すなわち歯根膜炎になると歯痛が出現する．

歯根膜炎には，細菌感染によるものと感染以外が原因となるものがある．前者の場合は主にう蝕（や歯周病）によって歯髄が細菌感染（歯髄炎）し，その起炎菌が歯根の端（根尖）から歯槽骨内に侵入して化膿性の歯根膜炎（根尖性歯周炎）を発症する．炎症が骨内に存在するときは強い自発痛を有し，骨内から骨膜に炎症が広がる際に，歯肉を含む局部の発赤と腫脹，熱感とともに激しい痛みが発現する．一方，非感染性の歯根膜炎は歯の打撲や強度の歯ぎしり，噛みしめなどによって起こる外傷によるものが多く，咬合時の歯痛，歯が浮くような感覚，歯肉の腫脹や顎の痛みを伴う場合もある．歯根膜炎の痛みは歯髄炎の場合と違って，痛みの原因となっている患歯を比較的明示しやすいことが特徴的である．

1-2 歯肉痛

A 歯肉痛とは

歯肉痛の要因として最も多いのが歯肉炎である．歯肉炎は歯周病の初期症状として発症し，歯肉の発赤・腫脹・出血などの炎症症状に痛みが伴うことが多い（図IV-2-2）．歯肉も歯と同様に三叉神経によって痛覚を含む知覚が支配されているが，周囲を硬い歯質で覆われた歯髄に起こる強い痛みと違って，歯肉痛は他の粘膜や皮膚と同様に局部の組織が腫脹することに伴う疼痛である．したがって，歯肉炎が深在の組織に進展して歯槽骨炎や顎炎に移行すると痛みは激しくなるが，表在性の歯肉炎では強い痛みが発現することは少ない．しかし，初期から歯肉に潰瘍形成を起こすような疾患では痛みは強い．

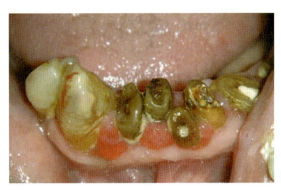
図Ⅳ-2-2 歯肉炎

B 考えられる疾患

1) 根尖性歯周炎
　歯の疾患（歯原性疾患）が要因となる歯肉痛は，歯肉を強く圧迫することで痛みを生じるところ，すなわち圧痛の部位や，患歯に打診痛を認める方向によって，責任病変をある程度鑑別することができる．患歯の根尖に圧痛がみられ，その歯に対して垂直方向の打診痛がある場合は，根尖性歯周炎による歯肉の痛みが疑われる．

2) 歯周病
　患歯の周囲（辺縁）に圧痛があり，患歯に水平方向の打診痛がある場合には歯周病（辺縁性歯周炎）に起因していることが多い．
　根尖性歯周炎と歯周病の病状が進行すると両方が合併することもある．

3) 歯肉潰瘍を生じる疾患
　栄養障害や全身の免疫力低下が関与する壊死性潰瘍性歯肉炎，ごくまれに薬剤関連顎骨壊死（p343 コラム参照）に伴う歯肉潰瘍などがある．

4) その他
　歯肉痛は上記の疾患以外にも，強い噛みしめや歯ぎしりでも起こることがある．さらには狭心症などの心疾患による痛みが歯，顎，歯肉に放散することもある．

B 診断の進め方
　歯肉の炎症の有無から診査を進める．歯肉に発赤や腫脹があるか，歯肉ポケットから排膿がみられるかなどを調べ，歯肉炎から生じる痛みを診断する．ただし，歯肉に潰瘍形成がある，排膿はないが出血しやすいなどの症状がある場合は，腫瘍の可能性が考えられる．このような腫瘍病変では歯肉に痛みを伴わない場合が多いが，進行すると著しい歯肉痛が発現する．したがって，単に歯肉の炎症だけでなく，歯肉の腫瘍も考えて診査していく必要もある．

C 処置・治療
　歯肉炎による痛みは，デンタルプラークの除去や局所の洗浄などで取り除くことができるが，排膿を伴っていたり，歯肉の発赤や腫脹が広範囲に波及している場合は抗菌薬の投与が必要となる．また，このような局所療法や抗菌薬を用いた薬物療法で痛みが消退しない場合には，炎症以外の疾患についても考慮する必要がある．

2 顎関節痛

A 顎関節痛とは

他の関節と同様に顎関節における疼痛も機能障害や外傷との関連性が強い．しかし病態が生じる領域によって疼痛の性質に違いがみられる．すなわち咀嚼筋に比べて顎関節や靱帯に生じる疼痛は鋭敏なことが多い．また二次的に炎症を伴う場合は持続的な炎症痛に移行し，周囲組織における疼痛との鑑別がむずかしくなる．

B 考えられる疾患

1）顎関節症

顎関節に疼痛を訴える症例で最も多いのは顎関節症である（p331 参照）．ただし顎関節症による疼痛の特徴は機能に伴う痛み，すなわち口を開けたり閉じたり，あるいは何か物を噛んだりすると生じる痛みであり，安静時にも痛みを覚えることはほとんどない．また同じ関節でも膝や肘の関節と違って，発赤・腫脹などの明瞭な炎症の症候を伴うことはない．

顎関節には下顎頭と下顎窩との間（関節腔）に関節円板という板状の線維性軟骨が存在する（図Ⅳ-2-3）．これは顎関節固有の組織で，顎関節が運動軸を移動する蝶番滑走関節（下顎は前後・側方に動かせる唯一の関節）であるため，その機能を担っている．この関節円板の後部に2層からなる結合組織（円板後部組織）が存在し，この組織に豊富な神経線維が分布する．顎関節は三叉神経第Ⅲ枝の下顎神経の枝によって知覚が支配されている．関節円板が本来の位置から滑り落ち（転位），円板後部組織が下顎頭と下顎窩の間に挟みこまれ，関節が動くたびに圧迫されたり，機械的に刺激されたりすることによって疼痛が出現すると考えられている．

また，顎関節を外側から包んでいる関節包と呼ばれる結合組織の内面から関節腔にかけては滑膜で覆われており，この膜が滑液という関節内の潤滑を担う液を産生している．顎関節に持続的な負担過重が続くとこの滑膜に炎症が生じ，顎関節痛を

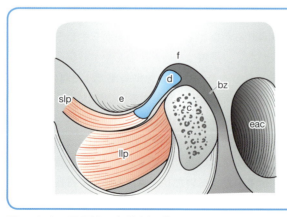

c：下顎頭
d：関節円板
e：関節結節
f：下顎窩（関節窩）
bz：円板後部組織
eac：外耳孔
slp：外側翼突筋（上頭）
llp：外側翼突筋（下頭）

図Ⅳ-2-3 顎関節の矢状断面像

引き起こすとされている．なお，滑膜の炎症によって関節腔内に貯留した液は MRI でしばしば観察される．

2) 顎関節炎

急性期には安静時にも顎関節に強い疼痛が生じるが，顎関節症と違って疼痛以外にも患部の発赤，腫脹，熱感などの一般的な炎症の徴候を伴うことが多い．また関節包内の滑膜組織にも炎症性の腫脹が惹起されることから，患側に顎関節を動かすと強い顎関節痛を認める場合が多い．まれではあるが，関節リウマチにより顎関節に疼痛が生じることがある．

3) 顎関節の外傷

顎関節突起骨折，顎関節脱臼，顎関節捻挫などの外傷によっても顎関節痛が生じるが，主に顎運動時の疼痛で，それにより顕著な運動障害を伴うことが多い．

C 診断の進め方

疼痛部位・種類・程度・時間などについての問診は不可欠である．次に顎関節を含め周囲組織の発赤や腫脹，肥大などの視診を行っていく．さらには咀嚼筋や顎関節の触診を行うことによって疼痛の発生する部位を特定する．また MRI などの画像診断を活用することも，疼痛源を把握する上で大変有効である．

D 処置・治療

p331 の顎関節症の項参照．

3 顔面痛

A 顔面痛とは

顔面痛は歯，耳，鼻，眼，副鼻腔，咽頭，舌，唾液腺などに疾患がある場合に出現する．一般的にこれら顔面痛の多くは末梢の組織が外傷や炎症により損傷を受けて生じる疼痛である．一方，このような組織が損傷を受けることで起きる疼痛とは別に，中枢や末梢の神経系が損傷を受けて生じる疼痛がある．その代表的なものが三叉神経痛である．

B 考えられる疾患

1) 三叉神経痛

三叉神経痛は，神経の走行に沿って電撃様の疼痛が出現し，突発的に起きることが多い．先に述べた末梢の組織が機械的な損傷を受けることにより生じる疼痛とは異なり，微弱な刺激にも関わらず，強い疼痛が誘発されたり（異疼痛），本来の原因以外のまったく違うところが痛くなったりすること（異所痛）が多いのが特徴である．例えば顔面に軽く触れるだけで激しい疼痛が誘発される．このような疼痛には，三叉神経痛の他に舌咽神経痛やヘルペス感染に伴う神経痛などがある．

2) 神経血管性疼痛

神経血管性疼痛は口腔顔面領域では，頭痛として多くみられる疼痛である．これ

は炎症などによって局所における血管が拡張し，周囲の神経線維や感覚受容器を圧迫することで生じる痛みで，片頭痛がよく知られている．片頭痛は女性に多く，前兆を伴うものと伴わないものに大別される．前兆を伴うものでは頭痛が始まる前に視覚障害を認めることが多い．片頭痛以外にも神経血管性疼痛を起こす疾患として緊張型頭痛，群発頭痛，側頭動脈炎などがある．これらの疾患では歯痛を伴う場合があり，最初に歯科を受診し，治療を受けているうちに疼痛が増強してくることも珍しくない．また自律神経に対する影響も強いことから，同時に眼や鼻にアレルギー性の症状を認めることもある．

3）心因性顔面痛

心因性障害に伴う疼痛も口腔顔面領域にはしばしばみられる．心因性の疼痛とは「訴えの痛みを説明できるほどの器質的疾患がみられず，性格や環境との関連があり，うつ病などによる痛みではないもの」とされている．心因性の疼痛は決して「気のせい」ではないという認識が重要である．舌に病変を認めないにも関わらず，痛みや違和感を覚える舌痛症や，顎関節にはとくに器質的な異常を認めないが，開口障害や関節痛を自覚する一部の顎関節症などが挙げられる．しかし他覚的には異常がみられない疼痛を“心因性の疼痛”と安易に診断することは問題で，慎重な検討を要する疼痛である．

C 診断の進め方

顎関節痛の場合と同様に適正な診断を行う上で問診や視診，画像診断が最重要であることはいうまでもない．加えて顎関節痛に比べて様々な関連痛が混在していることが多く，鑑別診断を慎重に行う必要がある．

D 処置・治療

歯や歯周組織に疼痛が及ぶ場合は，疼痛部位を特定する目的で試験的に局所麻酔を施すことがある．確定診断がなされない状態下での歯の切削や抜歯は避けるべきである．

4 開口障害

A 開口障害とは

開口障害とは，顎関節疾患，炎症，腫瘍などにより，下顎の開閉運動に支障が生じ，口を開けることができなくなる状態をいう．

健常者の開口量（開口時の上下顎の前歯切端間の距離）は男性で約 45〜55 mm，女性で約 42〜52 mm とされており，38 mm 以下になると開口障害と診断される．

B 診断の進め方と考えられる原因

1）炎症に起因する開口障害

①急性炎症が原因となるもの：口腔顔面領域には舌下隙，顎下隙，翼突下顎隙，咬筋下隙，傍咽頭隙などの組織隙が存在し，口腔顔面領域に発症した急性の炎症，

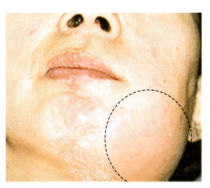

図Ⅳ-2-4 著しい開口障害が生じた左側頬部蜂窩織炎症例

とくに化膿性炎症はこれらの組織隙を通って広範に波及しやすいとされている．その結果，著しい開口障害をきたすことも少なくない．咬筋下隙に波及した化膿性炎症は強度の開口障害をきたす（図Ⅳ-2-4）．このような化膿性炎症性疾患には下顎の臼歯部の根尖性歯周炎（歯根の先に化膿性の病巣が生じ，周囲の骨に波及していく疾患）や智歯周囲炎（親知らずの周囲に炎症が生じ，周囲の骨に波及していく疾患）などが多くみられる．

②慢性炎症が原因となるもの：口腔顔面領域に発症した慢性炎症が開口障害を引き起こすことがある．顎放線菌症(がくほうせんきんしょう)はその１つの疾患で，板状の硬結を伴った著しい開口障害を引き起こす．この他，智歯などの臼歯抜歯後の二次感染から長期に及ぶ開口障害が起こる場合や，慢性下顎骨骨髄炎などから開口障害が生じる場合もある．急性炎症が原因となる開口障害に比べ，開口に伴う疼痛は強くないものの，硬性で難治性の開口障害が多いことが特徴である．

2）腫瘍による開口障害

顎関節および咀嚼筋，または軟口蓋や耳下腺などに発生した悪性腫瘍（顎関節では良性でも）によって開口障害が生じることがある．顎関節や咀嚼筋にみられる腫瘍としては良性のものが多いが，まれに悪性腫瘍が発生することもある（図Ⅳ-2-5）．これらの腫瘍病変で主な症状として開口障害が認められた場合，顎関節症と誤診しないよう注意が必要である．

3）顎関節症による開口障害

顎関節症にみられる開口障害には，①関節性開口障害，②筋性開口障害，が考えられる．

①関節性開口障害：関節円板が転位（本来の位置からずれてしまうこと）し，開口時の下顎頭の滑走を妨害してしまうことから生じる．その際，円板後部組織や滑膜組織を機械的に刺激したり，炎症を併発することもあり，疼痛を伴っていることが多いが，慢性化するとこれらの関節軟組織が弛緩し，開口障害が寛解する場合もある．しかし，逆に開口障害が長期化すると，関節内に線維性の癒着が生じ，

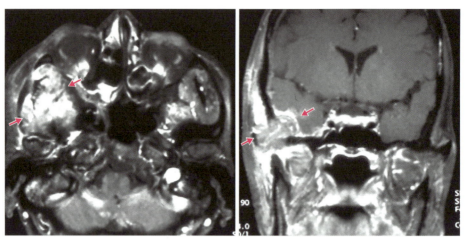

図Ⅳ-2-5　側頭筋部に発症した腺がんのCT像（➡）
著しい開口障害を呈した．

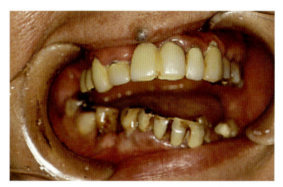

図Ⅳ-2-6　右側顎関節内の線維性の癒着病変
下顎頭の滑走運動が障害され，著しい開口障害が認められた．

著しい開口障害が起きることがある（図Ⅳ-2-6）．

②筋性開口障害：咀嚼筋の過緊張や炎症によって引き起こされ，筋痛を伴っていることが多い．慢性化すると疼痛は軽減するが，硬性の開口障害（しこりがあるような開口障害）に移行し，難治性になることもある．

4）その他の原因による開口障害

開口障害の原因が全身疾患に起因するものとして，関節リウマチ，痛風，破傷風，髄膜炎などがある．とくに破傷風は咬筋のけいれんにより開口障害が生じることが，鑑別診断上，重要となる．また顎関節の先天的な発育不全や小児期の外傷，炎症が原因で著しい開口障害をきたすことがある．このような病態は**顎関節強直症**と呼ばれ，下顎骨の発育不全により，外観が**鳥貌**（顔）を呈することが多い．

C　処置・治療

原因疾患の治療を行う．

5 閉口障害

A 閉口障害とは

大きく口を開けて閉じようとしたときにほとんど閉口できなくなる状態，またはある程度閉じられるが上下の歯が離開したままで咬み合わない状態を閉口障害という．閉口障害は原因によって以下のように分類される．

B 考えられる疾患

1）外傷による閉口障害

① （顎骨）骨折によるもの：顎関節突起骨折により，骨折側に下顎が偏位して閉口障害を認めることがある．偏位を認めない場合であっても，骨折部軟組織の腫脹や疼痛によって閉口障害が起きることもある．また頬骨弓が骨折し，骨片が内側に偏位することによって下顎骨の筋突起と衝突して閉口障害をきたすこともある．

② 顎関節脱臼によるもの：過度の開口などにより，下顎頭が下顎窩を逸脱して転位してしまう状態で，前方・側方・後方脱臼に分類されるが，とくに前方に脱臼することが多い．また片側のみの脱臼と両側の脱臼があり，前者の場合は健側に下顎が偏位し，後者では下顎が前突した顔貌になり，閉口できなくなる（図Ⅳ-2-7）．関節円板も同時に脱臼するため，新鮮脱臼では円板後部組織が急激に伸展して疼痛を認めるが，習慣性になると疼痛を伴わないことが多い．

2）炎症による閉口障害

舌下部（口底）に蜂窩織炎などの急性炎症が波及し，発赤を伴った著しい腫脹をきたすことによって，閉口が困難になる場合がある．

3）腫瘍による閉口障害

顎関節，とくに下顎頭に形成された骨腫，軟骨腫によって閉口障害が生じることがある．また舌に良性腫瘍や血管腫が発症した場合や巨舌症などによっても閉口障害が引き起こされることがある．

4）その他の原因による閉口障害

先天性奇形や著しい顎変形，顔面神経麻痺，ジストニアなどによっても閉口障害がみられることがある．

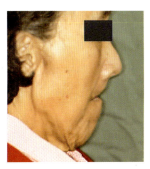

図Ⅳ-2-7　顎関節前方脱臼

C 処置・治療

原疾患の治療を行う.

6 口臭

A 口臭とは

口臭は，その原因から大きく生理的口臭と病的口臭に分類できる．それぞれの区分は相対的なものであり，また臭気（におい）の強度も多分に主観的である.

1）生理的口臭

生理的口臭は一時的なものも含み，健康状態に関わりなく，生活リズムや習慣，精神状態などによって生じる口臭である．口臭の多くがこの生理的口臭である．代表的な原因を以下のように分類できる.

①口腔乾燥に伴って生じる：空腹時口臭（ハンガーブレス），起床時口臭（モーニングブレス）

②飲食物（ネギ，ニンニクなどのにおいの強い食品，アルコール類）の摂取によるもの

③喫煙

④口腔衛生状態の不良による舌苔やデンタルプラーク（歯垢）の付着

⑤年齢的要因（思春期口臭，老人性口臭など）

口の中が不快な感じになるため，病的口臭に比べ本人に自覚症状があるケースが多い．他覚的には口臭を認めないにも関わらず，本人は口臭があると妄想的に信じこみ，対人面で障害を有する心因性の自臭症の患者もいる.

2）病的口臭

病的口臭は何らかの原疾患（歯周病によるものが多い）があり，第三者が常に不快感を覚える口臭（他臭症）である．本人の自覚症状がない場合も多い.

3）原因物質

口臭の原因物質として，メチルメルカプタン（CH_3SH），硫化水素（H_2S），ジメチルサルファイド，アンモニア，インドール，アミン，アセトン，アルコールなどが知られている．これらのうち，生理的口臭や歯周病からの口臭は，揮発性硫化化合物（volatile sulfur compounds：VSC）*であるメチルメルカプタンや硫化水素によるものが多いとされている.

B 考えられる疾患

原因となる疾患として以下のものがある.

①口腔由来：う蝕，歯周病

②鼻副鼻腔由来：鼻炎，副鼻腔炎

＊VSC を産生する口腔細菌として，グラム陰性桿菌の *Fusobacterium nucleatum*，*Porphyromonas gingivalis*，*Bacteroides forsythus*，グラム陰性球菌の *Veillonella alcalescens*，その他スピロヘータなどが知られている.

表IV-2-1 口臭の官能検査の評価例

1度	口臭を認めない
2度	口腔から30cm以内に近づくと口臭を感じる
3度	口腔から30cm以上離れても口臭を感じる

③内科疾患由来：糖尿病，肝硬変，肺膿瘍，慢性気管支炎，胃潰瘍

④遺伝性疾患：魚臭症*

　病的口臭の多くは，う蝕と歯周病に由来する．

C 診断の進め方

1）問　診

　病的口臭の原因となる内科疾患を念頭に置きながら，生活習慣を含めて聴取する．

2）視　診

　デンタルプラークの付着，舌（苔）の観察，唾液量（p311参照）をみる．

3）口臭の鑑別

　口臭が実際に持続的（慢性的）な病的口臭か，あるいは生理的口臭かをみる．口腔清掃不良（デンタルプラーク，舌苔），う蝕や歯周病（歯石の付着）による局所性の口臭（＝口腔に原因がある）かどうかを評価する．

4）各種検査

　血液・尿検査，X線・CT検査（副鼻腔，胸部など）を行う．

5）口臭の有無の判定（検査）

①心因性の口臭（自臭症）を除外する．

②官能的口臭測定（**表IV-2-1**）：鼻でにおいを嗅ぐ（嗅覚による測定）．臭気強度と不快度を評価する．直接法のほか，呼気を袋に入れ，そのにおいを嗅ぐ臭袋法がある．

③機械的口臭測定：各種口臭測定器，ガスクロマトグラフィ

D 処置・治療

1）生理的口臭

　治療の必要はないが，口腔の清潔保持と，口腔が乾燥しないよう保湿に努める．舌苔は口臭の発生源の1つではあるが，過剰な舌清掃によって舌背部に微小外傷を作り，症状の悪化を生じることがある．唾液の役割（p292の**表IV-1-1**参照）を考えると，清潔保持，保湿のいずれの目的においても，唾液を分泌させることは有効である．

　対症処置としての洗口は，生理的口臭の緩和効果がある．市販の洗口液や緑茶などによる洗口で，臭気のマスク効果が期待される．殺菌消毒薬を含む洗口液は唾液中に含まれる浮遊菌に効果を示すが，バイオフィルムを形成しているデンタルプ

＊**魚臭症**：遺伝による口臭として魚臭症が知られている．本症はトリメチルアミン酸化酵素の働きが先天的に欠落しているため，トリメチルアミンが分解されず血液中に残存し，皮膚や口腔内，尿からも魚臭いにおいが発せられる．

ラークや舌苔中の菌への効果は乏しい.

2）病的口臭

病的口臭では原疾患の治療を要する.

7 口腔乾燥症

A 口腔乾燥症とは

自覚症状としての口腔の乾燥感あるいは他覚的に口腔乾燥状態がある場合の症状名を指す．同義語に**ドライマウス**（dry mouth, xerostomia）がある.

1）原　因

主に唾液の分泌低下に起因するが，口腔からの水分蒸発の亢進や唾液の分布異常などの影響も考慮すべきである.

①口腔からの水分蒸発の亢進：経口気管挿管のため閉口できない，口呼吸，発熱，低湿度環境など.

②唾液の分布異常：口底に唾液はあるが，舌の運動障害のため舌背や口蓋が乾燥する，平滑舌のため舌背に水分を保持しにくいなど.

2）症　状

口腔乾燥・唾液の分泌低下によって，会話や咀嚼・嚥下障害，味覚障害，舌などの粘膜の灼熱感・痛み（カンジダ性口内炎を含む），う蝕・歯周病の進行，義歯の不安定化など，様々な不快症状を呈する（**表Ⅳ-2-2**）．これらの不快症状があるにも関わらず，口腔乾燥の自覚がない場合もまれにある.

B 考えられる疾患

唾液の分泌低下を生じる要因は多い.

①唾液腺自体の障害

②唾液を産生する水分量の不足（唾液腺に異常なし）

③唾液分泌に関わる神経系の抑制（唾液腺に異常なし）

表Ⅳ-2-2　口腔乾燥症に関連する自覚症状と随伴しやすい病変

自覚症状 （口腔乾燥以外が原因のこともある）	随伴しやすい病変
・夜間に起きて水を飲む ・乾いた物（クラッカーなど）を食べにくい ・食べ物を飲みこみにくい ・口の中がネバネバする ・話しにくい ・舌が痛い，ザラザラする ・味覚の変化 ・口臭 ・義歯の安定が悪くなった	・（根面）う蝕の多発 ・歯周病の進行 ・厚い舌苔 ・平滑舌（舌の糸状乳頭の萎縮） ・剥離性口唇炎，口角びらん ・口腔カンジダ症（義歯性口内炎，口角炎など）

④咀嚼・味覚などの刺激の減少による唾液分泌の低下（唾液腺に異常なし）

などに分類できる．口腔からの水分蒸発の亢進と唾液の分布異常の影響も念頭に置く．

上記①〜④を引き起こす疾患，治療，薬剤などを以下に列挙する．

①**唾液腺自体の障害**：シェーグレン症候群，頭頸部がんに対する放射線療法，加齢性変化*，閉塞・圧迫（唾石，唾液腺腫瘍）など

②**水分（体液）量の不足**：下痢や発熱，輸液量の制限など種々の原因による脱水，糖尿病，尿崩症，貧血，利尿薬など

③**神経系の抑制**：脳の外傷・腫瘍などの中枢性病変，薬物（抗不安薬，抗うつ薬，抗ヒスタミン薬など）の副作用，うつ病，精神的ストレスなど

④**分泌刺激の低下**：咀嚼障害（歯や義歯の不調），禁食など

C　診断の進め方

1）問　診

症状の発症時期，合併症，既往歴，使用薬剤などを聴取する．

2）口腔・口唇の診断

clinical oral assessment chart（COACH）における**口腔乾燥度**を評価する（p313参照）．口腔・口唇の病変（**表Ⅳ-2-2**）や，舌の可動性（唾液の撹拌能力），口唇の閉鎖能，口呼吸の有無なども確認する．

3）唾液分泌検査（刺激時・安静時；p311 参照）

ガムテストやサクソンテストのような刺激時唾液量の検査の方が容易なので第一選択とする．ただし，安静時の口腔乾燥感を必ずしも反映しないため，必要に応じて安静時唾液量検査を追加する．

4）確定診断

シェーグレン症候群などの口腔乾燥を生じる疾患が疑われる場合は，原疾患を確定するための各種検査［血液，尿，X線（唾液腺造影を含む），CT，MRI，唾液腺シンチグラフィ，口唇生検など］を施行，あるいは各疾患の専門科にコンサルトする．

D　処置・治療

口腔乾燥症の原因（疾患）が判明すればそれに対応すべきであり，脱水の補正，貧血の改善，義歯の調整などで原因（疾患）が改善し，口腔乾燥症も軽快するというのが理想である．しかしながら，輸液量に制限があり脱水の補正が十分にできない，使用中の薬剤の中止・変更ができない，あるいは原因（疾患）が重症のため改善困難，という場合が多い．原因療法が困難な場合には対症療法で対応する．

1）唾液分泌・促進薬

セビメリン塩酸塩水和物はシェーグレン症候群に，ピロカルピン塩酸塩はそれに加えて頭頸部がんに対する放射線療法による唾液腺障害にも効能・効果を有する．

*****加齢性変化**：高齢者では臨床的に唾液の分泌低下を認める場合が多く，また組織学的にも唾液腺の萎縮（硬化性変化）を生じていることが多い．ただし，この唾液分泌の低下は合併疾患や薬剤の副作用によるものが多く，加齢によるものはほとんどみられない，つまり，健康な高齢者では口腔乾燥は生じないとの見解もある．

セビメリン塩酸塩水和物，ピロカルピン塩酸塩はともに，唾液腺に存在するムスカリン性アセチルコリン受容体（M3）に作用して，唾液の分泌を亢進する（アゴニスト作用）．ただし，唾液腺の機能が残存していれば有効であるが，唾液腺の障害が高度であると効果は少ない．副作用として悪心や腹痛などの消化器症状や発汗・頻尿を生じやすい．消化器症状は，内服量を少量から徐々に増加させることで多くは回避できる．

2) 保　湿

口腔乾燥症の原因が唾液の分泌低下と口腔からの水分蒸発の亢進であることを考えると，口腔が潤うための対症療法としての保湿は，「加湿」と「蒸発予防」に整理して考えると理解しやすい．

①加 湿

加湿とは乾燥した口腔粘膜に潤いを与えることであり，水分を綿球やスポンジブラシなどで塗布することでも目的は達成できるが，スプレーが使いやすい．処方可能な人工唾液としてサリベートがあり，唾液の電解質組成を再現し，嚥下や発音を円滑にする効果（p292の**表Ⅳ-1-1**参照）が期待されている．生体の保湿成分であるヒアルロン酸ナトリウムを配合した市販のスプレーもある．

洗口は容易な上に安価で，唾液の洗浄作用を補うという点で悪くないが，過度の洗口は唾液の成分の1つであるムチンの喪失につながり，乾燥症状を悪化させることがある．口腔粘膜自体に水分を吸収するキャパシティはそれほど多くなく，潤いを持続させるために洗口，清拭やスプレーでこまめに加湿することが大切である．

②蒸発予防

口腔粘膜からの水分の蒸発を防ぐ目的には，市販の**保湿ジェル**が適している．保湿ジェルの粘度は様々で，水に近いものから粘性の高いものまであるが，積極的に蒸発防止を期待する場合は，高粘性の製品が適している．保湿ジェルの使い方は，まず口腔粘膜を清拭してから粘膜に薄く塗布するのがポイントで，厚く塗ると保湿ジェル自体が硬くなりやすい．古い保湿ジェルを残したまま，その上に保湿ジェルを厚く塗り重ねると，固まって汚染物に変化してしまう．経口気管挿管中などで口が閉じられない場合などでは，マスクで蒸発を防ぐのが有効である．

8 ｜ 口腔出血，歯肉出血

A　口腔出血，歯肉出血とは

患者の口腔内出血を確認した場合，出血部位を特定するとともに，出血を誘発した原因を考える必要がある．出血の原因は多くの場合，**機械的損傷による出血**か**自然出血**のいずれかに分類することができる．

機械的損傷の場合（歯による**誤咬**，割りばしや鉛筆・歯ブラシなどの**くわえ突き刺し**など）は頬粘膜や舌，歯肉，口蓋粘膜が出血部位となることが多いが，自然出

血はほとんどの場合，歯肉からである．これは，辺縁性歯周炎（≒歯周病）により炎症を起こしている歯肉の毛細血管が破綻し，出血することによる．慢性炎症の存在が背景にあり，通常であれば出血しない状態であるにも関わらず自然出血する場合，原因には以下の疾患の関与が考えられる．

B　考えられる疾患

①血液疾患：血友病，フォンウィルブランド（von Willebrand）病，特発性血小板減少症（idiopathic thrombocytopenic purpura：ITP），再生不良性貧血，白血病，骨髄異形成症候群

②抗血栓療法：抗血小板療法と抗凝固療法の両方を指す．抗血小板療法は脳梗塞，心筋梗塞などの動脈内で血栓が生じた際に一次治療後に行う治療であり，抗凝固療法は肺塞栓，深部静脈血栓症，心原性脳梗塞などの静脈内での血栓症に対して行う治療である．最近では新しい抗凝固薬 DOAC（direct oral anti-coagulants）*投与患者も増えてきている．他にも，抗血小板凝集薬とアスピリンをあらかじめ両方含んだ薬剤（コンプラビン®）なども使用されている．

③肝硬変による血小板減少や凝固因子の不足

④薬剤性：抗がん薬などの有害事象としての汎血球減少症

C　診断の進め方

自然出血の場合，患者の現病歴と現在の健康状態を把握することが大切である．

血小板数，出血時間，プロトロンビン時間（PT），活性化部分トロンボプラスチン時間（APTT）などを評価するのが一般的ではあるが，皮膚の点状出血・関節内出血・肉眼的血尿などの症状の有無を必ず確認する．検査値が正常範囲内であっても口腔衛生状態が不良で歯肉に炎症があれば，歯みがきなどの軽度の物理的刺激でも出血する．

D　処置・治療

物理的刺激による出血の場合は，原因を除去し，創面が露出している場合は可能縫合する．血友病などの原疾患に起因する出血であれば，主治医と相談の上，必要な血液成分や凝固因子の補充療法を考える．加えて局所止血を図る．

歯肉の止血には歯周包帯や止血シーネの使用が有効であり，歯科医に依頼すべきである．歯周疾患の合併が出血のきっかけとなっている場合が多いため，原疾患の治療と並行して普段から患者やスタッフの口腔ケアへの意識を高めることが重要である．

検査値で多少の異常を認める程度であれば，注意を払いながら正しい方法により歯ブラシを積極的に活用した口腔ケアを行い，歯周炎の改善に努めるべきである．検査値の異常が明らかな上，皮膚の点状出血・関節内出血・肉眼的血尿など口腔以外の部位からの出血を認めた場合は，関連する科との連携を図りながら口腔ケアを進める．

---

*DOACの種類：①直接トロンビン阻害薬：ダビガトラン（プラザキサ®），②第Xa因子阻害薬：リバーロキサバン（イグザレルト®），アピキサバン（エリキュース®），エドキサバン（リクシアナ®）

3 歯・口腔の検査

1 口腔の検査

A 検査の目的

歯・歯周組織・口腔粘膜における病変の有無を診査する．口腔は基本的に視診や触診が可能なので，肉眼的によく観察し手指で触れることにより，病変の大きさ，色調，硬さ，熱感，圧痛，波動の有無などを知り，検査機器を用いて確認する．

B 検査の方法・手技とその評価

1）歯列の検査

① 歯の不正，咬合状態，歯の欠如，咬耗（歯のすり減り）の有無，う蝕や歯周病の有無，歯の動揺の有無，歯科治療（レジン充填，インレーやクラウンの装着，義歯の装着）の有無などをチェックする．

② 歯科用パノラマX線写真（**図Ⅳ-3-1**）やデンタルX線写真（**図Ⅳ-3-2**）を撮影する．三次元的な状態の確認が必要であればCT撮影を追加する．デンタルCTは医科用CTと比べて金属アーチファクトが比較的少なく，歯や歯周状態を精査する場合に優れている（**図Ⅳ-3-3**）．

③ 診査の内容をカルテの歯式に記載する．

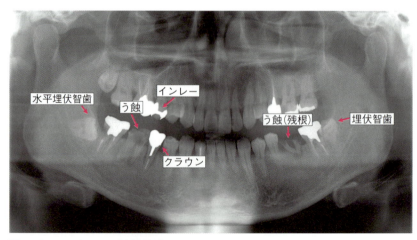

図Ⅳ-3-1　パノラマX線写真

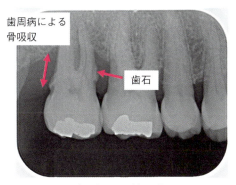

図Ⅳ-3-2　デンタルX線写真
パノラマX線写真より鮮明である．

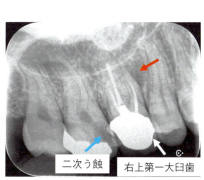
a：デンタルX線写真

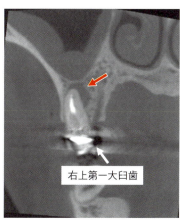
b：デンタルCT写真（冠状断）

図Ⅳ-3-3　右上第一大臼歯の根尖病変（➡）
デンタルX線写真では不明瞭な根尖病変が，デンタルCT写真では明らかである．

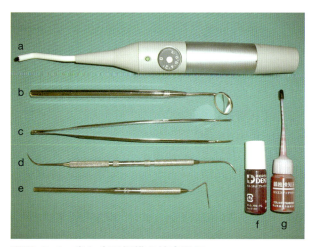

図Ⅳ-3-4　歯と歯周組織の検査器具
a：電気歯髄診断器，b：歯科用ミラー，c：歯科用ピンセット，
d：歯科用探針，e：歯周プローブ，f：デンタルプラーク（歯垢）染色液，
g：う蝕検知液

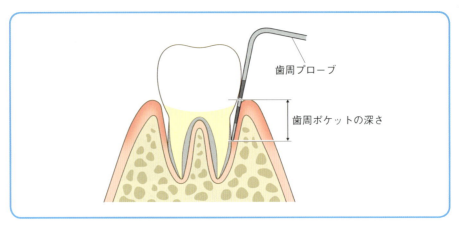

図Ⅳ-3-5　歯周ポケット検査

2）う蝕の検査（図Ⅳ-3-4）
①十分な照明のもとで歯科用ミラーを用いてう蝕の有無を十分観察する．
②歯の変色はないか，冷刺激としてエアを吹きつけたりしてしみないか，あるいは温熱刺激として温水や加熱したストッピングを用いてしみないかチェックする（温度診）．
③歯科用探針（エクスプローラー）を用いて触知する．
④う蝕が確認された場合には，デンタルX線撮影によりその深さと広がりを確認する．細菌の侵襲を受けた象牙質（軟化象牙質）は，う蝕検知液で染色できる．
⑤歯髄の生死を電気歯髄診断器で診査する．低電流で歯髄反応があれば生活歯であり，高電流でも反応がなければ失活歯である．
⑥歯の根尖部に炎症が波及しているか，歯科用ピンセットなどで軽く叩いて打診痛の有無を調べる．
⑦すでに充填されている歯の充填物周囲にう蝕が発生している（二次う蝕）こともあるので注意して診査する（図Ⅳ-3-3a）．

3）歯周組織の検査（図Ⅳ-3-4）
①歯肉に炎症があるか（発赤，腫脹，熱感，疼痛）．
②歯周ポケットがあるか，その深さを歯周プローブ（目盛つき）で測定する（図Ⅳ-3-5）．また，その際，出血や排膿についても確認する．
③歯の動揺があるか．
④歯面へのデンタルプラークや歯石の付着状態はどうか．デンタルプラーク染色液で染め出す．
⑤歯槽骨の吸収状態をデンタルX線撮影でチェックする．

4）口腔粘膜の検査
①視診により，粘膜の色調，表面性状，色素沈着，白斑，びらん，潰瘍，出血斑などの有無，乾燥・湿潤の程度などを診査する．

②また，病変が存在する場合，触診によって腫脹や腫瘤，結節や硬結の有無を診査する．

- 色調，表面性状：白色，赤色，青色，黄色などの他，帯黄色，帯青色，暗赤色，暗紫色などの表現で示す．表面性状は平滑，滑沢，粗造，凹凸不整などと表現する．
- びらん，水疱：びらん面の性状，水疱の有無
- 潰瘍：形，大きさ，深さ，辺縁の性状（不整，堤防状，鋸歯状など），潰瘍面の性状（貧血性，豚脂様など），出血の有無，硬結の有無，自発痛あるいは接触痛の有無，原因となる刺激物（う蝕歯の鋭縁，不適合義歯など）の有無などを診査する．
- 腫脹，腫瘤：部位，大きさ，形（限局性，びまん性，広基性，有茎性），硬さ，弾性，波動の有無，自発痛や圧痛の有無，硬結の有無，境界（明瞭，不明瞭），腫脹部の熱感の有無などを診査する．

2 ┃ 唾液分泌検査，唾液腺に関する検査

A 検査の目的

　刺激時および安静時の**唾液量測定**が簡便で一般的である．また，口腔ケアにおけるアセスメント項目の1つとして**口腔乾燥度**の評価は極めて重要である．**シェーグレン症候群**の確定診断を得るための**口唇腺生検**を行うこともある．

B 刺激時唾液量検査

　咀嚼や味覚などの刺激による唾液分泌量を定量的に評価する方法として，**ガムテスト**と**サクソンテスト**がある．いずれかを選択することがシェーグレン症候群の診断基準で規定されている．刺激による唾液腺の分泌能力を評価する検査であるので，安静時の口腔乾燥感を必ずしも反映しないことに注意する．また，義歯不適合なども含めて咀嚼など口腔の機能に障害を認める場合や，認知症患者など指示に従えない場合には正確な検査ができないことが欠点である．

1) ガムテスト（図Ⅳ-3-6a）

①検査の準備と注意点

　ガム（歯に付着しにくい製品が望ましい），コップ（唾液回収用），注射器（あるいはメスシリンダー）

②方法・手技

　ガムを10分間噛ませて，その間に分泌された唾液をコップなどの容器に回収し，注射器などを用いて唾液量を測定する．

③検査結果の評価

　10分間で10mL以上の唾液分泌があれば正常と判断する．本来は無味・無臭の本検査専用のガムを使用すべきであるが，咀嚼以外の味覚（酸味・甘味など）・嗅覚などの刺激が加わったことによる唾液の分泌であったとしても，唾液腺の分泌能力を評価するという目的は達成できる．したがって，市販のチューインガムを準備すれ

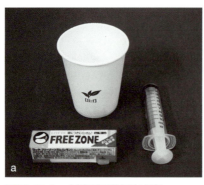
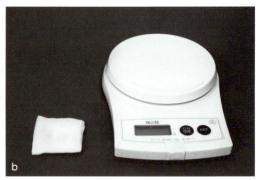

図Ⅳ-3-6 刺激時唾液量検査
a：ガムテスト，b：サクソンテスト

ばよく，同じ製品であれば唾液量の比較が可能である．義歯使用者にも本検査を実施することを考慮すると，付着しにくい性質の製品が望ましい．また，噛む速度にもとくに規定はない．

2）サクソンテスト（図Ⅳ-3-6b）

①検査の準備と注意点
ガーゼ，電子はかり（0.01 gの単位まで表示可能なもの）

②方法・手技
ガーゼを2分間，120回噛ませて（メトロノームなどを利用），ガーゼに含まれた唾液の重量を測定する．ガーゼの重量をあらかじめ電子はかりで計測しておき，2分間噛んだ後のガーゼ重量における増加分で評価すると簡便である．

③検査結果の評価
2分間で2 g以上の唾液分泌があれば正常と判断する．ガムテスト同様，本検査専用のガーゼもあるが，入手しやすいガーゼを規格化して使用すれば問題ない．

C 安静時唾液量検査

咀嚼や味覚などの刺激がないときに持続的に分泌される唾液量を測定する．吐唾法あるいはワッテ法で評価するが，ワッテ（綿花）を口腔に含むこと自体が刺激となる可能性があることから，吐唾法が一般的である．吐唾法は指示を理解できない場合などでは正確な検査ができず，例えば意識障害がある患者では検査そのものが実施困難であるが，ワッテ法では対応可能である．

①影響を及ぼす因子
体水分量，姿勢・体位（立位，座位，臥位の順に低下），明るさ（暗い方が低下），事前の刺激，日内リズム（夕方にピーク，睡眠中は最小），季節変動（冬季にピーク），情動（飲食物について考える），薬物などが知られている．

安静時唾液量が正常にも関わらず，安静時の乾燥感を訴える例として
- 舌背の糸状乳頭消失（平滑舌）による保水困難
- 舌運動障害などで唾液の攪拌能力が低下し，口蓋などへ唾液が分布しにくい

などがある．

第3章 歯・口腔の検査

表IV-3-1 COACH による口腔乾燥度・唾液の評価

○（問題なし）	グローブをつけた手指での粘膜の触診で抵抗なく滑る．唾液あり
△（要注意）	摩擦抵抗が少し増すが，粘膜にくっつきそうにはならない．唾液が少なく，ネバネバ
×（問題あり）	明らかに抵抗が増して，粘膜にくっつきそうになる．唾液が少なく，カラカラ

1）吐唾法

①検査の準備と注意点

　メスシリンダー

②方法・手技

　通常は座位で，刺激となりうる会話や読書などもせずに，安静な状態で唾液を採取する．自然に流出する唾液を15分間排出させ，メスシリンダーで測定する．

③検査結果の評価

　15分間で1.5 mL 以下は低下と判断する．

2）ワッテ法

①検査の準備と注意点

　歯科用ロールワッテあるいは綿球を準備し，あらかじめ重量を測定しておく．

②方法・手技

　測定前に口底の唾液をロールワッテなどで吸湿して取り出す．次いで，あらかじめ重量を測定したロールワッテを口底に30秒置く．取り出したワッテの増加重量を測定する．

③検査結果の評価

　30秒間で0.1 g 未満は唾液分泌低下と判断する．

D 口腔乾燥度の評価方法

　看護の現場における口腔ケアのためのアセスメント方法の1つに **COACH**（clinical oral assessment chart，臨床的口腔評価指針）がある．この中に口腔乾燥度・唾液の項目（**表IV-3-1**）がある．

E 口唇腺生検

　シェーグレン症候群の確定診断を得るために**口唇腺**の生検を行う．耳下腺や顎下腺の直接生検は侵襲が大きいため，簡便という点で**小唾液腺**（下唇の口唇腺が一般的）から組織を採取する．

①検査結果の評価

　1999年改訂のシェーグレン症候群の診断基準（厚生労働省）においては「$4 \, mm^2$ あたり1 focus（導管周囲に50個以上のリンパ球浸潤）以上」を陽性としている．

3 咀嚼機能検査

A 検査の目的

　咀嚼とは食物を口腔内に入れ，嚥下しやすいようにするための一連の機能をいう．すなわち，口腔内に取り入れようとする大きな食物が最初に上下の前歯で咬断される．そして，取りこまれた食片は舌によって後方に運ばれ，次に臼歯間で噛み砕かれ，咽頭へ移行する．

　咀嚼機能は，歯や歯周組織の疾患などによる器質的な原因や，咀嚼筋および顎関節などの機能異常により障害されるが，障害の原因や程度を調べる，あるいは治療後の評価を判定する目的で咀嚼機能検査が行われる．

B 検査の種類と方法

　咀嚼機能の検査法には，主観的評価法と客観的評価法がある．前者は食物の種類

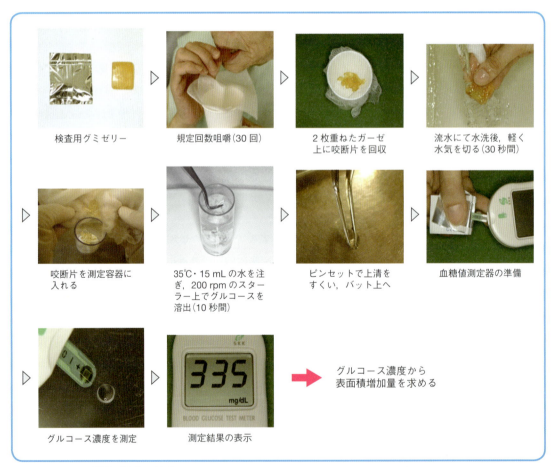

図IV-3-7　咀嚼機能検査の流れ

［写真提供：大阪大学名誉教授　野首孝祠先生］

を列記したアンケート調査によるもので簡便に施行できるが，患者の年齢，性別，嗜好品などの違いによって影響されやすい欠点がある．一方，後者には特定の食物を被検者に一定の回数だけ咀嚼させ，粉砕された試料片を用いて行う検査法がある．

　検査用のグミゼリーを30回咀嚼させ，得られた咬断片のグルコース濃度を測定し，その濃度から咬断片の表面積を算出する方法にて咀嚼能率を客観的に分析できる（図IV-3-7）．

　その他にも発色性のガムを咀嚼させ，その発色度を測定分析して咀嚼能率を評価する方法などがある．

4　嚥下機能検査

A　検査の目的

　嚥下機能とは，口腔内で咀嚼された食物を食道を経て胃に送りこむ機能で，以下のようなステージに分けられる（図IV-3-8）．

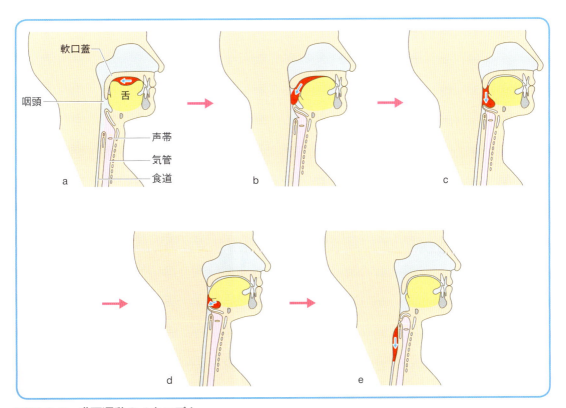

図IV-3-8　嚥下運動のメカニズム
a：舌による食塊の送りこみ（随意運動），b：咽頭期が誘発されたところ，c：食塊が喉頭蓋谷に到達したところ，d：舌根が後方に引かれ，咽頭後壁は前方に突出して，互いに接したところ，e：食塊が輪状咽頭筋と頸部食道に達したところ

［Longemann JA：Longemann 摂食・嚥下障害，道健一ほか（監訳），p28，医歯薬出版，東京，2000 より作成］

①**口腔準備期**：口腔内に取りこんだ食物を咀嚼し，舌，口唇，頬粘膜の運動によって食塊を形成する．
②**口腔期**：舌が食塊を硬口蓋に押さえつけながら後方（咽頭方向）に送りこむ（図Ⅳ-3-8a，b）．
③**咽頭期**：軟口蓋が挙上し，鼻咽腔が閉鎖され，舌骨と喉頭が前上方に挙上される．喉頭蓋，仮声帯，声帯によって喉頭が完全に閉鎖され，食道の入り口が開く．舌根部と咽頭後壁が接触し，咽頭収縮筋の攣縮によって食物が食道内に送りこまれる（図Ⅳ-3-8c，d）．
④**食道期**：食道内に入った食塊は蠕動運動によって胃の中に送りこまれる（図Ⅳ-3-8e）．

嚥下障害は上記の口腔期，咽頭期，食道期の各ステージで発症する可能性があるため，その障害の部位や程度などを調べる目的で以下のような嚥下機能検査が行われる．

B 検査の種類と方法

1）頸部の触診

患者の顎下部から頸部に手指をあてがい，嚥下時における舌骨・喉頭の動きを触診する．

2）頸部の聴診

聴診器を用いて嚥下音を聴取する．

3）嚥下反射検査

凍らせた綿棒などで口蓋をこすって刺激し，嚥下反射を催すまでの時間を測定する．

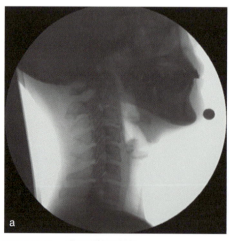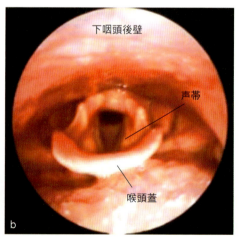

図Ⅳ-3-9　嚥下機能検査
a：X線ビデオ透視法による嚥下機能の検査，b：ビデオ内視鏡検査
［写真提供：新潟大学大学院医歯学総合研究科包括歯科補綴学分野准教授　堀　一浩先生］

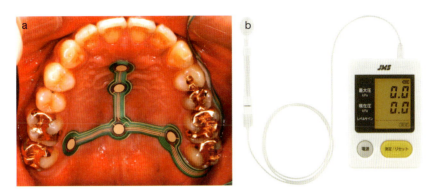

図Ⅳ-3-10　嚥下時舌圧測定システム（a）と舌圧測定計（b）
［a の写真提供：新潟大学大学院医歯学総合研究科包括歯科補綴学分野教授　小野高裕先生／b の写真提供：（株）JMS 社］

4）水飲み検査
　30 mL の水を嚥下させ，嚥下に要する時間や回数を測定する．

5）ビデオ嚥下造影検査（videofluorography：VF）
　造影剤（主に硫酸バリウム造影剤）が含まれたゼリー状の食物を患者に摂食させ，X 線透視装置にて嚥下時の動態を観察・記録する（図Ⅳ-3-9a）．

6）ビデオ内視鏡検査（videoendoscopy：VE）
　鼻腔から内視鏡を挿入し，喉頭およびその周囲の観察を行う（図Ⅳ-3-9b）．

7）その他の検査法（p360 参照）
　嚥下時の舌圧測定システムが最近開発され，嚥下機能の診査に適用されている（図Ⅳ-3-10）．

4 歯・口腔疾患各論

1 う蝕

A う蝕（齲蝕）とは

　口腔清掃の不良などにより，歯の表面に**デンタルプラーク（歯垢）**が付着堆積し，その中の細菌（ミュータンス連鎖球菌など）によって酸が産生される．そしてpHが5.5（臨界pHと呼ばれている）以下に低下するとエナメル質から深部に向かって歯質が脱灰され，う蝕が発生する．その進行状態によってう蝕は以下のように分類される（C：caries）．う蝕が進行すると**根尖性歯周炎**を生じる（C_3，C_4）．

　C_1：エナメル質に限局したう蝕
　C_2：象牙質にまで進行したう蝕
　C_3：う蝕病変が歯髄まで達したう蝕
　C_4：歯冠部が崩壊喪失し，歯根だけになった状態（残根）

1）分類

　う蝕病変は急性う蝕と慢性う蝕に分類され，前者は白っぽく柔らかく，若年者に多い．後者は黒褐色で硬く，高齢者に多い（図Ⅳ-4-1）．

B 診断の進め方

1）視診

　直視，あるいは歯科用ミラーを用いて患歯の外観上の診査を行う．

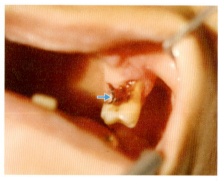

図Ⅳ-4-1　う蝕
高齢者の上顎臼歯部の露出した歯根面に発症した深いう蝕．

2）触　診

探針などの器具を用いて患歯の表面を探り，歯質の状態を確認する．

3）X線診査

歯科用X線撮影で，隣接面など肉眼的に発見しにくい部位を診査する．

4）う蝕検知液（p309の**図Ⅳ-3-4**参照）

う蝕の治療をする際は，う蝕に罹患した歯質を完全に除去することが重要である．その際どこまで細菌に感染されているか判定する指標がないため，う蝕検知液を用いる．この液を歯質に滴下して，細菌に侵されたう蝕象牙質を染色し，視認することによって罹患歯質のみを選択的に削除できる．

C　主な治療法

歯髄まで進行していないう蝕については罹患歯質を削除した後，金属や樹脂性の充填材料によって修復処置を行う．一方，う蝕が歯髄にまで進行した場合ではう蝕の病原菌が感染していると考えられる歯髄を除去（抜髄）し，最終的には歯髄が存在していた腔（歯髄腔）を緊密に封鎖する（根管充填）．

D　治療経過・予後

う蝕は細菌感染だけでなく，器質（歯質）の強度，唾液の量や緩衝能などの口腔環境，生活習慣などが多様に関与して発症する．したがって，う蝕で罹患した歯質を取り除き修復を行ったとしても，その後のメンテナンスが大変重要となる．とくに高齢者では，若年者に比べてう蝕の進行は遅いものの，う蝕が再発していても気づかないことが多いので注意を要する．

2 歯周病

A　歯周病とは

デンタルプラーク内の細菌によって歯肉炎が惹起され，辺縁性歯周炎へと進行していく．歯周病の原因となる細菌は主にグラム陰性の嫌気性桿菌などで，歯肉溝の中で増殖する　これらの細菌群による炎症によって，歯肉と歯との付着部分や歯根膜が破壊されることによって歯周ポケット（歯と歯肉との境目の溝）が形成されていく．炎症が歯槽骨に波及すると骨吸収が起こり，それが進行すると歯の動揺や脱落を招く（**図Ⅳ-4-2**）．

1）歯周組織とは

歯周組織とは歯を支えている組織で，以下の4つの組織からなる．

①歯槽骨（歯の周囲骨）
②セメント質（歯根の表層を覆う歯質）
③歯根膜（歯槽骨とセメント質とを結ぶ線維性組織）
④歯肉

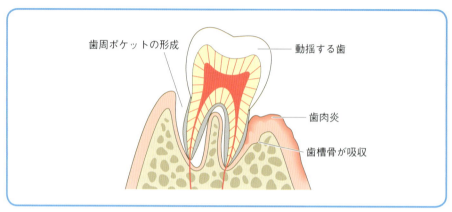

図Ⅳ-4-2　歯周病

　歯根膜はコラーゲン線維が集束したもので，セメント質，および歯槽骨に結合して歯をしっかりと支持している．また歯根膜には圧に対する受容器があり，わずかな咬合［咬んだときに（上下の）歯に加わる圧力］でも感知できる機能を有する．
　歯肉は部位によって遊離歯肉，付着歯肉に分かれる．遊離歯肉は歯肉溝という部分から付着歯肉に移行し，その下にある歯槽骨に線維性結合をしている．すなわち歯肉は歯槽骨に固着し，支持されている．

2）歯周膿瘍

　歯周膿瘍とは歯周組織に発症した化膿性炎症により形成された膿瘍で，主に歯周疾患が原因となるが，それ以外にも歯の破折や治療時における歯根部の穿孔（孔が空くこと）などによっても形成される（また強度のくいしばりや歯ぎしりによっても発症する場合がある）．歯周疾患が原因となる場合は深い歯周ポケットを伴っていることが多く，急性炎症症状が消失した後にポケット内の細菌感染に対する処置が必要になる．

3）糖尿病と歯周疾患

　糖尿病による口腔乾燥により，デンタルプラークの形成が促進され，さらに感染に対する抵抗力が低下することによって歯肉炎や歯周膿瘍が形成されやすくなる．また糖尿病に合併する血管障害により，歯周組織に壊死が起こりやすいといわれている．歯周病も糖尿病を悪化させ，悪循環を引き起こす（p356参照）．

4）その他の全身疾患と歯周疾患との関わり

　白血病などの血液疾患罹患患者では口腔粘膜からの出血が起きやすく，とくに歯肉は紫紅色を呈し，腫大することが多い．また抗てんかん薬や高血圧などでカルシウム拮抗薬を長期間服用している患者では歯肉が非炎症性に増殖し，デンタルプラークが停留しやすくなるため，歯周疾患が悪化しやすい（図Ⅳ-4-3）．

B　診断の進め方

　歯の動揺と歯周ポケットの深さを測定するとともに，口腔清掃状態を調べ，患者の口腔内における自己管理がどの程度できるかを把握する．

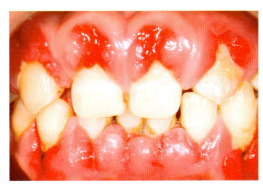

図Ⅳ-4-3　歯周病
カルシウム拮抗薬（ニフェジピン）の長期服用により生じた歯肉増殖.

C 主な治療法

　自己管理がうまくできない患者に対しては口腔清掃の重要性を認識させモチベーションを高める．モチベーションを高めていく過程で，歯周病の原因となるデンタルプラークや歯石および根面の壊死したセメント質などを機械的に除去する．また，歯を支える骨の吸収がみられる場合は外科的処置を行い，原因を除去することによって骨の再生を図ることも試みられている．

D 治療経過・予後

　適切な治療によって歯周病の進行を阻止できるだけでなく，歯周組織の再生も可能であると考えられている．ただし治療では，う蝕と同様に細菌感染を取り除くだけでなく，組織の器質的な問題や生活習慣を改善していくことが大変重要である．したがって，治療後の定期的なメンテナンスが経過予後に与える影響は大きい．

3 口内炎

A 口内炎（stomatitis）とは

　口腔粘膜に現れる炎症病変を指し，多くの疾患を含む総称である．この中で，抗がん薬の投与や放射線照射の有害事象として生じた発赤や潰瘍を伴う病変は**口腔粘膜炎**（oral mucositis）と呼ばれることが多い．一方，炎症の有無に関係なく**口腔粘膜疾患**と表現されることもある．例えば，口腔がんの前がん病変（p335 参照）として有名な白板症は一般に炎症を伴わず，口内炎と分類するのは適切ではない．したがって口腔粘膜疾患は，口内炎よりも広い範囲の疾患を含む概念である．

1）分　類

　口内炎あるいは口腔粘膜疾患には多くの分類がある．

①解剖学的部位による分類

　歯肉・舌・口唇・口角の一領域に限局しているときには，「〜歯肉炎」「〜舌炎」

という用語が用いられる．一方，これらの部位以外の口蓋，頬粘膜，口底などの一領域に限局しているとき，あるいは歯肉から頬粘膜というように解剖学的名称の一領域を越えて病変が拡大してみられるときには「～口内炎」の用語が用いられる．

②形態・症状による分類

カタル性，紅斑性，水疱性，びらん性，潰瘍性，偽膜性，アフタ性，壊死性，肉芽腫性，出血性などと表現する．白板症や口腔扁平苔癬，ニコチン性口内炎（白色角化症）などの角化異常による白色病変もある．

③原因による分類

細菌性，真菌性，ウイルス性，薬物性，アレルギー性，放射線性，移植片対宿主病（graft versus host disease：GVHD）性などに分類できるが，原因が明らかでないものも多い．

④原発性か症候性かによる分類

局所的原因あるいは口腔に限局しているものが原発性，全身疾患の部分症状として発現するものが症候性である．後者には，貧血（悪性貧血，鉄欠乏性貧血）に関連する舌炎や，ベーチェット（Behçet）病におけるアフタ，ウイルス感染症として麻疹のコプリック（Koplik）斑や後天性免疫不全症候群（AIDS）の毛様白板症などが有名である．

B 診断の進め方

病歴の詳細な聴取とともに，病変の形態・個数を観察する．とくに悪性腫瘍との鑑別が重要である．舌，歯肉，口底，頬粘膜などの難治性潰瘍（おおむね3週間以上治癒傾向のないもの）で，周囲の健常組織との境界が不明瞭，硬結を伴う場合には生検を実施すべきである（p335参照）．

病歴と視診，触診で大まかな診断が可能な場合が多いが，確定診断のために各種検査を実施する．血液検査としてウイルスの抗体価（例：ヘルペスウイルス）や自己抗体（例：天疱瘡におけるデスモグレイン），病原体の証明（各種染色，培養），また生検は悪性腫瘍が疑われる場合はもちろん，診断の確定に欠かせない場合もある．

全身疾患の部分症状として発現する症候性が疑われる場合には，原疾患の診断に必要な検索を実施する．

以下に日常臨床で遭遇することの多い代表的な口内炎として，**再発性アフタ，褥瘡性潰瘍，真菌性口内炎，ウイルス性口内炎**の4つの診断に絞って解説する．

1）再発性アフタ

アフタとは，口腔粘膜（硬口蓋，舌背，歯肉のような角化層の明らかな部分での発症は少ない）に生じた境界明瞭な類円形の小潰瘍である．有痛性で，表面は偽膜で覆われ，周辺に紅暈を伴う．ベーチェット病やクローン（Crohn）病など全身疾患の部分症状として症候性にアフタ様病変が出現する場合もあるが，圧倒的に頻度が高いのは原因不明の再発性アフタである．自己免疫の関与や女性の性周期，ストレス，疲労などが誘因と考えられている．

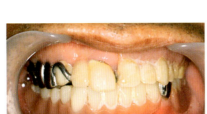
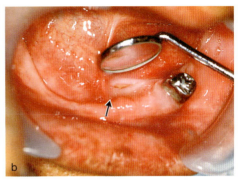

図Ⅳ-4-4　褥瘡性潰瘍
a：部分床義歯装着中．
b：義歯による口底部の褥瘡性潰瘍（➡）．

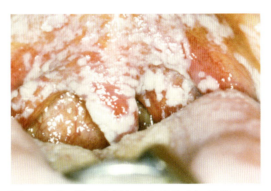

図Ⅳ-4-5　軟口蓋部急性偽膜性カンジダ

2) 褥瘡性潰瘍

　歯や義歯，経口気管挿管時のチューブやバイトブロックなどが粘膜に対して物理的に過接触することで生じる潰瘍を指す（図Ⅳ-4-4）．仙骨部などの褥瘡と同様に，低栄養など組織の脆弱性が亢進している場合，舌などでは静脈還流が悪くなって浮腫傾向（舌縁部に歯の圧痕を認める）にある場合などにも生じやすい．病変の形態がアフタを呈する場合もあるが，原因として物理的障害が明らかな場合は本診断名がふさわしい．

3) 真菌性口内炎

　口腔での真菌性口内炎の起炎菌の大部分は**カンジダ**である．カンジダの中でも，*Candida albicans* の頻度が高く，まれに *Candida glabrata* などが検出される．典型的な病態は，抗菌薬の使用による菌交代現象として生じる急性偽膜性カンジダで，こすると剥がれる小さな白斑の多発を特徴とする（図Ⅳ-4-5）．
　白くなるカンジダの診断は容易であるが，白くならない，あるいは赤くなる慢性萎縮（紅斑）性カンジダもある．中高年者の難治性の口角炎，義歯性口内炎（図Ⅳ-4-6）あるいは灼熱感を伴う舌炎として，唾液の分泌低下を伴ってみられること

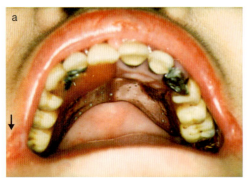
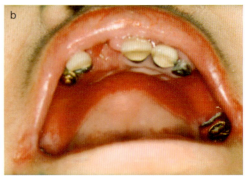

図Ⅳ-4-6 義歯性口内炎
a：口角炎（→）．部分床義歯を装着時
b：義歯床に一致して義歯性口内炎による発赤が著明

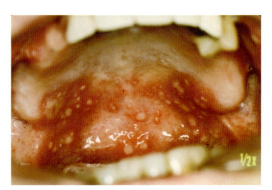

図Ⅳ-4-7 ウイルス性口内炎

が多い．義歯性口内炎は義歯による褥瘡性潰瘍（**図Ⅳ-4-4**）とはまったく異なる疾患で，義歯床に接する粘膜に発赤を認め，「ヒリヒリ，チクチク」というような痛みを伴うこともある．義歯床の材料であるレジン（樹脂）にはカンジダが付着しやすく，また義歯床で粘膜が被覆されるため，唾液中に含まれる抗菌因子（ラクトフェリンなど）が作用しにくくなることが原因となる（p292の**表Ⅳ-1-1**参照）．

灼熱感を伴う舌炎で，発赤などの炎症症状が明らかでない場合には，心因性の舌痛症との鑑別がむずかしいが，カンジダの関与を念頭に置くべきである．

4）ウイルス性口内炎

小児の**ヘルパンギーナ**（コクサッキーウイルス）や**手足口病**（コクサッキーウイルス，エンテロウイルス），**ヘルペス性歯肉口内炎**（単純疱疹ウイルス）に代表されるウイルス性口内炎の特徴は，直径の小さい（2 mm前後）小水疱が集簇して生じ，水疱が破れて癒合し，不定形の潰瘍を形成する（**図Ⅳ-4-7**）．

初感染時には，小水疱の形成に前後して発熱，食欲不振などの全身症状を伴う．一方，口唇ヘルペス（単純疱疹ウイルス）や帯状疱疹（水痘帯状疱疹ウイルス）に代表される回帰発症の場合は，全身症状を欠くか，あっても軽症のことが多い．

第4章 歯・口腔疾患各論 325

C 主な治療法と治療経過・予後

口内炎を発症すると接触痛によって経口摂取と口腔清掃に支障をきたす場合がある．乳幼児では，経口摂取の低下を輸液などで補わねばならないことがある．口腔衛生状態が低下すると，病変部に二次感染を生じて難治性となることがあるため，口腔清掃を実施しにくい状況ではあるが，洗口などを中心に清潔保持に努める．飲酒や喫煙，刺激物の摂取なども控える．

原因が明らかでない再発性アフタは通常1〜2週間で自然治癒するが，接触痛への対症療法としてステロイド軟膏（トリアムシノロン，デキサメタゾンなど）がよく使用される．しかし，ステロイド外用薬が潰瘍面の修復に有利とは考えにくく，漫然と使用すべきではない．

褥瘡性潰瘍では，原因としての物理的障害要因を除去できれば改善する．

感染症である真菌性口内炎とウイルス性口内炎に対しては，薬物療法として，それぞれ抗真菌薬（ミコナゾール，イトラコナゾール，アムホテリシンBなど），抗ウイルス薬（アシクロビル，ビダラビンなど）の局所あるいは全身投与が有効である．

4 | 唾液腺疾患

A 唾液腺疾患とは

唾液腺は，大きく**大唾液腺**と**小唾液腺**に分類できる（p290 参照）．唾液腺疾患は，これら大小の唾液腺に生じ，①唾石症，②炎症（急性唾液腺炎など），③囊胞，④腫瘍（良性，悪性）などに分類できる．また，**口腔乾燥症**は（p304 参照），唾液の分泌量（p311 参照）に関連が深く，常に唾液腺疾患の存在を念頭に置く必要がある．

B 診断の進め方

病歴・臨床所見に各種検査を組み合わせて診断する．

1）臨床所見

疼痛を伴う唾液腺の腫脹は急性唾液腺炎や唾石症によくみられる症状である．一方，無痛性の唾液腺の腫脹は囊胞や腫瘍，慢性唾液腺炎を疑う．食物摂取などの唾液分泌刺激に伴う疼痛を唾疝痛といい，唾石症などによる導管の閉塞に特徴的な症状である．

2）各種検査

唾液腺疾患に有用な検査として，唾液量測定（刺激時・安静時の唾液腺検査），超音波検査，X線（咬合法・パノラマなど），唾液腺造影，頭頸部CT，頭頸部MRI，唾液腺シンチグラフィ，生検などがある（p311 参照）．

C 主な治療法

1）唾石症（sialolithiasis）

唾液腺の腺体内もしくは腺管内に結石として唾石が形成される疾患で，顎下腺管

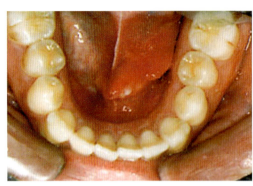 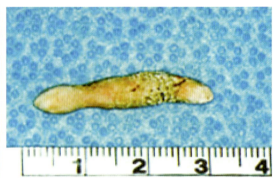

図Ⅳ-4-8　口底部唾石（左舌下小丘部）と摘出物

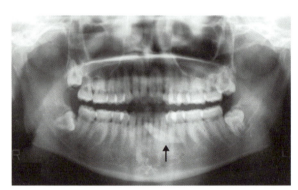

図Ⅳ-4-9　パノラマX線写真
➡が唾石（図Ⅳ-4-8と同一症例）

内が圧倒的に多い（図Ⅳ-4-8）．典型的な自覚症状は，唾液分泌刺激に伴う唾疝痛や唾液腺の腫脹で，口底部の触診，X線（咬合法・パノラマ）で診断できる（図Ⅳ-4-9）．

治療としては，腺管内唾石は口腔内から摘出する．近年では，内視鏡による摘出も行われることがある．腺体内唾石は，耳下腺では顔面神経を損傷しないように唾石のみ摘出，顎下腺では腺体とともに唾石を摘出することが多い．

2）急性唾液腺炎（acute sialoadenitis）

外傷や唾石などによる唾液分泌障害，周囲組織からの炎症の波及，手術後や悪性腫瘍による感染防御能の低下などが原因で細菌が腺管を逆行性に侵入し，化膿性炎症を生じたもので，耳下腺に多い．腺体の有痛性腫脹，開口部の発赤や排膿などがみられる．消炎療法を行う．

3）慢性再発性唾液腺炎（chronic recurrent sialoadenitis）

片側性，ときに両側性に唾液腺（耳下腺に多い）の腫脹・寛解を繰り返す．唾液腺の機能低下やシェーグレン症候群との関連が疑われる症例もあるが，不明な点が多い．血清アミラーゼが高値を示すことが多い．対症的に抗菌薬を投与する．

表Ⅳ-4-1　シェーグレン症候群（SjS）改訂診断基準

1. **生検病理組織検査で次のいずれかの陽性所見を認めること**
   A）口唇腺組織でリンパ球浸潤が 4 mm^2 当たり 1 focus 以上
   B）涙腺組織でリンパ球浸潤が 4 mm^2 当たり 1 focus 以上
2. **口腔検査で次のいずれかの陽性所見を認めること**
   A）唾液腺造影で stage Ⅰ（直径 1 mm 以下の小点状陰影）以上の異常所見
   B）唾液分泌量低下（ガムテスト 10 分間で 10 mL 以下，又はサクソンテスト 2 分間 2 g
   以下）があり，かつ唾液腺シンチグラフィーにて機能低下の所見
3. **眼科検査で次のいずれかの陽性所見を認めること**
   A）シルマー（Schirmer）試験で 5 mm/5 min 以下で，かつローズベンガルテスト（van
   Bijsterveld スコア）で陽性
   B）シルマー（Schirmer）試験で 5 mm/5 min 以下で，かつ蛍光色素（フルオレセイン）
   試験で陽性
4. **血清検査で次のいずれかの陽性所見を認めること**
   A）抗 SS-A 抗体陽性
   B）抗 SS-B 抗体陽性

診断のカテゴリー

以上 1，2，3，4 のいずれか 2 項目が陽性であればシェーグレン症候群と診断する．

［厚生労働省研究班，1999 年より転載］

4）慢性硬化性唾液腺炎（chronic sclerosing sialoadenitis）

唾液腺（顎下腺に多い）が無痛性に徐々に硬く腫脹する疾患で，腫瘍を思わせる病態を示すことからキュットナー（Kuttner）腫瘍と呼ばれることがある．腺体の全摘出を行う．

5）流行性耳下腺炎（ムンプス）

ムンプスウイルスに上気道を介して感染し，2～3 週間の潜伏期の後，両側または片側の耳下腺が腫脹し，発熱を伴う．耳下腺の腫脹は有痛性で，合併症として髄膜炎，脳炎があり，成人男性では睾丸炎，成人女性では卵巣炎がみられることがある．

6）シェーグレン症候群

中年女性に好発する涙腺と唾液腺を標的とする臓器特異的自己免疫疾患で，膠原病に合併することもある．眼の乾燥（ドライアイ）と口腔乾燥（ドライマウス）が主な症状である．1999 年の厚生労働省の診断基準に沿って診断が進められる（**表Ⅳ-4-1**）．

7）IgG4 関連疾患

唾液腺に発症した場合，典型的には唾液の分泌減少を伴わず，両側性に耳下腺や顎下腺の腫脹を認める．血清 IgG4 の高値（135 mg/dL 以上）とともに，組織像を確認し診断を確定する．ステロイド薬の全身投与が著効する．

8）嚢　胞（p328 参照）

9）唾液腺良性・悪性腫瘍（p208 参照）

D　治療経過・予後

良好であるが，疾患によっては唾液腺摘出術が必要となることもある．

5 顎骨および軟組織の囊胞

A 顎骨および軟組織の囊胞とは

上皮細胞に裏装された空洞が組織内に存在し，空洞内に通常，液体などの内容物が入っているものをいう．一般に囊胞は，歯や唾液腺など他部位にはみられない特殊な組織環境と発生および解剖学的理由から，顎口腔領域に特異的に発生するといっても過言ではない．したがって囊胞の発生頻度は比較的高く，発生する囊胞も多様である．

B 診断の進め方

囊胞は一般的に**表IV-4-2**のような特徴をもつ．とくに内容液は一般に淡黄色で漿液性または粘稠性であるが，感染などの修飾により色調が変化し，コレステリン結晶などを含むようになる．また，おから状の内容物を含む場合は**角化囊胞性歯原性腫瘍（歯原性角化囊胞）**や**類表皮囊胞**などを疑う．

体表や口腔内からの肉眼的所見は少なく，パノラマX線（顎骨）やCTにより描出される．囊胞の診断にX線やCTは不可欠であり，とくに顎骨囊胞は歯科医でのX線撮影で偶然発見されることも少なくない．

C 囊胞の診断と主な治療法

囊胞の治療は主に，副腔形成法（開窓術）と全摘出法に分けられる．副腔形成法は，囊胞壁を部分的に除去して開放創とし，残りの囊胞壁を保存して口腔粘膜と縫合する．囊胞内に未萌出の歯が存在すれば，将来，歯として機能をもたせることができる．

1）歯原性囊胞

①歯根囊胞（図IV-4-10）

歯髄失活後の根尖性歯周炎の経過中に形成された囊胞で，顎骨囊胞の中で最も発生頻度が高い．

原因となる歯の存在，境界明瞭な単房性のX線透過像があり，原因歯の根尖が囊胞腔に突出していることが診断の手がかりになる．

囊胞が小さい場合は根管治療のみで治癒することもあるが，一般には囊胞摘出術を行い，原因歯が保存不可能な場合は抜歯し，一方で保存可能な場合は歯根尖を一

表IV-4-2　**囊胞の特徴**

- 無痛性
- 限局性
- 発育は緩慢
- ほぼ球形に近い腫瘤状
- 軟組織にあれば波動を触れる
- 骨内で増大すれば羊皮紙様感（ペコペコ感）を触れる
- 穿刺により内容液を吸引できる

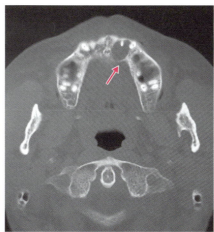
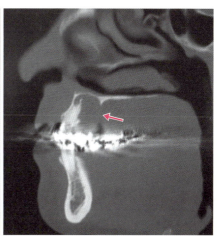

図Ⅳ-4-10　歯根囊胞

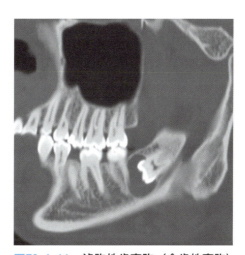

図Ⅳ-4-11　濾胞性歯囊胞（含歯性囊胞）

部切除する歯根端切除術を併施する．

②濾胞性歯囊胞（ろほう）

　囊胞腔に埋伏歯の歯冠を取り囲むように存在するものを**含歯性囊胞**（がんし）（図Ⅳ-4-11），埋伏歯を含まないものを**原始性囊胞**と呼ぶ（p345参照）．好発部位は下顎智歯部と上顎犬歯部で，いわゆる永久歯への交換期である10～20歳代に最もよくみられる．

　一般に自覚症状に乏しく，歯科医院で撮影したパノラマX線で偶然発見されるケースが最も多い．囊胞が大きくなると顎骨の膨隆をきたし，骨吸収の程度が進めば羊皮紙様感や波動を認めるようになる．X線所見は顎骨に境界明瞭な類円形の透過像を示す．

　治療法として，埋伏する永久歯の萌出が期待できる場合は開窓療法を行い，それ以外の場合は埋伏歯とともに囊胞を一塊として摘出する．

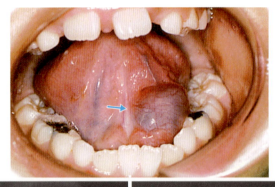

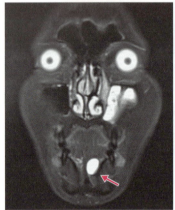 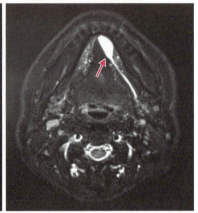

図Ⅳ-4-12　ガマ腫

2) 非歯原性囊胞
①術後性上顎囊胞

上顎洞炎の根治術後，数年から数十年の長期間を経て現れる囊胞で，**術後性頬部囊胞**ともいう．原因として，上顎洞根治術の際の残留した洞粘膜または粘液腺の一部が瘢痕組織内に埋入し，分泌物の貯留が起こって囊胞ができるという粘膜残存説が考えられている．上顎洞根治術後に発生するため，30歳代以降に発生する．

症状として頬部や上顎歯肉頬移行部の腫脹や疼痛を訴えることが多く，問診で上顎洞根治術の既往や歯肉頬移行部の手術痕の有無を確認する．診断に際してはパノラマX線撮影のみならず，CTで囊胞の部位を把握する．

3) 軟組織に発生する囊胞
①粘液囊胞

唾液腺の排出障害によって生じる囊胞で，**唾液腺貯留囊胞**あるいは**粘液貯留囊胞**ともいう．組織学的には上皮の裏装がない溢出型と上皮の裏装がある停滞型とに分けられる．溢出型は外傷を受けやすい口唇に多く，停滞型は口底部に多い．表在性のものは内容が透けて青みがかって見え，深くなると被覆粘膜表面は正常色になる．触診により波動を触知する．口底部の大きな粘液囊胞を，ガマガエルの咽頭に似ていることから**ガマ腫**（図Ⅳ-4-12）という．発生部位によって舌下型ガマ腫と

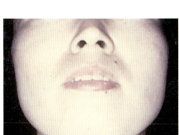
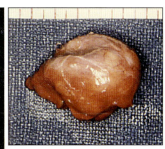

図Ⅳ-4-13 類表皮囊胞

顎下型ガマ腫に分類される．

治療としては，小さなものは摘出術，大きなものは開窓術や摘出術が行われる．ガマ腫で再発を繰り返す場合は舌下腺を含めた摘出が必要となる．

②類表皮囊胞，類皮囊胞

胎生期または後天的な外傷などで迷入した上皮から発生するとされる囊胞である．思春期以降に増大し，発見されることが多い．内容物が角化上皮だけのものを類表皮囊胞（図Ⅳ-4-13），内容物に毛髪や皮脂腺などの皮膚付属器が含まれるものを類皮囊胞という．類表皮囊胞の方が多い．

無痛性の類球形の腫瘤で大きくなると舌が挙上され，咀嚼・嚥下機能の障害を示すこともある．内容物はおから状の角化物がほとんどで，硬さは弾性軟であることが多い．

治療は口腔内または口腔外からの摘出を行う．

D 治療経過・予後

囊胞は自然消退するものはなく，原則摘出となる．摘出術後は予後良好である．

6 顎関節症

A 顎関節症とは

顎関節症は，顎関節や咀嚼筋の疼痛，関節（雑）音，開口障害あるいは顎運動異常を主要症候とする障害の包括的診断名である．その病態は咀嚼筋痛障害，顎関節痛障害，顎関節円板障害および変形性顎関節症である（表Ⅳ-4-3）．男性より女性に多く，比較的若い年代に好発する．

1）病因

原因を特定することはむずかしく，多くの発症因子が関わる疾患である．なかでも歯ぎしりやくいしばりは発症因子として注視されている．顎関節も他の関節と同様に，持続した過重負担に対して弱く，関節だけでなく周囲の関節靱帯や筋組織に

表Ⅳ-4-3　顎関節症の病態分類

- 咀嚼筋痛障害（Ⅰ型）
- 顎関節痛障害（Ⅱ型）
- 顎関節円板障害（Ⅲ型）
  a. 復位性
  b. 非復位性
- 変形性顎関節症（Ⅳ型）

［日本顎関節学会：顎関節症分類（2013年）より作成］

まで影響が及びやすい（p296の**図Ⅳ-2-3**参照）．一方，**上下顎の咬合**（咬み合わせ）関係が悪いことが顎関節症の原因とされることもあるが，咬合異常が直接因子として顎関節症へ関与するという科学的な根拠がない．したがって，短絡的に咬合治療を行えば顎関節症が治るということにはならない．

B　診断の進め方

主な臨床症状として疼痛，関節雑音，運動障害を認める．

1）疼　痛

疼痛は機能性疼痛で，かつ深部痛であるため，疼痛部位を特定することがむずかしい場合が多い．自発痛や疼痛部位に発赤，腫脹，熱感などを伴うことはなく，このような症状を随伴する場合は本症以外の顎関節疾患を疑う．さらに，顎関節以外に筋や筋膜および靱帯に疼痛が発現することがある．したがって，顎運動時における諸筋の疼痛の部位を確認するとともに，触診にて圧痛の有無を調べることが重要である．

2）関節雑音

関節雑音は触診や聴診で調べる．関節雑音とは下顎頭が可動する際に生じる音で主に**クリック（弾撥音）**と**クレピタス（軋轢音）**の2種類がある．クリックは主に開口時に転位していた関節円板が復位する際に発する音（**図Ⅳ-4-14**）と考えられており，「口を開けるとカクカクする」というように患者が訴えることが多い．しかし関節円板が復位していない場合や，生理的に発する場合もある．クレピタスは「ジャリジャリ」「ミシミシ」と表現され，下顎頭などの関節硬組織における形態異常や関節円板または円板後部組織の損傷などに伴って生じる場合が多い．

3）開口障害と閉口障害

顎関節症における運動障害には**開口障害**と**閉口障害**があり，いずれも関節円板と下顎頭の運動失調によって招来されることが多い．本来下顎頭の直上に位置する関節円板が主に前方に転位し，これが障害となって下顎頭が前方に滑走できなくなり，開口障害が起こる．このような現象を**クローズドロック**という（**図Ⅳ-4-15**，**図Ⅳ-4-16**）．この他，開口障害には，開口筋や関節靱帯の伸展障害，関節包の線維化や関節内における癒着病変によって生じるものがある．

一方，反対に後方転位した関節円板が障害となって，閉口時に下顎頭が元の位置まで戻れなくなると閉口障害が起こることがある．

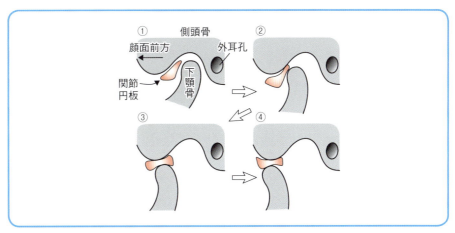

図Ⅳ-4-14　開口時におけるクリックの発生機序
咬合位①で関節円板が前方に転位しているため，開口し始めて下顎頭が前方滑走していく際に前方に転位している関節円板と接触②し，クリックが発生する．その直後には関節円板は下顎頭の上に復位③し，そのまま開口していく④．
　　　［Palacios E, et al：Magnetic Resonance of the Temporomandibular Joint, p76, Thieme, 1990 より作成］

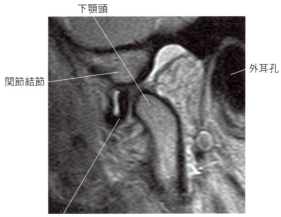

図Ⅳ-4-15　クローズドロックの MR 像

　以上のような関節円板の位置や形態の異常が疑われる場合は MRI などによる画像診断が有効で，それらの所見を優先すべきである．

4）その他の症状

　顎関節症にはこれら主症状以外にも耳鳴りなどの耳症状や，頭痛などの様々な症状を呈することがある．とくに耳は顎関節に隣接する器官であるので，顎関節内に起炎した滑膜炎などによる疼痛を耳痛として自覚する場合も少なくない．
　MRI などで顎関節内の炎症を検索するとともに，必要であれば耳鼻咽喉科に診療依頼する．

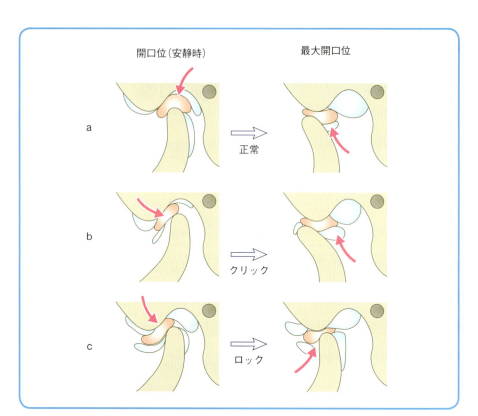

図Ⅳ-4-16　関節円板障害（Eriksson, 1985）
a：正常像，b：復位性関節円板障害，c：非復位性関節円板障害

C　主な治療法

　最も一般的な治療法としてスプリントと呼ばれる口腔装置を用いる．この装置は上顎・下顎のどちらかの歯列の全部あるいは一部を樹脂製の材料で覆い，新たな咬合関係を設定することによって顎関節と咀嚼筋に有害とされる咬合の干渉を除去し，負担軽減を図るものである（**図Ⅳ-4-17**）．スプリント療法はその作用が可逆的で，かつ非侵襲性であるため，その適応範囲は広い．

　外科的療法は，非開放性外科療法と開放性外科療法に分けられ，前者は顎関節部を開放しない代わりに関節腔穿刺が必要とされる．パンピング・マニピュレーション，上関節腔洗浄療法（**図Ⅳ-4-18**），顎関節鏡視下手術（**図Ⅳ-4-19**）などがある．後者の開放性外科療法には関節円板切除術や下顎頭整形術などがある．

D　治療経過・予後

　顎関節症は長期的には自然に症状が消退していく，いわゆるself-limitingな面を有する．したがって，侵襲が少なく可逆的な治療で経過予後は比較的良好であるが，反面，再発もしやすい．そこで予防も兼ねたセルフケア，ホームケアが大変重要になってくる．

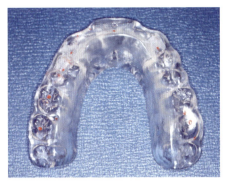

図Ⅳ-4-17　上顎歯列に装着するスプリント

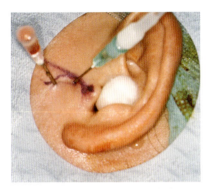

図Ⅳ-4-18　上関節腔洗浄療法

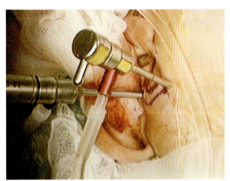

図Ⅳ-4-19　顎関節鏡視下手術

7　口腔がん

A　口腔がんとは

　舌がんや歯肉がんなどの口腔がんは，すべてのがんの約2％，頭頸部がんの約35％を占める．男女比は1.5：1で男性に多い．年齢分布では，60歳代が約30％，50歳代が約25％，70歳代が約20％を占める．

　口腔がんの中では舌がん（図Ⅳ-4-20）が最も多く約40％，次いで上・下顎歯肉がん（図Ⅳ-4-21）が約30％，頰粘膜がんおよび口底がんがそれぞれ約10％，そして小唾液腺から発生する唾液腺がんが約5％を占める．

1）発生機序

　放射線や化学発がん物質などによる初期の遺伝子変化に加えて，飲酒や喫煙，歯の鋭縁や不良義歯などの刺激が誘因となって発生すると考えられているが，いまだ明らかではない．

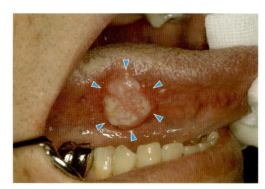
図IV-4-20　舌がん（▶が病変）

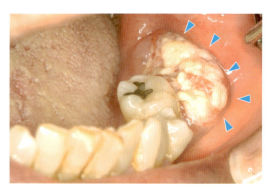
図IV-4-21　下顎歯肉がん（▶が病変）

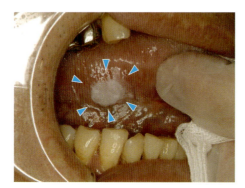
図IV-4-22　舌の白板症（▶が病変）

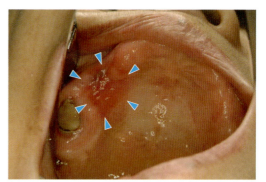
図IV-4-23　上顎歯肉の紅板症（▶が病変）

2）前がん病変

　初期の遺伝子変化がすでに起こっており，将来がん化する可能性の高い病変を前がん病変と呼ぶ．その代表的なものとして白板症（図IV-4-22）と紅板症（図IV-4-23）がある．

　白板症は白色の板状あるいは斑状を呈する粘膜の角化異常であり，がん化率は5〜10%である．紅板症は赤いビロード状の紅斑を呈する粘膜の萎縮性病変で，白板症に比べるとかなりまれであるが，がん化率は40〜50%と高い．

3）病期（ステージ）分類

　口腔がんの大部分を占める扁平上皮がんでは，その進行度を表すために，原発部の大きさ（T），所属リンパ節転移の有無（N），遠隔転移の有無（M）によるTNM分類を用いて，ステージ分類を行う（表IV-4-4〜表IV-4-6）．すなわち，原発部の大きさが大きいほど，またリンパ節転移や遠隔転移が現れるほど進行がんとなる．2017年に国際対がん連合（Union for International Cancer Control：UICC）が新しく発表したTNM分類では，depth of invasion（腫瘍浸潤の深さ，DOI）が重視され，T分類にDOIが予後を左右する因子として新たに取り入れられた．

第4章　歯・口腔疾患各論　337

表IV-4-4　口腔がんのT分類（UICC，2017）

T：原発腫瘍
- TX　原発腫瘍の評価が不可能
- T0　原発腫瘍を認めない
- Tis　上皮内癌
- T1　最大径が2cm以下かつ深達度（depth of invasion*；DOI）が5mm以下の腫瘍
- T2　最大径が2cm以下かつ深達度が5mmをこえる腫瘍，または最大径が2cmをこえるが4cm以下でかつ深達度が10mm以下の腫瘍
- T3　最大径が2cmをこえるが4cm以下でかつ深達度が10mmをこえる腫瘍，または最大径が4cmをこえ，かつ深達度が10mm以下の腫瘍
- T4a　最大径が4cmをこえ，かつ深達度が10mmをこえる腫瘍，または下顎もしくは上顎の骨皮質を貫通するか上顎洞に浸潤する腫瘍，または顔面皮膚に浸潤する腫瘍**
- T4b　咀嚼筋隙，翼状突起，頭蓋底に浸潤する腫瘍，または内頸動脈を全周性に取り囲む腫瘍

*腫瘍周囲の正常粘膜により定義される平面からの浸潤の深さであり，腫瘍の厚みとは区別されるべきとされる（AJCC Cancer Staging Manual 8th Edition, 2017）
**歯肉を原発巣とし，骨及び歯槽のみに表在性びらんが認められる症例はT4aと評価しない

表IV-4-5　口腔がんのN分類（UICC，2017）

N：所属リンパ節（頸部リンパ節）
- NX　領域リンパ節転移の評価が不可能
- N0　領域リンパ節転移なし
- N1　同側の単発性リンパ節転移で最大径が3cm以下かつ節外浸潤なし
- N2a　同側の単発性リンパ節転移で最大径が3cmをこえるが6cm以下かつ節外浸潤なし
- N2b　同側の多発性リンパ節転移で最大径が6cm以下かつ節外浸潤なし
- N2c　両側または対側のリンパ節転移で最大径が6cm以下かつ節外浸潤なし
- N3a　最大径が6cmをこえるリンパ節転移で節外浸潤なし
- N3b　単発性または多発性リンパ節転移で臨床的節外浸潤*あり

*皮膚浸潤，深部にある筋肉や隣接構造物に及ぶ深部固着を伴う軟組織浸潤，神経浸潤の臨床症状が存在する場合に臨床的節外進展と分類する（正中は同側とする）

表IV-4-6　口腔がんの臨床ステージ分類（UICC，2017）

Stage 0	Tis	N0	M0
Stage I	T1	N0	M0
Stage II	T2	N0	M0
Stage III	T3	N0	M0
	T1, T2, T3	N1	M0
Stage IVA	T4a	N0, N1	M0
	T1, T2, T3, T4a	N2	M0
Stage IVB	すべてのT	N3	M0
	T4b	すべてのN	M0
Stage IVC	すべてのT	すべてのN	M1

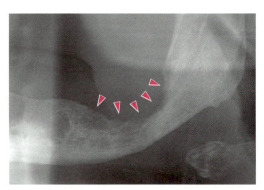

図Ⅳ-4-24　歯肉がんのパノラマX線写真
下顎歯肉がんによる骨破壊像を認める（▶）.

B 診断の進め方

1）臨床所見

　舌がんの好発部位は舌縁あるいは舌下面で，舌尖部や舌背部に生じることはまれである．歯肉がんでは，上顎歯肉に比べて下顎歯肉は1.5倍多く，前歯部より臼歯部に好発する．いずれも潰瘍を伴うことが多く，周囲に硬結（しこり）を触知する．また，しばしば白板症を伴う．

　初期にはほとんど疼痛はないが，圧痛や刺激痛を認めることがある．約1/3の患者で，初診時より顎下リンパ節や上内頸静脈リンパ節に転移が認められるので，頸部リンパ節を入念に触診する必要がある．

2）画像診断

　パノラマX線，CT，MRI，超音波検査，アイソトープを用いた腫瘍シンチグラフィ，^{18}FDG-PETを用いて原発部や転移部の検索を行う．口腔がんは肺と骨に転移することが多い．歯肉がんのパノラマX線およびCT写真では，歯槽骨あるいは顎骨にびまん性の辺縁不整な骨吸収を示し（図Ⅳ-4-24），歯が存在する場合には骨から浮遊した状態（浮遊歯）となるのが特徴である．さらに，がんの浸潤が下顎管に及ぶと下歯槽神経が麻痺し，同側の下唇やオトガイ部皮膚に知覚麻痺が出現する．

3）血液検査

　口腔がんの腫瘍マーカーにはSCC抗原，シフラなどがあるが，特異性は高くない．

4）病理組織検査

　確定診断のために病理組織検査を行う．舌がん，歯肉がんの約90％は扁平上皮がんであり，高分化型が多く，中分化型，低分化型のものは少ない．頻度は低いが，唾液腺がん（粘表皮がん，腺様囊胞がん，腺がん）が約5％程度を占める．

C 主な治療法

　口腔がんは，舌，口底，頰粘膜，上顎歯肉，下顎歯肉，硬口蓋など解剖学的構造の異なった部位に発生するため，がんの病態や進展様式は部位ごとに大きく異な

る．そのため治療法も部位ごとに異なる．口腔がんの治療法には，他のがんと同様，手術，放射線療法，化学療法がある．口腔がんの手術では，咀嚼および摂食・嚥下，発音などの機能面ならびに顎顔面領域の整容面に及ぼす影響も大きいため，術後の患者の quality of life（QOL）を重視した治療体系が望まれ，欠損部の再建や，上顎では顎補綴も考慮した手術を行う必要がある．

手術に際し気管切開がしばしば行われる．一般的には舌原発部の切除範囲が広い場合（可動部半側切除を越える場合），下顎骨の半側以上の切除を行った場合，両側の頸部郭清を行った場合，再建皮弁のボリュームなどで気道閉塞の可能性がある場合などに行われることが多い．しかし，気管切開による合併症（出血，閉塞，局所の感染，肺炎，瘻孔形成，気道狭窄など）が生じるリスクもある．

1）舌がんの治療法

原発部の外科的切除に加えて，必要に応じて頸部リンパ節転移に対する頸部郭清を行うのが一般的である．原発部が大きく外科的切除によって患者の QOL が著しく損なわれる場合は，組織欠損に対して再建を行う必要がある．具体的には大腿部や腹部，前腕部などから血管柄付き皮弁を採取し，即時再建を行うことで機能回復を図る．また，原発部が大きい場合には手術の前後にシスプラチンを主とする抗がん薬を用いた化学療法や放射線療法（40～60 Gy）を組み合わせて行うこともある．

原発部の大きさによって切除範囲を決定する．頸部リンパ節転移に対して，最近では内頸静脈や副神経，胸鎖乳突筋などをできる限り温存する根治的頸部郭清術変法や，上内頸静脈リンパ節を主に郭清する肩甲舌骨筋上頸部郭清術が積極的に行われるようになってきている．

2）歯肉がんの治療法

舌がんと同様，原発部の外科的切除と頸部リンパ節転移に対する頸部郭清術を主体に行うが，腫瘍の大きさや顎骨への浸潤などを考慮して化学療法や放射線療法を併用する場合もある．歯肉がんの切除においては，舌がんの場合と異なり顎骨の切除を伴うため，咬合の変化に十分留意する必要がある．

下顎骨の切除方法には，辺縁切除術，区域切除術，半側切除術，亜全摘術，全摘出術がある．区域切除術以上の手術の場合，チタンプレートや筋皮弁，骨移植などによる再建が必要となるが，近年では腓骨皮弁を用いた即時再建が広く行われている．腓骨による下顎の再建を行うことで，インプラントによる咬合再建が可能となる（**図Ⅳ-4-25**，**図Ⅳ-4-26**）．上顎骨の切除においては，部分切除術，亜全摘出術，全摘出術があり，腫瘍切除後は鼻腔や上顎洞が開放されるため，顎義歯や閉鎖床を用いて咀嚼・嚥下障害や構音障害を改善する必要がある．

D 治療経過・予後

口腔がんの 5 年生存率は向上したとはいえ，粗生存率は 60％ 程度である．また，咀嚼・嚥下障害を生じる患者も多い．舌（口蓋）接触補助床（palatal augmentation prosthesis：PAP）などの歯科補綴物を用いたリハビリテーションも重要で，言語聴覚士と連携し，QOL を改善していくことが重要である．

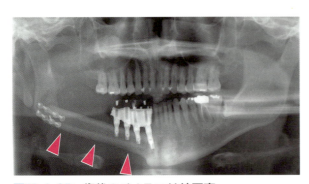

図Ⅳ-4-25　術後のパノラマX線写真
腓骨による下顎再建を行った後，インプラントを埋入した（▶）.

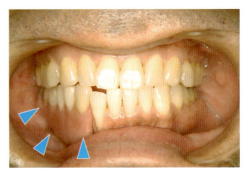

図Ⅳ-4-26　術後の口腔内写真（図Ⅳ-4-25と同一症例）
インプラント義歯による咬合再建（▶）.

1）口腔がん手術に伴う看護上の留意点

　気道確保のためにしばしば気管切開が行われる．とりわけ術直後は気道分泌物や血液の貯留が多いため，気管吸引などによる十分な呼吸管理が必要である．また，移植した皮弁の色調の変化にも留意する必要がある．

　下顎歯肉がんで下顎再建が行われた場合，下顎の安静を保つため顎間固定が施されると，2週間程度開口制限を設ける場合がある．頸部郭清術や血管吻合を伴う組織再建術を行った場合は，基本的に3日程度はベッド上安静とし，頸部の回転などは禁止する．持続吸引（ドレーン）は顎下部や頸部に留置されるが，順調に排液されているか，あるいは出血などによる頸部の腫脹がないか確認する．

　食事は嚥下可能となるまで，あるいは顎間固定が解除され開口可能となるまでは基本的に経鼻胃管による経管栄養を行う（ただし顎間固定中でも創部の状態が安定していれば流動食などの経口摂取も可能）．経管栄養の場合，濃度，温度，注入速度などに配慮しないとしばしば消化不良や下痢を起こす．また，経管栄養であっても，口腔内創部の感染予防のために1日2〜3回程度は口腔ケアが必要である．

2）口腔がんの放射線療法，化学療法に伴う看護上の留意点

　放射線療法では，個人差はあるが，照射1〜2週間（10〜20 Gy）頃より放射線性口腔粘膜炎が出現し，それに伴う疼痛のため摂食量が減少し，全身倦怠感や栄養状態の低下などが現れる．また，唾液分泌が低下し粘稠となるため，アズレンスルホン酸ナトリウムなどの含嗽薬でのうがい，ネブライザーの使用，照射直後には局所管理ハイドロゲル創傷被覆・保護材の使用，アイスボールによるクーリングなどを行う．

　口腔粘膜炎による疼痛に対しては，リドカイン塩酸塩ゼリーを食前に塗布する．摂食量に応じて適宜補液を行う．

　化学療法では，使用している抗がん薬によって特徴的な副作用は異なるが，口腔粘膜炎，下痢，悪心・嘔吐，脱毛などに加えて，白血球減少や腎機能障害などに注意が必要である．

第4章　歯・口腔疾患各論　341

8 ｜ 口腔顎顔面外傷

A　口腔顎顔面外傷とは

　顎顔面の皮膚や口腔粘膜などの軟組織の損傷と，上顎骨や下顎骨などの骨折および歯の脱臼・破折などの硬組織の損傷に分類することができる．

1）軟組織の損傷

　軟組織の損傷は，一般に創の状態から擦過創，裂創，刺創，切創などに分類でき，口腔外から内への貫通創もある．口腔領域に特有の外傷として，誤咬あるいは自傷による粘膜の損傷（**咬傷**）や不適合義歯などによる**褥瘡性潰瘍**（p323参照）がある．生後間もない乳児の下顎前歯部の先天歯あるいは早期に萌出した乳歯によって，舌下面に潰瘍を生じることがある［**リガ・フェーデ（Riga-Fede）病**］．

2）硬組織の損傷

①**骨折**：本項では口腔顎顔面の骨折として，顎骨と歯槽骨，頬骨および頬骨弓を対象とする．上顔面，鼻骨，頭蓋底，眼窩底吹き抜け骨折については成書を参照のこと．

②**歯の外傷**：歯槽窩から歯が脱落または位置異常をきたす脱臼，歯冠・歯根またはその両方に亀裂や実質欠損を起こす破折がある．

B　診断の進め方

　口腔顎顔面の単独の外傷と思われる場合でも，常に他部位の合併損傷の可能性を念頭に置く（とくに頭部外傷）．

1）問　診

　受傷時の状況（受傷機転，外力の強さ・作用部位や方向など）を詳細に聴取することにより，損傷部位およびその程度を推測できることが多い．さらに，受傷時の意識障害，激しい頭痛，けいれん，悪心・嘔吐などの頭部外傷の徴候をとらえるために，来院までの経過についても詳細に聴取する．受傷原因に直接関連するような疾患（てんかん発作など），一般既往歴などの聴取も欠かせない．

2）視　診

　顔面・頸部の腫脹・変形・左右非対称，脳神経障害（とくに顔面神経麻痺や知覚異常），眼球および眼窩の損傷（眼球運動障害，眼球陥没，瞳孔の左右不同，複視，視力低下など），出血，口唇・顔面皮膚の損傷，開口障害や顎運動異常などの有無について診査する．また，口腔内出血，口腔および咽頭の浮腫，歯の損傷（破折・脱臼），口腔粘膜の損傷，咬合異常などの有無についても診査する．

3）触　診

　解剖学的構造に従って，眼窩周囲より鼻部，頬骨・上顎部を経て下顎部と順に触診し，骨折部に一致した限局性圧痛（**マルゲーヌの圧痛点**）と骨のステップ，骨の異常可動性，軋轢音などの有無に留意する．頬部，鼻部，上唇，上顎の歯の知覚障害（三叉神経第Ⅱ枝）は上顎骨骨折を，下唇・オトガイ部・下顎の歯の知覚障害（三

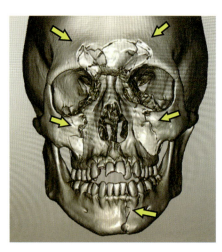

図Ⅳ-4-27 多発骨折の三次元 CT

叉神経第Ⅲ枝）は下顎角部や骨体部骨折を疑う．口腔内では歯の動揺（脱臼）の有無についても診査する．

4）画像診断

骨折の有無・部位，骨片の偏位などの診断のために頭部単純 X 線やパノラマ X 線撮影を，また歯の損傷が疑われる場合はデンタル X 線撮影を行う．微細な骨折の診断（とくに中顔面領域）や骨片の偏位の正確な把握（とくに顎関節部），軟組織の腫脹の程度，血腫や気腫の有無および範囲などの診断には CT 撮影が極めて有効である．とくに多発骨折の全体像の把握には三次元 CT が欠かせない（図Ⅳ-4-27）．

5）模型診査

顎骨骨折の場合には，咬合関係の整復が主目的となる．印象採得が可能であれば模型を作成し，受傷前の咬合関係を模型上で再現し，整復の参考にする．

C 主な治療法

顎骨骨折に対しては，まず応急的な処置として出血のみられる場合には止血し，抗炎症鎮痛薬と，二次感染を予防するため抗菌薬を投与する．下顎骨の両側犬歯部骨折や骨折により口底部に血腫を生じた場合には，舌根の沈下を生じるリスクがあるため，気道確保の必要性について評価する．

1）軟組織の損傷

①**止血処置**：出血に対しては，ただちに出血部位を確認の上，電気的凝固，血管結紮などで対応する．

②**汚染創の処置**：創に異物（砂，土，ガラス片など）が認められる場合には，滅菌生理食塩液あるいは流水とブラシなどを用いて，物理的かつ徹底的に除去する．創辺縁の汚染が著しい場合や壊死組織が存在する場合はデブリドマンを行う．

③**縫合処置およびドレッシング**：創の感染がないか，あっても軽微と思われる場合は創を縫合（一次閉鎖）する．感染創および創に死腔が生じるような状態では，創内に貯留する膿や滲出液を排出させ，治癒を促すためにドレーンを留置する．

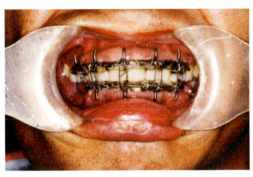
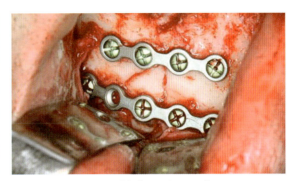

図Ⅳ-4-28　Schuchardt線副子による顎間固定　図Ⅳ-4-29　チタン製プレートで固定

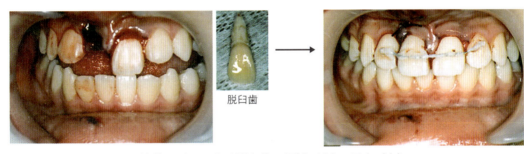

脱臼歯

図Ⅳ-4-30　ワイヤーと接着レジンによる脱臼歯の再植（左）・固定（右）

ドレッシング材を併用する場合もある．
2）硬組織の損傷
①骨折部の整復・固定
　骨折部を正しい位置に整復して，固定するのが基本である．頬骨弓骨折では整復のみで，固定しない．
　顎骨骨折では，咬合関係を回復できるように，顎間固定（上下の歯列を骨折前の位置関係に戻して，上下顎をワイヤーあるいはゴムなどで固定：**図Ⅳ-4-28**）を併用するのが一般的で，得られた整復位の安定・維持のためにも有効である．

- **非観血的整復（保存療法）**：徒手もしくは持続牽引により整復位を得る．上下顎の咬合関係を再現できる場合は，線副子，床副子などを用いて持続牽引の上，咬合位を獲得し固定する．無歯顎もしくは歯を利用できない場合は，徒手整復の上，義歯や床副子を用いた囲繞結紮（いじょう）などの整復固定術もある．
- **観血的整復（外科療法）**：非観血的整復で十分な機能的整復位が得られない場合に適応となる．口腔内または経皮切開を行い，骨折部へアプローチする．骨折部の整復後，プレート（チタン製や吸収性）で固定する（**図Ⅳ-4-29**）．

②脱臼歯の再植
　脱臼した歯を整復あるいは再植後，ワイヤー，接着レジン，線副子などを用いて固定する（**図Ⅳ-4-30**）．脱落歯は，できる限り早く（30分以内が望ましい）歯槽

に戻すことが重要で，乾燥させないように適切な保存用溶液（市販の再植用保存液や牛乳）に入れる．これらが再植成功率を向上させる．

③破折歯の修復

歯冠の一部が破折した場合には，レジンで修復する．歯冠が大きく破折して歯髄が露出している場合には歯髄を除去（抜髄）した後，歯冠を修復する．骨縁下に及ぶ歯冠・歯根破折の場合には抜歯となることが多い．

D 治療経過・予後（主に硬組織の損傷に対する）

1）骨折

顎骨骨折では，顎間固定を行うため，その間は開口できず食物を咀嚼できない．経管栄養や栄養価の高い流動食を投与する．また，口腔内が不潔になりやすいため口腔衛生指導を行う．顎間固定の期間は，保存療法では約1ヵ月，外科療法では通常1（〜2）週間以内である．顎間固定解除直後に開口障害がみられることがあるので，開口訓練を行う．またチタン製プレートで固定した場合には，術後半年ほどで抜釘を行うことがある．

2）脱臼歯

脱臼した歯の固定は，通常10〜14日間行う．完全脱臼の場合は，通常歯髄が失活するため，根管治療を行う．亜脱臼（不完全脱臼）や根未完成歯の脱臼などの場合，歯髄壊死の症状がみられたら根管治療を行う．受傷の程度や脱落歯の保存条件により，再着せず予後不良な場合もある．

> **臨床で役立つ知識　骨吸収抑制薬関連顎骨壊死による病的骨折**
>
> 外傷性骨折に対し，囊胞や腫瘍（原発性・転移性）などの増大や骨髄炎などが原因で顎骨が吸収・破壊され，食事などの軽微な力で骨折を生じる病的骨折もある．前立腺がん多発骨転移にて骨吸収抑制薬（ゾレドロン酸水和物）投与による治療を受けていたが，副作用の一つである顎骨壊死を生じ，下顎骨の骨破壊が進行し，右側下顎骨部に病的骨折を生じた患者である．

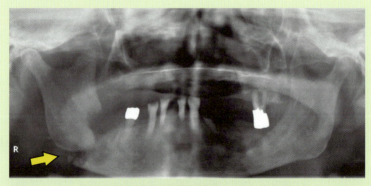

図Ⅳ-4-31　骨吸収抑制薬関連顎骨壊死による病的骨折

第4章 歯・口腔疾患各論 345

9 良性腫瘍（歯原性・非歯原性）

A 良性腫瘍（歯原性・非歯原性）とは

口腔領域に発生する良性腫瘍には，歯原性のものと非歯原性のものがある（表Ⅳ-4-7）.

B 診断の進め方

まず悪性であるか良性であるか，悪性であれば上皮系であるか非上皮系（間葉系）であるかの判断を行う．良性の場合には歯原性か非歯原性かの区別を行う．

X線やCTなどの画像所見，生検などの病理学的診断を行った後，腫瘍の浸潤性を考慮して摘出術あるいは顎骨切除を行う.

C 腫瘍別の主な治療法

1) 歯原性腫瘍

①エナメル上皮腫

顎骨に発生する代表的な良性の歯原性腫瘍で，歯牙腫とともに最も発生頻度が高い．好発年齢は，WHO（2017年）によると患者の発見年齢の中央値は34歳で，30～40歳代が多い．わが国では好発年齢は10～20歳代で，好発部位は下顎臼歯部および下顎枝部に多く，下顎約80%，上顎約20%の割合である.

腫瘍が増大すると無痛性の顎骨の膨隆をきたし，さらに大きくなると顔面が非対称となる．炎症や感染がなければ疼痛を伴うことはない．パノラマX線写真（図Ⅳ-4-32）で，X線透過性の境界が明瞭な単房性あるいは多房性または蜂巣型の病変で多房性のものが多い．病変部に近接する歯の根尖が吸収されていることがある.

治療は画像診断，発生部位や年齢，組織像などを総合的に検討し，開窓術または腫瘍摘出術を繰り返し行う反復開窓術が一般的であるが，顎骨切除術を行う場合もある.

②角化嚢胞性歯原性腫瘍

単房性もしくは多房性の顎骨中心性腫瘍*で単発性であることが多いが，多発性に発生する場合，母斑性基底細胞がん症候群（nevoid basal cell carcinoma syndrome）の一部であることがある．好発年齢は10～20歳代であり，好発部位は上顎より下顎に生じることが多く，下顎角部から前方および後方に進展することが多い.

無症状であることが多いが，顎骨の腫脹，疼痛，違和感や排膿がみられることもある．X線所見では境界明瞭な透過像を呈することが多い（図Ⅳ-4-33）．好発部位と関連して腫瘍内に智歯を包含していることもある．病変内容物は黄白色で多量の角化物を含み，おから状を呈する．治療は腫瘍摘出術が一般的である.

---

*「腫瘍」か「嚢胞」か：角化嚢胞性歯原性腫瘍は，歯根の発生を司る細胞が遺伝子変化の結果，嚢胞様に変化したもので，①再発率が10%程度あること，②遺伝子の変異が確認されていることから，2005年のWHOの診断分類では「腫瘍」として取り扱われることになった．一方，細胞の増殖能が明らかに低い角化嚢胞性歯原性腫瘍（正角化嚢胞性腫瘍）も臨床的に存在しているので，それは「嚢胞」として診断する，とされた．その後，2017年のWHOの診断分類の改訂では再度「嚢胞」として取り扱われることとなった.
　本腫瘍からの悪性化がWHOに明確に記載されている点や臨床的に「腫瘍」としての手術が行われていること，また現状では新しい分類は始まったばかりであることを考慮し，本書では角化嚢胞性歯原性腫瘍は「腫瘍」として記載した.

表Ⅳ-4-7 口腔領域の主な良性腫瘍の分類

歯原性腫瘍	上皮性腫瘍	エナメル上皮腫，角化嚢胞性歯原性腫瘍など
	間葉性腫瘍	歯原性線維腫，歯原性粘液腫など
	混合性腫瘍	歯牙腫
非歯原性腫瘍	上皮性腫瘍	乳頭腫
	非上皮性腫瘍	線維腫，脂肪腫，血管腫など

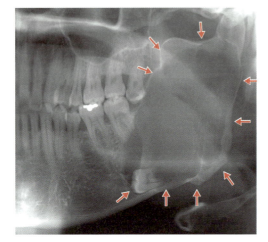

図Ⅳ-4-32 エナメル上皮腫

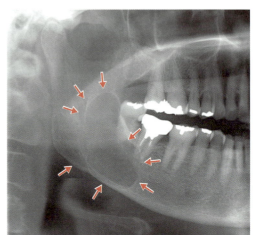

図Ⅳ-4-33 角化嚢胞性歯原性腫瘍

③歯牙腫

歯を形成する硬組織からなる腫瘍性病変で，歯原性腫瘍の中でエナメル上皮腫とともに最も高い．好発年齢は10～20歳代が大半を占める．

歯の構造がほぼ保持された状態で多数の歯牙様物を有するものを**集合性歯牙腫**（図Ⅳ-4-34），歯牙の硬組織構造が保持されず複雑に形成された塊として存在するものを**複雑性歯牙腫**と呼ぶ．好発部位は集合性のものは前歯部に多く，複雑性のものは臼歯部に多い．

自覚症状はみられないことが多い．X線撮影にて偶然に発見されることが多く，歯槽骨内の埋伏歯の歯冠部に，小型歯牙様硬組織の集合体または石灰化物の塊として確認される．

治療は腫瘍摘出術を行う．

2）非歯原性腫瘍

①乳頭腫

皮膚や粘膜の上皮に発生する腫瘍で，肉眼的に乳頭状または樹枝状に隆起した増殖性病変（図Ⅳ-4-35）で，持続性の慢性炎症性刺激が原因とされている．近年，病理組織学的，分子生物学的検討により，**ヒトパピローマウイルス**（human papillomavirus：HPV）の関与が示唆されている．

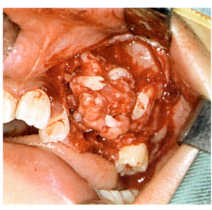
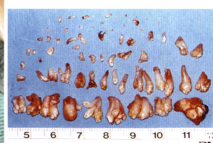

図Ⅳ-4-34　歯牙腫

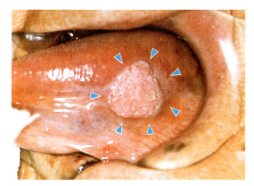

図Ⅳ-4-35　乳頭腫

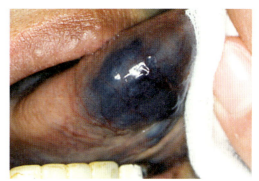

図Ⅳ-4-36　舌血管腫

　高齢者の舌，口蓋，歯肉，頬粘膜に多くみられ，性差はないとされている．角化により白色であることが多い．
　治療法は外科的切除が一般的である．

②血管腫，血管奇形

　血管組織の増生を認める病変で，頭頸部の皮膚および粘膜に好発し，口腔内では舌，口唇，頬粘膜に多くみられる．また，乳児・小児においては最も多い良性腫瘍である．
　正常粘膜に被覆され，隆起性のものが多く，表在性のものは肉眼的に鮮紅色または暗紫色を呈し（**図Ⅳ-4-36**），圧迫により退色するため診断は比較的容易である．
　発生部位，腫瘍の種類や大きさなどを考慮して治療法を決定する．すなわち，苺状血管腫と呼ばれるタイプはほとんどのものは自然に消退するため，一般的には経過観察でよいが，蔓状血管腫では，凍結療法，レーザーによる切除，栄養血管である動脈の塞栓術を行う．

③エプーリス（epulis）

　エプーリスは真の腫瘍ではなく，炎症により反応性に歯肉に限局して生じた腫瘤をいう．歯周組織に慢性増殖性に発生し，多くの場合，有茎性で，炎症によるもの

や先天的なものなど様々な原因が考えられる.

治療は一般には増殖した歯肉を切除するが，再発する場合は歯根膜，歯槽骨の掻爬，ときには抜歯を行うこともある．また，妊娠によるホルモンバランスの変化が原因で起こる妊娠性エプーリスは分娩後，自然消退することが知られている．

D 治療経過・予後

エナメル上皮腫の再発率は60〜80％に及ぶ（WHO分類，2017年）．しかし，本腫瘍は良性で生命予後に影響しないため，再発率が高いために侵襲的な外科切除と再建術の併用を行うのではなく，発生部位や患者の年齢に合わせた手術法が選択されるべきである．

10 口唇裂，口蓋裂，顔面裂

A 口唇裂，口蓋裂，顔面裂とは

顔面は，胎生4〜8週の器官形成期に形成される．すなわち，胎生4週の初めには口窩を中心に前頭突起，上顎突起，下顎突起が発育し，さらに前頭突起から鼻板が発生して内側鼻突起と外側鼻突起が形成され，これらの突起が互いに癒合して顔面が形成される．

口蓋は，前方の一次口蓋の後方に二次口蓋が形成され，胎生8〜9週には左右の二次口蓋が完全に閉鎖し，口腔と鼻腔が分離される．

それぞれの顔面突起の癒合不全が起こると，口唇裂，口蓋裂や顔面裂が生じる（図Ⅳ-4-37）．

①内側鼻突起と上顎突起の癒合不全 → 口唇裂
②外側鼻突起と上顎突起の癒合不全 → 斜顔裂
③上顎突起と下顎突起の癒合不全 → 横顔裂
④二次口蓋突起の癒合不全 → 口蓋裂

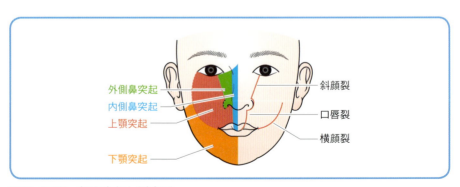

図Ⅳ-4-37　顔面突起と裂奇形

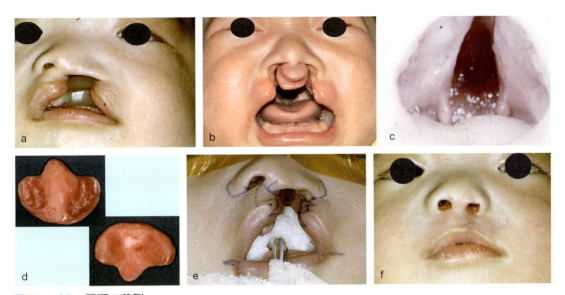

図Ⅳ-4-38 唇顎口蓋裂
a：ホッツ床を装着した片側性症例，b：両側性症例，c：口蓋裂，d：ホッツ床（上：鼻腔側面，下：口腔側面），e：テニソン変法による口唇形成術デザイン，f：aの症例の術後

1）疫　学

　先天異常の中で口唇裂・口蓋裂は，心奇形（0.4％）に次いで多く，わが国では500～600人に1人（約0.2％）の割合で発生する．外表奇形の中では最も多い．口唇裂，口蓋裂，唇顎口蓋裂に大別され，それぞれ完全，不完全および片側性，両側性がある（図Ⅳ-4-38a, b）．口唇裂：唇顎口蓋裂：口蓋裂＝3：5：2の比率で発現し，男女比は口唇裂（1：1），唇顎口蓋裂（2：1），口蓋裂（1：2）で，両側性より片側性，右側より左側，不完全裂より完全裂が多い．

2）原　因

　はっきりとした発生原因は分かっていないが，遺伝的要因と環境的要因の両方が関わりあって発生する「**多因子しきい（閾）説**」が考えられている．すなわち，単一の要因では発生しないが，いくつかが重なってしきい値を超えることによって発生するという説である．

①**遺伝的要因**：明らかな遺伝形式は不明であるが，口唇裂・口蓋裂の多発家系が存在すること，両親や同胞（兄弟姉妹）が罹患している場合の発生率が高いことなどからその関与が示唆されている．近年，いくつかの口唇裂あるいは口蓋裂関連遺伝子の存在が報告されている．**ダウン（Down）症候群**（21トリソミー）などの染色体異常症候群や**ロバン（Robin）シークエンス**（以前はPierre-Robin症候群と呼称）などの奇形症候群には口唇裂や口蓋裂の合併が多い．

②**環境的要因**：環境的要因としては，放射線，化学物質（サリドマイド，抗がん薬，コルチコステロイド薬，抗てんかん薬など），母体環境（風疹ウイルス感染，原虫感染，高年齢，糖尿病，喫煙，飲酒など）が挙げられる．

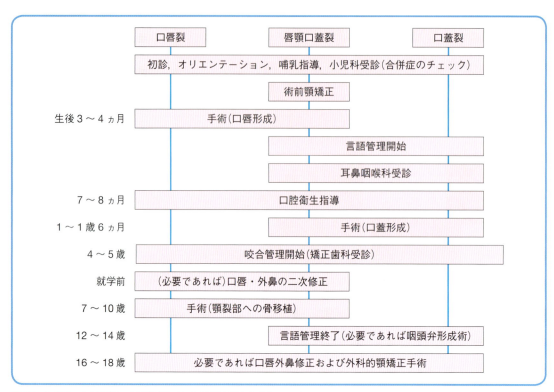

図IV-4-39　口唇裂・口蓋裂に対する治療スケジュール
[西尾順太郎：顔面・口腔の異常．口腔外科学，改訂第3版，白砂兼光ほか（編），p55，医歯薬出版，東京，2010より作成]

B 診断の進め方

　口唇裂や口蓋裂では，心奇形や他の外表奇形を合併している場合があるため小児科受診が必要である．また，血族内発生の有無も調べておく．
　口唇裂に対しては，完全裂か不完全裂か，片側性か両側性かの他に，裂隙の広さ，鼻翼変形の程度，両側性口唇裂では中間唇の突出程度により，術前に顎矯正処置が必要になる場合もある．
　口蓋裂に対しては，完全裂か不完全裂か，鼻中隔の形態や位置，軟口蓋の発育の程度が手術および術後の言語獲得に影響を及ぼす．

C 主な治療法

　口唇裂・口蓋裂に伴う障害は，顎顔面形態異常，哺乳障害，構音（発音）障害（開鼻声），摂食障害，顎発育障害（仮性下顎前突），滲出性中耳炎に伴う難聴，歯列不正，精神心理学的障害など多岐にわたる．したがって，出生直後から成人にいたるまで一貫した治療方針に基づいた臨床各科のチームアプローチによる集学的治療が必要である（**図IV-4-39**）．
　①**口唇形成術**：審美的な形態回復を目的に生後3ヵ月頃，体重5kgを目安に行われる．手術法としては，テニソン（Tennison）法（**図IV-4-38e**）やミラード（Millard）法が用いられる．また，両側性口唇裂に対しては，ハーゲドロン（Hagedorn）法

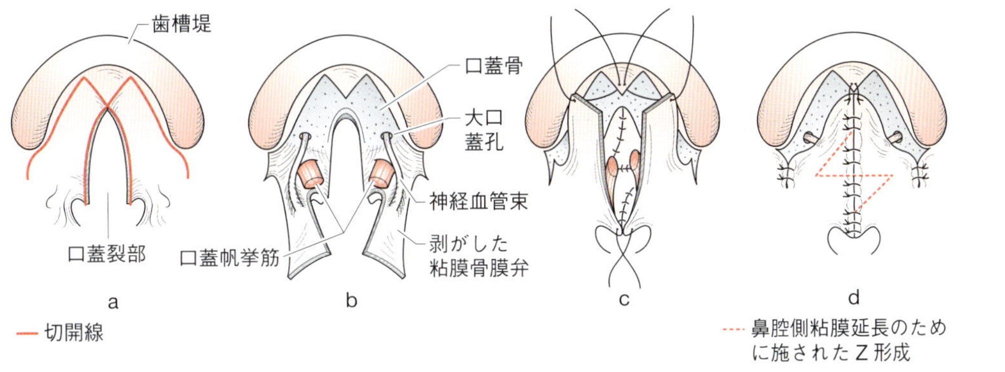

図IV-4-40 プッシュバック法による口蓋形成術
a：デザイン．b：口蓋粘膜骨膜の剥離．c：鼻腔側の縫合と口蓋帆挙筋縫合．d：口腔側の縫合
［西尾順太郎：口唇裂・口蓋裂の手術．口腔外科学，改訂第3版，白砂兼光ほか（編），p609，医歯薬出版，2010より作成］

やマンチェスター（Manchester）法により一期的に行う方法とテニソン法などを生後3ヵ月と5ヵ月の二期に分けて行う方法がある．

②**口蓋形成術**：正常な言語獲得を目的とした機能回復手術で，言語発達と手術侵襲による上顎骨の発育抑制の観点から，1歳から1歳6ヵ月頃に行われる．手術法としては，良好な鼻咽腔閉鎖機能を得るために，口蓋粘膜骨膜弁後方移動術（プッシュバック法：**図IV-4-40**）が用いられる．

D 治療経過・予後

1）口唇裂・口蓋裂手術後

口唇裂手術後の変形に対して，口唇修正術や外鼻修正術が就学前などに適宜行われる．適切な口蓋形成術が行われ言語訓練が施された場合，80%程度の正常発音が獲得できるが，軟口蓋の筋肉発育不良などで良好な鼻咽腔閉鎖が得られない場合，開鼻声となる．そのような症例に対しては，スピーチエイドのような補助装置や咽頭弁形成術などの手術療法が選択される．その他，歯列不正に対しては歯科矯正，顎裂部への骨移植術，仮性下顎前突症に対しては顎矯正手術などが行われる．

2）口唇裂・口蓋裂患者に対する看護上の留意点

患児が出生した場合の母親のショックは大きく，まず母親教室や哺乳指導などによるオリエンテーション，精神的サポートが重要である．

口蓋裂があると哺乳障害が生じるため，当面は経管栄養が主体となるが，吸啜運動や嚥下運動を行わないと口唇や口蓋の筋肉の発育が悪く，口唇形成術や口蓋形成術の成否にも影響するため，口蓋裂用乳首を用いたり，哺乳床（ホッツ床，**図IV-4-38a，d**）を装着して口から飲むように訓練する．

口唇形成術時には，上唇に力のかかりにくい細長い専用の乳首を用いたり，創部を手で引っ掻いたりしないように腕輪をつけるなどの注意が必要である．また，口蓋形成術時には口腔内の手術であるため摂食量が低下し，発熱することが多いの

で，水分摂取量のチェックが不可欠であり，必要に応じて点滴を行う．

11 | 顎変形症

A 顎変形症とは

　上下顎骨の形や大きさの異常および両者のアンバランスによって顔の変形や咬合の異常（咬合不正）などの症状を示すものである．審美障害だけではなく，咀嚼障害，発音障害，顎関節症などといった様々な合併症を生じることがある．顎変形症には先天的なものと後天的なものがあり，先天的な顎変形症には様々な症候群*に由来するものや唇顎口蓋裂などがある．後天的なものには外傷や腫瘍などの疾病により引き起こされたものがある．しかし，多くの顎変形症は原因不明の成長発育異常で，遺伝が大きな要因と考えられている．病態には，下顎前突症（受け口），上顎前突症（出歯），小下顎症（下顎後退症），開咬症，下顎非対称がある．ここでは，代表的な下顎前突症と上顎前突症について述べる．

B 診断の進め方

　顔貌写真（正貌，側貌）から顔貌軟組織の分析を行う．口腔内写真および歯列模型により咬合関係を評価する．また，頭部X線規格写真（セファログラム），パノラマX線写真，必要であれば三次元CTから顎形態・歯列の評価を行う．さらに，顎運動，構音，嚥下などの機能分析も追加する．これらの診査・検査から顔面形態，咬合関係，歯および歯列弓の状態を総合的に診断する．

1) 下顎前突症

　下顎前突症は，下顎前歯が上顎前歯に比べて著しく前方に突出し，反対咬合を呈するものである．下顎の過成長による骨格性下顎前突症と，上顎劣成長に起因する仮性下顎前突症がある．いわゆる三日月様顔貌（dish face）を呈し，咀嚼障害や発音障害を伴う場合が多い（図Ⅳ-4-41）．

2) 上顎前突症

　上顎前突症は，上顎前歯が下顎前歯に比べて著しく前方に突出し，中顔面部の前突感が強く，口を閉じられなかったり，上顎前歯が露出するものをいう．側貌はいわゆる鳥貌（bird face）を呈する．

C 主な治療法

　顎発育が終了した成人に対して，術前歯列矯正により歯並びを整えてから，外科的に顎骨を切除し，想定した顎骨および歯列に復位させる顎矯正手術を行う．

　術中の出血に備えて手術1ヵ月前より自己血の貯血を行い，貧血の改善を目的に鉄剤の補給およびエリスロポエチン製剤の投与を行うことがある．手術は口腔内からの手術であり，全身麻酔は経鼻挿管で行われる．

---

*上顎劣成長：アペール（Apert）症候群，クルーゾン（Crouzon）症候群．
　下顎劣成長：トリーチャ・コリンズ（Treacher-Collins）症候群，ピエール・ロバン（Pierre-Robin）症候群．

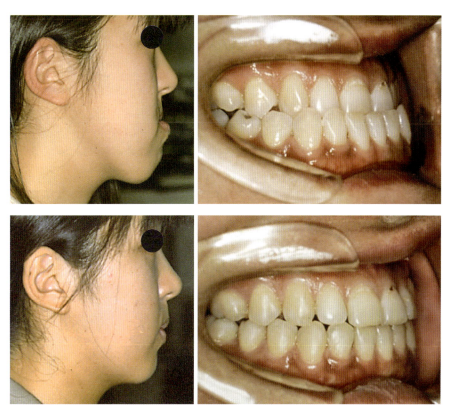

図Ⅳ-4-41　骨格性下顎前突症
術前（上段），術後（下段）の顔貌と術前後の歯列．

1）下顎前突症に対する骨切り術

①**下顎枝矢状分割骨切り術（図Ⅳ-4-42a）**：顎関節の部分は移動させずに，歯のある顎骨の部分を移動させる．図のように後方への移動だけでなく，前方や回転などの移動を行うことも可能である．骨片移動後の骨接触面積が広いため，分割された骨片と骨片の骨性治癒が良好である．

②**下顎枝垂直骨切り術（図Ⅳ-4-42b）**：下顎枝を縦に骨切りし，下顎枝矢状分割骨切り術と同様に顎関節の部分は移動させずに，歯のある顎骨の部分を移動させる．下顎枝分割骨切り術と比較して，下歯槽神経損傷のリスクが少なく術式がシンプルといった利点があるが，移動できる量がやや少なく，基本的には後方移動のみに適用されることが多い．

2）上顎前突症に対する骨切り術

①**上顎前歯部歯槽骨切り術（図Ⅳ-4-42c）**：臼歯部が正常な咬合関係にあり，前歯部のみに異常がある場合に適応される．第一小臼歯を抜歯し，同部から鼻腔底にかけて骨切りし，抜歯窩の空隙分に上顎前方歯槽部を後方に移動させる．

②**上顎ルフォー（Le Fort）Ⅰ型骨切り術**：上顎骨を水平に骨切りし，前歯部および臼歯部歯槽骨，口蓋骨を上顎骨から切り離し，一塊として移動させる．ル

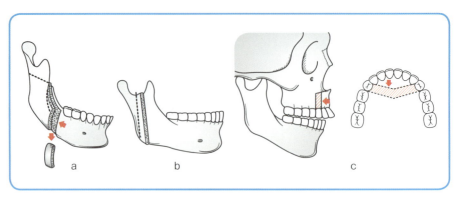

図Ⅳ-4-42 下顎前突症および上顎前突症に対する手術法
a：下顎枝矢状分割骨切り術．b：下顎枝垂直骨切り術．c：上顎前歯部歯槽骨切り術

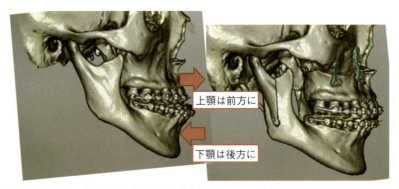

図Ⅳ-4-43 上下顎同時移動術（上顎ルフォーⅠ型骨切り術＋下顎枝垂直骨切り術）の術前・術後 CT 写真

フォーⅠ型骨切り術が単独で適応される症例はほとんどなく，下顎枝矢状分割骨切り術や下顎枝垂直骨切り術などを同時併用する，いわゆる上下顎同時移動術として行われる．例えば，図Ⅳ-4-43 の上顎後退症を伴う重度の下顎前突症では上下顎同時移動術を行う．

D 治療経過・予後

顎間固定解除後，新しく獲得された顎態や咬合状態と機能が調和するよう，術後矯正治療を開始する．術後矯正治療期間は通常 6 ヵ月〜1 年程度である．術後矯正治療後に復位させた顎骨および歯列などが治療前の方向に戻る現象を後戻りといい，後戻りが生じないように保定処置によって安定化を図る．

> **臨床で役立つ知識　顎間固定中の合併症**
>
> 咬合や顎位を安定させるため術直後より金属ワイヤーや顎間ゴムによる顎間固定を行う（図Ⅳ-4-44）．手術が長時間に及んだときや出血が多くみられたときは，咽頭部の腫脹による気道閉塞に留意する．また下顎前突症の場合は巨舌症を合併していることがあり，下顎後退に伴う舌根沈下による気道閉塞に留意する．嘔吐などに備えて顎間固定を解除するためのワイヤーカッターを準備しておく．栄養管理として，顎間固定中（術後1〜2週間以内）は開口制限があるため，経口的な流動食摂取にて対応する．
>
>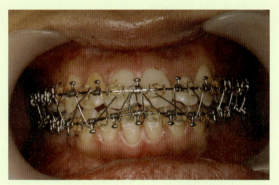
>
> **図Ⅳ-4-44　金属ワイヤーによる顎間固定**

12　三叉神経痛

A　三叉神経痛とは

三叉神経（p293参照）の1または2つ以上の分枝における感覚異常で，**仮性三叉神経痛**と**真性三叉神経痛**とに分けられる．

1）仮性三叉神経痛

仮性三叉神経痛は**症候性三叉神経痛**ともいわれ，上顎洞炎や埋伏歯などの疾患が原因となり生じるもので，原因不明の真性三叉神経痛とは区別される．原疾患の治療により症状は改善する．

2）真性三叉神経痛

40〜60歳代に多くみられ，女性が男性の約2倍を占める．日頃はまったく無症状で経過し，突然数日に1回から1日に数十回の頻度で発作が生じる．電撃様疼痛が特徴で，初期は数秒であるが，しだいに持続するようになり，発作の間隔も短縮してくる．片側性で神経支配領域に限局し，正中は越えない．

好発部位は第Ⅱ枝と第Ⅲ枝であり，発生頻度はほぼ同じである．複数枝が同時に罹患することもあり，第Ⅱ枝と第Ⅲ枝の合併が最も多い．

発作は自発的に生じることもあるが，咀嚼，圧迫，洗顔，風に当たる，ひげを剃るなどの接触や精神緊張などの軽い感覚刺激がきっかけとなることが多い．激痛時

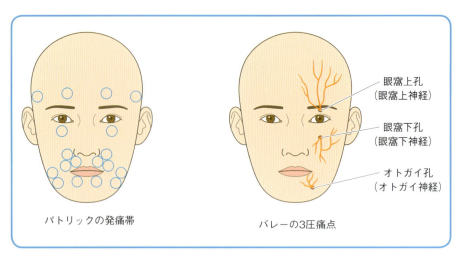

図Ⅳ-4-45　三叉神経痛

は苦悶状態になり，流涙，唾液分泌過多を認める．状態の増悪に従って，精神不安，不眠，摂食困難となり，口腔内も不潔となりやすい．入浴中や睡眠中には発作は起こらない．また，入浴により発作は軽減する．

B　診断の進め方（図Ⅳ-4-45）

①パトリック（Patrick）の発痛帯：口角・鼻唇溝・鼻翼・口唇・歯肉・前額部・側頭部皮膚など疼痛を誘発する部位をいう．
②バレー（Valleix）の3圧痛点：三叉神経の出口である眼窩上孔，眼窩下孔，オトガイ孔の圧迫により疼痛が増悪し，罹患枝が確認できる．

C　主な治療法

真性三叉神経痛の場合，非ステロイド性抗炎症薬（NSAIDs）や麻薬性鎮痛薬は無効であり，抗けいれん薬であるカルバマゼピンの内服を第一選択とする．また，眼窩下孔やオトガイ孔，正円孔や卵円孔への局所麻酔薬やアルコールによる神経ブロック療法を併用することもある．

D　治療経過・予後

生命予後に影響はない．カルバマゼピンが有効な症例や非高齢者では比較的経過良好であるが，カルバマゼピンが無効な症例や高齢者では神経破壊術を行うこともある．

表Ⅳ-4-8 菌血症の発生頻度

歯科治療	・抜歯：10〜100% ・歯周外科：36〜88% ・ルートプレーニング（歯根面滑決化）：8〜80% ・歯面清掃：〜20% ・ラバーダムやウェッジの装着：9〜32%
日常生活行動	・歯みがきやデンタルフロス：20〜68% ・水流洗浄器の使用：7〜50% ・食物の咀嚼：7〜51%

［AHA2007 ガイドラインを参考に作成］

13 歯・口腔に関連する全身疾患

口腔衛生状態の不良が原因となってう蝕・歯周病が発症することはよく知られているが，口腔衛生状態の不良そのもの，およびう蝕・歯周病が原因となって種々の全身疾患が生じることも明らかとなってきた．

「歯・口腔と全身疾患との関わり」という点では，ベーチェット（Behçet）病[1]における口腔粘膜のアフタ性潰瘍，麻疹におけるコプリック（Koplik）斑[2]のように全身疾患の部分症状として口腔に生じる病変もあるが，本項で扱う全身疾患は，歯・口腔に原因がありその状態の改善・治療が全身疾患の治療・予防に役立つと考えられるものに限定した．

発症機序から次の3つに分類できる．
①口腔からの菌血症：感染性心内膜炎，敗血症
②口腔の慢性炎症（歯性病巣感染を含む）：掌蹠膿疱症，関節リウマチ，糖尿病など
③菌の誤嚥：誤嚥性肺炎

13-1 菌血症，慢性炎症による全身疾患

A 菌血症，口腔の慢性炎症とは

菌血症とは，本来は細菌が存在しないはずの血流中に，生きた細菌が存在する状態をいう．長期の完全静脈栄養によって腸管粘膜が萎縮すると，防御力が低下し，腸管内細菌が粘膜バリアを通過して血流やリンパ流を介して体内に移行するバクテリアル・トランスロケーションを生じることが知られている．腸管と同様に常在菌叢が形成されている口腔からも，歯・口腔疾患の存在に種々の刺激が加わることによってバリアが破壊され，菌血症を生じる（表Ⅳ-4-8）．

---

*1 ベーチェット病は再発・寛解を繰り返す多臓器侵襲性の自己免疫疾患で，近年，その本体は血管炎であると考えられている．口腔粘膜のアフタ性潰瘍，皮膚症状，眼のぶどう膜炎，外陰部潰瘍を主症状とし，急性炎症性発作を繰り返すことを特徴とする．
*2 コプリック斑とは，麻疹の前駆期に頬粘膜の臼歯に面する部位に生じる粟粒大の白い粘膜疹で，周囲充血を伴う．

う蝕が進行して生じた**根尖病変（根尖性歯周炎）**や**歯周病（歯肉炎 a** および**辺縁性歯周炎）**の感染に起因する慢性炎症によって，動脈硬化（虚血性心疾患など），糖尿病，関節リウマチ，IgA 腎症，早産などを生じる可能性が指摘されている．例えば，虚血性心疾患の発作を生じた患者や早産を生じた妊婦では歯周病を有する患者の割合が高いというような疫学調査のほか，重症の歯周病を治療することによってHbA1c が 0.5% 程度改善するとされている．

ここには，かつて（歯性）病巣感染*といわれていたものの一部が含まれる．

B 診断の進め方

血流中に菌が入りこんでも，肝の網内系などで処理され，通常は一過性（20 分以内）の菌血症で終わり，臨床上問題となることは少ない．しかし，人工弁置換術後や感染性心内膜炎の既往を有する患者では，菌血症をきっかけに感染性心内膜炎を発症することがある．

感染性心内膜炎や敗血症では，起炎菌を同定し，適切な抗菌薬を選択するために血液培養検査は必須である．ただし，菌が検出・同定されたとしても，歯・口腔に関連したものとの断定はむずかしいことが多い．例えば，ICU で気管挿管されている重症患者の血液培養検査で黄色ブドウ球菌が検出された場合がそうである．気管チューブによる褥瘡性潰瘍が頬粘膜にあり，唾液の培養検査で黄色ブドウ球菌が検出されれば，口腔に由来する菌血症を疑う必要がある．しかし，このような患者では，気管チューブ・中心静脈カテーテル・尿カテーテルなど，生体にとっては異物であるデバイスを留置している場合が多く，それらにバイオフィルムとして付着した黄色ブドウ球菌が検出されている可能性も考えられる．

（歯性）病巣感染を疑う二次病変があっても，根尖病変や歯周病が二次病変の原病巣であるか否かの判断はむずかしく，原病巣である可能性を疑って治療した結果，二次病変の改善が得られて初めて歯性病巣感染と確定できる．根尖性歯周炎および歯周病の診断には，打診や動揺度の検査や歯科用パノラマ X 線（**図Ⅳ-4-46**）が必須であるほか，前者では根尖相当部の圧痛，後者では歯周組織検査（ポケットの深さやその測定時の出血の有無など）が必要である．

C 主な治療法

根尖病変に対しては根管治療，歯周病に対しては歯石除去，ルートプレーニング（歯根表面を滑沢にする処置）などの保存療法を試みる．保存療法が困難あるいは奏効しない場合，根尖病変に対しては歯根端切除術，辺縁性歯周炎に対しては歯肉剥離掻爬術などの外科手術を試みるか，抜歯を選択する．上述のように歯性病巣感染の診断は容易でないため，不可逆的な処置である抜歯を安易に選択すべきではない．

***病巣感染**：身体のどこかに慢性の限局性感染病巣（原病巣）が存在し，この病巣が臨床的にほとんど症状を示さないか，あるいはときに軽度の症状を示すにすぎないにも関わらず，原病巣が原因となって病巣とは無関係の遠隔部の臓器・組織に一定の器質的ないし機能的障害（二次病変）を引き起こす現象をいう．これらのうち，原病巣が歯に関連した組織にある場合，とくに歯性病巣感染という．
　・原病巣（慢性病巣）：扁桃病，歯周病，根尖病変（根尖性歯周炎）
　・遠隔臓器および二次病変：掌蹠膿疱症（皮膚），感染性心内膜炎（心臓），IgA 腎症（腎臓）など

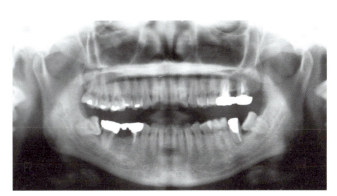

図IV-4-46 パノラマX線写真
根尖性歯周炎, 辺縁性歯周炎および埋伏歯の診断に有用.

1) 予 防

人工弁置換術後など感染性心内膜炎の発症リスクが高い患者に対する抜歯などの歯科治療時には, 抗菌薬の予防投与が推奨されている.

歯・口腔に関連する菌血症は, **表IV-4-8**に示したように, 医療行為だけでなく日常生活行動によっても生じる. 抜歯などの歯科処置を起因とした感染性心内膜炎の症例報告が多数あるが, たまに受ける歯科処置よりも毎日の**歯みがき**時に生じる菌血症の方がハイリスクである, という説もある.

歯みがきで菌血症を生じやすいのは歯周病に罹患しているためであり, 適切に歯みがきをしないとさらに菌血症を生じやすくなる. したがって, 歯肉から出血しやすくても安易に歯みがきを中止すべきではない.

13-2 誤嚥性肺炎

A 誤嚥性肺炎とは

誤嚥性肺炎(aspiration pneumonia)は, **嚥下性肺炎**または**吸引性肺炎**とも呼ばれ, 誤嚥を原因とする肺炎である.

1) 誤嚥の分類

誤嚥には, 嘔吐した吐物の誤嚥や食事中の飲食物の誤嚥のようにエピソードの明らかな**顕性誤嚥**と, 就眠中に唾液や逆流した胃液と一緒に細菌を誤嚥するようなむせるなどの症状を認めない**不顕性誤嚥**があり, 後者はsilent aspirationともいわれる. 誤嚥は, 前者のように量的にも多いもの(macro-aspiration)を指すのが一般的であったが, 近年, 後者のような量的に少ない**微量誤嚥**(micro-aspiration)の病的意義が明らかにされ, 注目されるようになった.

これらの誤嚥のうち, 吐物の顕性誤嚥では胃液が強酸性であることによる非感染性の化学性肺炎［メンデルソン(Mendelson)症候群］を生じ, 一方, 唾液の不顕性誤嚥では唾液中に含まれる細菌による細菌性肺炎を生じる. 飲食物の顕性誤嚥や逆流した胃液の不顕性誤嚥では, 化学性と細菌性のいずれか, あるいは両方の要因

を有している.

本項では,歯・口腔に関連する全身疾患の観点から,唾液の不顕性誤嚥による誤嚥性肺炎についてのみ解説する.なお,人工呼吸器関連肺炎(ventilator-associated pneumonia:VAP)や,びまん性嚥下性細気管支炎も誤嚥を原因とする肺疾患として知られている.

2）高齢者の誤嚥性肺炎

高齢者の肺炎では,市中肺炎・院内肺炎ともに原因の多くは誤嚥であるとされている.顕性誤嚥はなくても,不顕性誤嚥を毎晩のように繰り返す高齢者が多く,これは嚥下反射と咳反射の低下が背景にある.

脳血管障害などで大脳基底核部が障害されると,ドパミンの合成が低下し,嚥下反射と咳反射に必要なサブスタンスP量も低下する.これは片麻痺のような症状の有無とは一致しない.高齢者であっても,嚥下反射と咳反射の低下がなければ,不顕性誤嚥を生じる可能性は低いと考えられている.

なお,唾液の不顕性誤嚥においては,単回の誤嚥で肺炎を発症するのではなく,微量誤嚥を繰り返すうち,宿主感染防御能の低下(加齢,低栄養など)も重なって肺炎を発症するとされている.

B 診断の進め方

1）肺炎の診断

肺炎の診断は,臨床症状(発熱,咳,痰など)や胸部X線写真,臨床検査(白血球数,CRPなど),原因微生物の検索(菌の検出,抗原・抗体検査など)から総合的に判断する.

肺炎が唾液の不顕性誤嚥によるか否かを迅速に確定することは,治療上必須ではない.なぜなら,原因の違いによって初期治療法に差がないためである.しかし,嚥下機能あるいは嚥下反射・咳反射を評価することは,高齢者肺炎の原因である可能性が高い不顕性誤嚥への対策の必要性を判断するために重要である(p315参照).

2）嚥下機能の評価

高齢者における嚥下機能の低下を疑う臨床所見としては,発熱(微熱)を繰り返す,体重減少,食事に時間がかかる,食事中に咳をする・むせる,食後の嗄声,口腔内に食物残渣が目立つなどがある.

水飲み検査やビデオ嚥下造影検査(videofluorography:VF),ビデオ内視鏡検査(videoendoscopy:VE)での嚥下機能の評価で顕性誤嚥を認めなくても,不顕性誤嚥がないとは限らないことに注意する.

嚥下反射の評価には反復唾液嚥下試験(repetitive saliva swallowing test:RSST)や簡易嚥下誘発試験[*1],咳反射の評価には咳テスト[*2]がある(p315参照).

[*1] 簡易嚥下誘発試験(simple-swallowing provocation test:S-SPT):患者を仰臥位にして,経鼻カテーテルから0.4 mLおよび2 mLという微量の水を咽頭に流し,嚥下が出現するまでの時間を測定する.3秒以内を正常とし,0.4 mLで正常ならば誤嚥のリスクは低く,2 mLで異常ならば誤嚥のリスクが高い.

[*2] 咳テスト:クエン酸をネブライザーで吸入させ,咳を誘発する濃度を調べる.健常者の場合は0.5〜1.0 mg/mLで咳が誘発されるが,誤嚥性肺炎を繰り返す患者では10倍濃度の5〜10 mg/mLでもまったく咳をしないことがある.

C 主な治療法

　抗菌薬による肺炎の治療とともに，唾液の不顕性誤嚥対策も重要である．唾液の不顕性誤嚥対策においては，唾液中の菌量を減少させ，誤嚥を生じても新たに菌が供給されにくいようにすること，嚥下反射と咳反射の低下を改善させることが重要である．歯みがきと洗口による口腔ケアは唾液中・咽頭部の菌量を減少させることが可能であるほか，口腔ケアの刺激によって唾液の分泌が向上し自浄性が高まり菌量が減少すること，さらには刺激によってサブスタンスＰも増加し，嚥下反射が向上することが明らかになっている．

索引

和文索引

あ

アウスピッツ現象　11, 61
亜急性皮膚エリテマトーデス　111
悪性黒色腫　89
悪性リンパ腫　38
足踏検査　163, 164
軋轢音　332
アトピー性角結膜炎　256
アトピー性皮膚炎　40
アトピー素因　40
アノマロスコープ　251
アフタ　9
アブミ骨　121
　──筋神経　168
　──筋反射（SR）　168
　──底固着　179
アブレイティブレーザー　34
アミロイド　116
アミロイドーシス　114
アムスラーチャート　225
アレルギー性結膜疾患　256
アレルギー性鼻炎　193
アレルゲン免疫療法　194
安静時唾液量検査　312
アンチエイジング　31

い

イオントフォレーシス　32
異嗅症　149
石原色覚検査表Ⅱ　249
異常免疫グロブリン血症　116
異所痛　297
遺伝カウンセリング　35
遺伝性角化症　57
遺伝相談　35
遺伝的危険率　36
異疼痛　297
いびき　151
飲酒　203
インスリンボール　116
咽頭　124
　──がん　202
　──痛　153

　──扁桃　124, 125
インペアード・パフォーマンス　147

う

ヴァイル・マルケサーニ症候群　260
ウイッカム線条　62
ウイルス性口内炎　324
うおのめ　58
受け口　352
う蝕　294, 318
　──検査　310
ウッド灯検査　17
ウートフ現象　282

え

永久歯　288
エキシマライト　29
エクリン汗孔腫　83
壊死性筋膜炎　101
壊疽性膿皮症　57
エナメル質　289
エナメル上皮腫　345
エプスタイン・バーウイルス（EBV）　203
エプーリス　347
円形脱毛症　65
嚥下機能　127, 315
　──検査　315, 360
嚥下時舌圧測定システム　317
嚥下性肺炎　359
嚥下反射検査　316
炎症性角化症　60
円板状エリテマトーデス（DLE）　110

お

黄色腫　113
黄斑　216
　──円孔　277
　──上膜　278
　──浮腫　271
オスラー病　99
オートレフラクトメーター　235

か

外眼筋　247, 253
開咬症　352
開口障害　298, 332
開口量　298

外耳　120
　──炎　174
外耳道　120
　──炎　134
外側鼻軟骨　122
外側翼突筋　291
回転加速度　122
回転性めまい　139, 180, 182
外鼻　122
　──孔　122
開閉口　291
潰瘍　9
外用療法　22
外リンパ液　121
下咽頭　125
　──がん　205
下顎運動　291
下顎後退症　352
下顎枝矢状分割骨切り術　353
下顎枝垂直骨切り術　353
下顎神経　138, 293
下顎前突症　352
化学熱傷　75
下顎非対称　352
蝸牛　121
　──窓　121
角化症　57
顎下腺　290
角化嚢胞性歯原性腫瘍　328, 345
顎間固定中の合併症　355
顎関節炎　297
顎関節円板障害　331, 334
顎関節強直症　300
顎関節症　296, 299, 331
顎関節脱臼　301
顎関節痛　296
　──障害　331
角結膜炎　256
顎骨骨折　343
顎骨中心性腫瘍　345
顎骨・軟組織嚢胞　328
角層　3
　──下膿疱症　55
　──水分保持機能検査　14

顎変形症　352
角膜　213
　　──実質　213
　　──上皮　213
　　──内皮　213, 261
過誤腫　95
可視光線　16
下肢静脈瘤手術　30
仮性同色表　249
痂皮　9
花粉症　193
カポジ水痘様発疹症　107
ガマ腫　209, 330
ガムテスト　311
かゆみ　37
顆粒層　3
加齢黄斑変性　274
眼圧下降　265
眼圧検査　241
簡易嚥下誘発試験(S-SPT)　360
眼運動神経麻痺　227
感音難聴　128, 131, 185
感覚網膜　267
眼球電図(EOG)　220
眼球突出　233
間欠性外斜視　252
眼瞼　212
眼脂　232
含歯性嚢胞　329
カンジダ　104, 323
環状紅斑　50
眼振(眼球振盪)　164
眼精疲労　230
関節雑音　332
乾癬　60
汗腺　6
眼前暗黒感　139
感染性角膜炎　257
感染性結膜炎　257
眼痛　229
眼底検査　243
眼内レンズ　261
肝斑　93
眼皮膚白皮症　94

顔面神経　143
　　──検査　168
　　──麻痺　143, 168
顔面痛　297
顔面突起　348
顔面毛包性紅斑黒皮症　59
顔面裂　348

き

機械性複視　227
基剤　25
基準嗅力検査法　170
季節性アレルギー性鼻炎　193
キーゼルバッハ部位　123, 148
喫煙　200, 203
基底細胞がん　84
基底細胞母斑症候群　99
基底層　2
気導聴力　160
気道熱傷　75
キヌタ骨　121
機能性難聴　128, 132
逆流性食道炎　157
吸引性肺炎　359
嗅覚過敏　149
嗅覚検査　170
嗅覚減退　149
嗅覚障害　149, 170
嗅覚脱失　149
球結膜　231
丘疹　8
求心性視野狭窄　221, 223
急性唾液腺炎　320
急性中耳炎　175
急性汎発性発疹性膿疱症　56
嗅盲　149
胸骨鎖骨過形成症　195
共同性斜視　252
頬粘膜　290
強膜　212
　　──内陥術　268
局面　9
虚血性黄斑症　271
巨大型先天性色素細胞母斑　89
巨大乳頭結膜炎　256

魚鱗癬群　57
亀裂　9
菌血症　357
菌状息肉症　87

く

くいしばり　331
くしゃみ　145, 147
クラーク母斑症候群　89
グリコサアミノグリカン　116
クリック　332
クリッペル・トレノネー・ウェーバー
　　症候群　98
クレピタス　332
クロスシリンダー法　235
クローズドロック　332

け

鶏眼　58
蛍光眼底造影検査　243
蛍光抗体染色標本　18
形質細胞　4
経表皮水分蒸散機能検査　14
頸部リンパ節　338
血液網膜関門　269
血管拡張性肉芽腫　83
血管拡張薬　27
血管奇形　347
血管腫　347
結節　8
　　──性硬化症　95
　　──性紅斑　49
結膜充血　231
ケブネル現象　11, 61
ケミカルピーリング　32
牽引性網膜剥離　267, 270
検眼鏡　243
限局性外耳炎　174
限局性強皮症　111
原始性嚢胞　329
顕性誤嚥　359
原発開放隅角緑内障　263
原発先天緑内障　264
原発閉塞隅角緑内障　264
原発疹　7, 39

こ

抗 AQP4 抗体陽性視神経炎　282
抗 VEGF 療法　273, 275
抗アレルギー薬　27
口蓋　290
　──形成術　351
　──扁桃　124, 195
　──裂　348
口蓋骨鼻稜　123
咬筋　291
口腔　290
　──衛生状態不良　357
　──がん　335
　──乾燥症　304, 320, 325
　──乾燥度　305, 311, 313
　──検査　308
　──出血　306
　──粘膜炎　321
　──粘膜検査　310
　──粘膜疾患　321
　──慢性炎症　357
口腔顎顔面外傷　341
膠原線維束　4
膠原病　110
硬口蓋　290
虹彩　214
好酸球性膿疱性毛包炎　56
好酸球性副鼻腔炎　192
後篩骨洞　124
口臭　302
高周波治療器　34
咬傷　341
甲状腺機能亢進症　38, 116
甲状腺機能低下症　38, 116
甲状軟骨　125
口唇　290
　──形成術　350
　──裂　348
抗真菌薬　25
口唇腺　313
　──生検　311, 313
光線過敏症　70
光線過敏性検査　16
光線検査　16

光線生物学的検査　17
光線療法　28
交代プリズムカバー試験　247
光治療器　34
口底　290
後天性角化症　58
喉頭　125
　──炎　197
　──がん　200
喉頭蓋炎　197
喉頭蓋軟骨　125
光毒性物質　70
口内炎　321
紅斑　7
　──症　48
紅板症　336
抗ヒスタミン薬　27, 147
後部硝子体剥離　224
後迷路性難聴　128, 131
誤嚥性肺炎　359
呼吸機能　126
呼吸困難　197
黒色真菌症　105
黒色表皮腫　59
コゴイ海綿状膿疱　61
誤咬　306
鼓索神経　168, 292
鼓室　121
　──神経　138
骨吸収抑制薬関連顎骨壊死　344
骨髄性プロトポルフィリン症　71
骨導聴力　160
コーツ病　267
骨迷路　121
コプリック斑　357
鼓膜　120, 121
コラーゲン注入療法　33
ゴーリン症候群　99
ゴールドマン圧平眼圧計　242
ゴールドマン視野計　239, 240
混合性難聴　128, 131
根尖性歯周炎　295, 318, 358

さ

細菌感染症　99

細隙灯顕微鏡検査　243, 245
再発性アフタ　322
サクソンテスト　312
嗄声　127, 157
詐聴　132
サットン母斑　95
サーモグラフィ　15
サルコイドーシス　280
三叉神経　229, 293, 355
　──痛　297, 355
散瞳　243

し

シェーグレン症候群　115, 254, 311,
　327
耳介　120
紫外線　16, 28
視覚誘発電位(VEP)　220
視覚路　216
歯牙腫　346
耳下腺　208, 290
歯科用パノラマ X 線写真　308
歯冠　289
耳管　121
　──咽頭口　124
　──扁桃　124
　──隆起　124
色覚異常　226
色覚検査　249
色素異常症　93
色相配列検査　249
色素血管母斑症　99
色素失調症　98
色素性乾皮症　72
色素増強症　93
色素脱失症　94
色素斑　8
視機能　217
耳鏡検査　161
刺激時唾液量検査　311
歯原性角化嚢胞　328
歯原性良性腫瘍　345
歯垢　318
耳垢　134
耳硬化症　179

視交叉　216
篩骨垂直板　123
篩骨洞　123
自己免疫性角膜炎　259
歯根　289
歯根膜　290
　　──炎　294
自臭症　302
歯周組織　289, 319
　　──検査　310
歯周膿瘍　320
歯周病　295, 319, 358
歯周包帯　307
歯周ポケット　310, 319
耳小骨　121
茸状乳頭　154, 292
視神経　216
　　──炎　282
　　──乳頭陥凹　264
歯髄　290
　　──炎　294
歯性副鼻腔炎　192
耳性めまい　139
脂腺　5
歯槽骨　289, 290
耳側半盲　223
歯痛　293
耳痛　138, 174
自動視野計　239, 240
歯肉　290
　　──炎　294, 358
　　──がん　335
　　──溝　290
　　──出血　306
　　──痛　294
紫斑　7
ジベルばら色粃糠疹　63
脂肪腫　83
視放線　216
脂肪注入療法　33
耳鳴　135
しもやけ　78
斜位　253
若年性乳頭血管炎　276

雀卵斑　93
斜視　227, 247, 252
視野障害　220
集合性歯牙腫　346
重症型蚊刺過敏症　47
重症熱性血小板減少症候群（SFTS）
　48
重層療法　26
重力　122
縮瞳薬　264
主剤　24
樹枝状角膜炎　258
術後性頬部囊胞　330
術後性上顎囊胞　330
術中迅速標本　18
種痘様水疱症　72
シュレム管　214
春季カタル　256
上位視覚中枢　216
上咽頭　124
　　──がん　203
上下顎咬合　332
小下顎症　352
上顎骨前頭突起　122
上顎骨鼻稜　123
上顎神経　293
上顎前歯部歯槽骨切り術　353
上顎前突症　352
上顎洞　123
　　──がん　206
小角軟骨　125
上顎ルフォＩ型骨切り術　353
上関節腔洗浄療法　334
硝子圧法　12
硝子体　212
　　──混濁　223
　　──手術　268, 272
掌蹠角化症群　58
掌蹠膿疱症　56, 195
小唾液腺　313, 325
小児難聴　187
小児緑内障　264
上鼻道　124
静脈性嗅覚検査　171

上脈絡膜　214
褥瘡　79
　　──性潰瘍　323, 341
植皮法　30
鋤骨　123
視力障害　217
シルマー試験Ⅰ法　255
歯列　288
　　──弓　288
　　──検査　308
耳漏　133, 174
脂漏性角化症　82
脂漏性皮膚炎　43
心因性顔面痛　298
心因性皮膚瘙痒症　38
唇顎口蓋裂　349, 352
真菌感染症　104
真菌性口内炎　323
真菌性副鼻腔炎　192
神経血管性疼痛　297
神経興奮性検査　169
神経線維腫症1型　96
神経線維腫症2型　99
神経皮膚黒色症　98
深在性エリテマトーデス　110
真珠腫性中耳炎　177
滲出性中耳炎　175
滲出性網膜剥離　267
心身症　38
新生児聴覚スクリーニング検査　187,
　188
真性多血症　38
真皮　4
深部組織損傷　80
蕁麻疹　8, 44

す

水晶体　214, 259
　　──後囊　214
　　──再建術　262, 264
　　──上皮細胞　214
　　──線維細胞　214
　　──前囊　214
水痘帯状疱疹ウイルス（VZV）　108
水平半盲　221

水疱　8
　——症　52
睡眠時無呼吸症候群　151
スタージ・ウェーバー症候群　97
スティーブンス・ジョンソン症候群
　48, 50
ステロイド薬　24, 26, 42
スプリント　334
スポロトリコーシス　105

せ

正円窓　121
正常眼圧緑内障　263
青色ゴムまり様母斑症候群　99
声帯　157
　——麻痺　199
声門　126
　——がん　200, 202
　——上がん　202
赤外線　16
咳テスト　360
癤　103
舌咽神経　292
石灰化上皮腫　82
切開法　30
舌下腺　290
舌がん　335
舌骨上下筋群　291
舌根　292
接触型圧平式眼圧計　242
接触皮膚炎　42
切除縫合法　30
舌体　292
舌乳頭　292
舌扁桃　124
セメント質　290
線維芽細胞　4
線維性増殖膜　278
線維柱帯切開術　266
線維柱帯切除術　265
洗口　303
前篩骨洞　124
全身性エリテマトーデス（SLE）　110,
　117
全身性強皮症（SSc）　110

前増殖糖尿病網膜症　269, 270
前庭　121
　——窓　121
　——誘発筋電位検査　167
先天性角化不全症　99
先天性血管拡張性大理石様皮斑　99
先天性表皮水疱症　53
前頭骨鼻部　122
前頭洞　123
前房　212
　——蓄膿　258
線毛上皮　121

そ

象牙細管　293
象牙質　290
増殖糖尿病網膜症　267, 269, 270
相対的求心性瞳孔異常　282
側頭筋　291
続発緑内障　264
続発疹　9
組織球　4
咀嚼機能検査　314
咀嚼筋　291
　——痛障害　331
ソラレン　28

た

第三大臼歯　288
大耳介神経　138
代償頭位　247
帯状疱疹　108
　——後神経痛　108
大錐体神経　168
苔蘚　9
大唾液腺　325
大鼻翼軟骨　122
多因子しきい説　349
ダウン症候群　349
唾液　292
　——分泌検査　311
　——分泌・促進薬　305
　——量測定　311
唾液腺　290, 292
　——悪性腫瘍　210
　——機能検査　168

　——疾患　325
　——腫瘍　208
　——貯留嚢胞　330
　——良性腫瘍　208
多形滲出性紅斑　48
多形腺腫　208
たこ　58
多剤耐性菌感染　177
他臭症　302
唾石症　325
立ちくらみ　139
脱臼歯　343, 344
脱毛術　34
脱毛症　65
多発性硬化症　38
多発性骨髄腫　114
ダーモスコピー　12
ダリエ徴候　10
ダリエー病　58
単眼複視　227
単純糖尿病網膜症　269
単純塗布　26
単純ヘルペスウイルス（HSV）　106
単純疱疹　106
男性型脱毛症　66
丹毒　100
短波長紫外線（UVC）　16
弾撥音　332

ち

智歯　288
窒息　197
中咽頭　124
　——がん　203
中耳　121
　——炎　129, 134
注視眼振検査　165
虫刺症　46
中心暗点　221
中心性漿液性脈絡網膜症　268
中枢性めまい　139
中毒性表皮壊死症　50
中波長紫外線（UVB）　16, 28
中鼻道　124
蝶形骨洞　123

聴神経腫瘍　131
聴性脳幹反応（ABR）　159
長波長紫外線（UVA）　16, 28
鳥貌　300, 352
聴力検査　132, 158
直線加速度　122
直像眼底検査　243
直立検査　163
チン小帯　214, 260

つ

通年性アレルギー性鼻炎　193
ツチ骨　121
ツツガムシ病　48
ツートン型巨細胞　114
爪　6

て

手足口病　324
低亜鉛血症　155
デスメ膜　213
出歯　352
伝音難聴　128, 177, 179
電気眼振図（ENG）　166
電気味覚検査（EGM）　168, 172, 173
電撃傷　75
伝染性膿痂疹　99
デンタルX線写真　308
デンタルプラーク　318
癜風　105
天疱瘡　52

と

頭位異常　247
頭位眼振検査　165
頭位変換眼振検査　165
動眼神経　214
東京医大式色覚検査表　249
凍結療法　30
凍傷　77
凍瘡　78
倒像眼底検査　243
糖代謝異常　269
糖尿病　320
　　──黄斑症　271
　　──腎障害　38
　　──網膜症　269

動脈硬化　114
同名半盲　223
とこずれ　79
吐唾法　312, 313
突発性難聴　185
ドライアイ　254
ドライマウス　304
トラベクレクトミー　265
トラベクロトミー　266
トリコチロマニア　66

な

内耳　121
　　──障害　178, 179
　　──性難聴　128, 131
内側翼突筋　291
内リンパ液　121
内リンパ水腫　180
ナローバンドUVB療法　28
軟口蓋　290
軟性白斑　270
難聴　128

に

ニコルスキー現象　11, 52
日光角化症　84
日本紅斑熱　48
乳歯　288
乳頭下層　4
乳頭腫　346
乳頭層　4
乳突洞　121
乳突蜂巣　175

ね

熱傷　72
　　──指数（BI）　74
　　──面積　73
粘液貯留嚢胞　330
粘液嚢胞　330

の

嚢腫　8
膿疱　8
　　──症　55
膿瘍　9

は

梅毒　104

ハウスダスト　193
歯ぎしり　331
白癬　104
白内障　259
白斑　8, 94
白板症　336
パジェット病　84
破折歯　344
バセドウ病　116
ハチアレルギー　47
発汗機能検査　13
白血病　320
発声機能　127
パッチテスト　19, 42
抜毛症　66
パトリックの発痛帯　356
パネルD-15　249
歯みがき　359
原田病　268
バレーの3圧痛点　356
反回神経障害　199
半規管　121
瘢痕　9
斑状・点状を示す角化症群　58
ハンセン病　103
ハント症候群　190
汎発性黒子症候群　98
晩発性皮膚ポルフィリン症　71

ひ

ヒアルロン酸注入療法　33
皮下組織　5
光干渉断層計（OCT）　243
光パッチテスト　20
鼻鏡検査　162
鼻限　123
鼻腔　122
　　──側壁　123
鼻甲介　123
鼻骨　122
非歯原性良性腫瘍　345, 346
鼻汁　145
鼻出血　148
皮疹　7, 40
ヒスタミン　44

非ステロイド性抗炎症薬（NSAIDs）
　25
非接触型圧平式眼圧計　242
鼻前庭　123
鼻側階段　221
ビタミン製剤　25, 27
鼻中隔　123
　――軟骨　122, 123
ビデオ嚥下造影検査（VF）　317
ビデオ内視鏡検査（VE）　317
鼻道　123
ヒトパピローマウイルス（HPV）　203,
　346
皮膚悪性腫瘍　83, 84
皮膚萎縮　9
皮膚温検査　15
皮膚潰瘍　69
皮膚結核　103
皮膚血管炎　67
皮膚血流検査　15
皮膚サルコイドーシス　64
皮膚線維腫　83
皮膚瘙痒症　37
皮膚知覚検査　12
皮膚動脈炎　112
皮膚描記症　10
皮膚付属器　5
皮膚良性腫瘍　81
皮膚リンパ腫　86
飛蚊症　223, 267
鼻閉　146
皮弁法　30
肥満細胞　4
びまん性外耳炎　174
標準語音聴力検査　159
標準色覚検査表　249
標準純音聴力検査　158
病巣感染　195, 358
表皮　2
　――角化細胞　2
　――囊腫　82
　――剝離　9
　――母斑症候群　99
ヒョウヒダニ　193

美容皮膚科　31
病理検査　17
びらん　9
微量誤嚥　359
非裂孔原性網膜剝離　267
披裂軟骨　125

ふ

ブイヒット（vHIT）　167
風疹　260
ブエルム暗点　221
フォークト・小柳・原田病　94, 280
フォンレックリングハウゼン病　96
複雑性歯牙腫　346
複視　227
副鼻腔　123
不顕性誤嚥　359
ブドウ球菌性熱傷様皮膚症候群
　（SSSS）　100
浮動性めまい　139
不等像視　224
ぶどう膜　213
　――炎　280
ふらつき　139
プリックテスト　21
ブルッフ膜　214
ブレスローの腫瘍深達度　90
プロアクティブ療法　23
分泌型ムチン　254
粉瘤　82

へ

平衡機能検査　163
閉口障害　301, 332
ヘス赤緑試験　247
ベーチェット病　280, 357
ヘマトキシリン・エオジン（HE）染色
　標本　18
ヘラルドパッチ　63
ヘルテル眼球突出計　233
ヘルパンギーナ　324
ヘルペス性歯肉口内炎　324
ヘルペス瘭疽　107
ベル麻痺　189
辺縁性歯周炎　307, 319, 358
変形性顎関節症　331

変視症　224
片頭痛　298
胼胝腫　9, 58
扁桃炎　195
扁桃周囲膿瘍　195
扁平上皮がん　200, 203, 205, 206, 336
扁平苔癬　62

ほ

ポイツ・ジェガース症候群　98
蜂窩織炎　101
方向交代性頭位眼振　185
膨疹　8
房水　214
泡沫細胞　113, 114
ボーエン病　84
保湿薬　25
母斑症　95
母斑性基底細胞がん症候群　345
ボーマン膜　213

ま

埋伏歯　288
膜型ムチン　254
膜迷路　121
まだら症　94
末梢性めまい疾患　180, 182
麻痺性斜視　252
麻痺性複視　227
マフッチ症候群　99
マリオット盲点　221, 240
マルゲーヌの圧痛点　341
マルファン症候群　260
マン検査　163
慢性硬化性唾液腺炎　327
慢性再発性唾液腺炎　326
慢性腎不全　38
慢性中耳炎　177
慢性日光性皮膚炎　72
慢性副鼻腔炎　191
マンロー微小膿瘍　61

み

味覚　292
　――異常　154
　――検査　172
　――減退　154

──障害　172
──脱失　154
三日月様顔貌　352
水飲み検査　317
密封療法　26
脈絡膜　214
──実質　214
脈絡毛細血管板　214
味蕾　154, 292

む

無呼吸低呼吸指数　151
むし歯　294
ムチン沈着症　116
ムンプス　327
──難聴　131
──ワクチン　188

め

迷走神経耳介枝　138
メディカルエステ　32
メニエール病　131, 140, 180
めまい　139
目やに　231
メラニン　93
メラノサイト　3, 93
メルケル細胞　2, 4
──がん　85
免疫調整薬　25, 27
面皰　9

も

毛器官　5
毛孔性紅色粃糠疹　62
毛孔性苔癬　59
毛細血管抵抗試験　14
毛周期　5
網状層　4
毛包　5
──炎　102
網膜　214, 215
──色素上皮症　271
──静脈分枝閉塞症　267
──静脈閉塞症　275
──神経節細胞　216
──電図(ERG)　220
──動脈閉塞症　275

──剥離　224, 266
毛様充血　231
毛様小帯　260
毛様体　214

や

薬剤性過敏症症候群　50
薬疹　50

ゆ

有郭乳頭　154, 292
有棘細胞がん　84
有棘層　2

よ

癰　103
幼児聴力検査　159
葉状乳頭　154, 292
痒疹　47

ら

ライム病　48
ラケット状暗点　282
らせん状視野　223
ラムゼイハント症候群　144
卵円窓　121
ランゲルハンス細胞　3
乱視　227
──表　235, 238
ランタンテスト　251
ランドルト環　235

り

リガ・フェーデ病　341
梨状陥凹　125
隆起性皮膚線維肉腫　85
流行性耳下腺炎　327
流涙検査　168
良性発作性頭位めまい症　140, 182
両側肺門リンパ節腫脹　281
緑内障　262
──インプラント手術　266
輪状暗点　221
輪状軟骨　125
鱗屑　9

る

涙液層破壊時間(BUT)　255
類天疱瘡　52
類皮囊胞　331

類表皮囊胞　328, 331
ルント＆ブローダーの公式　73
ルンペル・レーデ法　14

れ

レオパード症候群　98
レーザー治療　30, 33
レーザードプラ血流計　15
裂孔原性網膜剥離　267
レッドグリーンテスト　235
レンズ交換法　235, 238

ろ

老人性色素斑　93
老人性白斑　95
濾紙ディスク法　172, 173
ロバンシークエンス　349
濾胞性歯囊胞　329

わ

歪視　224
ワッテ法　312, 313
ワルダイエル咽頭輪　125
ワルチン腫瘍　209

欧文索引

数字

Ⅰ型アレルギー性疾患　193
5の法則　73
9の法則　73
9方向眼位写真　247
100 hue test　249

A

ABCD診断基準　91
auditory brainstem response(ABR)　159
Auspitz現象　11, 61

B

Basedow病　116
Behçet病　280
Bell麻痺　189
Bowen病　84
breakup pattern　255
burn index(BI)　74

C

Clark 母斑症候群　89

clinical oral assessment chart（COACH）　313

Coats 病　267

D

Darier 病　58

dark spot　255

direct oral anti-coagulants（DOAC）　307

Down 症候群　349

E

electrogustometry（EGM）　168

electroneuronography（ENoG）　169

electronystagmography（ENG）　166

electro-oculography（EOG）　220

electroretinography（ERG）　220

F

finger tip unit（FTU）　22

G

Gorlin 症候群　99

H

Hunt 症候群　190

I

IgA 腎症　195

IgG4 関連疾患　327

K

Kiesselbach 部位　123, 148

Klippel-Trenauney-Weber 症候群　98

Köbner 現象　11, 61

L

Landolt 環　235

LEOPARD 症候群　98

M

Maffuci 症候群　99

Marfan 症候群　260

Ménière 病　131, 140, 180

N

Nikolsky 現象　11, 52

O

optical coherence tomography（OCT）　243

Osler 病　99

P

Paget 病　84

Peutz-Jeghers 症候群　98

psoralen　28

PUVA（psoralen-UVA）療法　28

R

Riga-Fede 病　341

Robin シークエンス　349

S

severe fever with thrombocytopenia syndrome（SFTS）　48

Sjögren 症候群　115

stapedial reflex（SR）　168

Stevens-Johnson 症候群　48, 50

Sturge-Weber 症候群　97

T

tear film breakup time（BUT）　255

U

Uhthoff 現象　282

V

visual evoked potential（VEP）　220

vitiligo　94

Vogt-Koyanagi-Harada 病　280

von Recklinghausen 病　96

W

Warthin 腫瘍　209

Weill-Marchesani 症候群　260

看護学テキスト NiCE
病態・治療論［11］　皮膚 / 耳鼻咽喉 / 眼 / 歯・口腔疾患

2019 年 8 月 15 日　第 1 刷発行	編集者　片山一朗，阪上雅史，五味　文，
2023 年 8 月 1 日　第 2 刷発行	岸本裕充
	発行者　小立健太
	発行所　株式会社 南 江 堂
	☎113-8410　東京都文京区本郷三丁目 42 番 6 号
	☎ (出版) 03-3811-7189　(営業) 03-3811-7239
	ホームページ　https://www.nankodo.co.jp/
	印刷・製本　三美印刷

© Nankodo Co., Ltd., 2019

定価は表紙に表示してあります．
落丁・乱丁の場合はお取り替えいたします．
ご意見・お問い合わせはホームページまでお寄せください．

Printed and Bound in Japan
ISBN978-4-524-23752-4

本書の無断複製を禁じます．
JCOPY　〈出版者著作権管理機構　委託出版物〉

本書の無断複製は，著作権法上での例外を除き禁じられています．複製される場合は，そのつど事前に，
出版者著作権管理機構（TEL　03-5244-5088，FAX　03-5244-5089，e-mail: info@jcopy.or.jp）の許諾
を得てください．

本書の複製（複写，スキャン，デジタルデータ化等）を無許諾で行う行為は，著作権法上での限られた例外
（「私的使用のための複製」等）を除き禁じられています．大学，病院，企業等において，業務上使用
する目的で上記の行為を行うことは私的使用には該当せず違法です．また私的使用であっても，代行業者等
の第三者に依頼して上記の行為を行うことは違法です．